张建斌 著

江苏省青蓝工程项目

经络

千古裂变

——理论演变与临床应用的

断代研究

人民卫生出版社

图书在版编目（CIP）数据

经络千古裂变:理论演变与临床应用的断代研究/张建斌
著.—北京:人民卫生出版社,2017
ISBN 978-7-117-24140-3

Ⅰ.①经…　Ⅱ.①张…　Ⅲ.①经络-研究　Ⅳ.①R224.1

中国版本图书馆 CIP 数据核字(2017)第 027884 号

人卫智网	**www. ipmph. com**	医学教育、学术、考试、健康, 购书智慧智能综合服务平台
人卫官网	**www. pmph. com**	人卫官方资讯发布平台

经络千古裂变
——理论演变与临床应用的断代研究

著　　者：张建斌
出版发行：人民卫生出版社 （中继线 010-59780011）
地　　址：北京市朝阳区潘家园南里 19 号
邮　　编：100021
E - mail：pmph @ pmph. com
购书热线：010-59787592　010-59787584　010-65264830
印　　刷：三河市博文印刷有限公司
经　　销：新华书店
开　　本：710×1000　1/16　印张：19　　插页：1
字　　数：283 千字
版　　次：2017 年 4 月第 1 版　2017 年 4 月第 1 版第 1 次印刷
标准书号：ISBN 978-7-117-24140-3/R·24141
定　　价：49.00 元

打击盗版举报电话：010-59787491　**E- mail**：**WQ @ pmph. com**
（凡属印装质量问题请与本社市场营销中心联系退换）

序 一

　　经络理论是针灸学主要的核心理论之一。 如何理解？ 如何研究？ 如何运用？ 都存在一个视角和方法学的问题。

　　2014 年 10 月，南京中医药大学五十周年校庆之际，当时有一位年轻学者问到"针灸学之根"时，我以《灵枢·经脉》为切入点，以临床病候为视角，进行了即兴讲演。 这位学者现在是南京中医药大学针灸学科的张建斌教授。 十多年来，他以学术史为切入点，系统研究经络理论的历史演变过程，梳理了经络理论临床运用的发展脉络和轨迹，总结和提炼了不同历史时期的阶段性特征，其中有包括"经脉起源""多模式经络""经脉统论""经络临证""经络深化""经络反思"等不同篇章，勾画了一幅两千多年经络全景图。

　　相信本书的出版，能够为经络研究提供正本清源之资，能够为经络应用提供酌古御今之范。 书成，即将出版之际，乐意序之。

中国工程院院士
国医大师　　　石学敏

2016 年 8 月 20 日

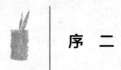 序 二

近日，接到南京张建斌同道寄来的书稿，初看书名和目录，就让我老眼为之一亮。此前，只见过张君的散篇文章，暌隔数年，忽然惠我以大作，虽出于意想之外，又是在情理之中。2007年，为纪念南京首部《针灸学》的出版，我写过《针道金陵五十年》一文，受到南京诸同道的关注，张君就向我表述过针灸年轻一代的愿望。关于学术传承，有句经常引用的古话："莫为之前，虽美弗彰；莫为之后，虽盛弗传。"过去老一辈首部《针灸学》的出版，正是"美而彰"的开创，现在新一代经络断代研究的完稿，岂不就是"盛而传"的继承发扬吗！

六十年来，我们对针灸和经络理论的探讨和研究，就是从南京首部《针灸学》中的《经络起源的探讨》一文开始。文中首次提出了"经络所通，主治所在"这一结论性的规律，表明经络通路是指腧穴主治各部病症的规律性联系。后来我们又补上了一句"经络所通，病候所在"，表明经络通路，既是指疾病证候的联系，又是腧穴主治的联系，这也就是《灵枢·经脉》十二经脉条文中的主要两段内容。前者说成"是动则病"，后者说成"是主所生病"。1959年我发表了《关于"是动、所生病"的探讨》一文，主要表述以上的见解，一时得到不少同道的称许。

上海与南京、北京之间，针灸学术长期保持交流合作关系。1959年，卫生部中医司下达编写对外针灸教材的任务，由李春熙老师主持，三地各举派一位针灸教师组成编写组，于1959年10月1日前，到卫生部中医司报到，那就是程莘农、袁九棱和我三人组成的最初"针灸学概要"编辑小组成员。这次在北京聚会商谈后，编写工作并没有急于进

经络千古裂变——理论演变与临床应用的断代研究

4

行；直到 1963 年上半年，再次集中到北京中医研究院的工字楼时，才完成了第一版《中国针灸学概要》的全稿，次年正式出版。 此后，三地的国际针灸培训中心才有了正式的统一教材。 修订第二版时，南京徐恒泽老师参加，补充了中医基础的内容；修订第三版时，三中心（即南京、北京、上海三地的国际针灸培训中心）的老师都列为编委，书名删去"概要"，改称《中国针灸学》，始成为国际高级班教材，以程莘农教授为主编，袁九楼老师居于编委，我列名于审定。程老对我的统稿、定稿工作是最为看重的，先后四次修订，每次都由我作全书统稿，说"非君莫属"。 他还建议当时中国针灸学会经络研究会组织编写一部《针灸经络通鉴》，书稿会合后，先由夏治平老师等来北京分头统稿，最后又经我与黄龙祥同赴青岛集中定稿，终于一个月完成了任务。

1993 年《中国针灸经络通鉴》一书出版，这也是针灸大协作的重要成果。 此书的内容是在以前由我主编的第一版大学教材《经络学》的基础上进行充实、提高，就经典文献作了较为深入的探讨，但论述范围仍只守住针灸一门，不说经络在中医其他各科的应用。 这作为针灸专科的高校教材和学科专著是可以的，如从中医全科的学术发展来看，就不免有欠全面了。 现在张君的书叩开了分科的大门，把经络理论从针灸推向中医全科，成为各科的临床基础，这是符合中医历史的发展实际的。

我们先从"体用观"来分析一下经络学说的经典文献：经脉循行，是指经脉的实体（"体"）；"是动、所生病"则是经脉的作用（"用"），分别指疾病证候和经穴主治。 这种用于辨证施治的指导作用，对针灸有直接的意义，对于方药各科不具备直接关系，必须将方药与经脉挂上隶属关系，即"药物归经"，这是金元医家的发明。 加上分经分部辨证，才好按经用药。 明清医家继续从临床的运用深入探索，如温病的"卫、气、营、血"辨证，久病、宿疾的奇经八脉论治等，莫不以经络理论为依归。 经络理论研究如只墨守针灸一门，局限于一图一线，对中医全科的临床运用不加领会，这是一大缺失。 张君在他的新作中为此旁征博引，补充有关内容是非常有必要的。

序

二

从针灸的经络走向中医全科的经络，从理论的经络走向临床实际的经络，这是我们几代人连续走过的道路。阅览书稿之后，随手写下这篇有嫌絮叨的文字，可以当作序文，也可作为《针道金陵五十年》一文的续篇。本书出版之日，当已迎来"针道金陵六十年"。愿我们的传承事业青蓝相继，后胜于前！

上海中医药大学建校元老代表 李鼎

2016 年 8 月 12 日

目　录

第二章 / **汉末晋唐：多元发展与理论汇聚**

经络千古裂变——理论演变与临床应用的断代研究

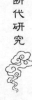

第三章　**北南两宋：经络体系与理论重构**

第四章　**金元共识：治病当先识经络**

目

录

第五章　明清两季：运用深化与理论诠释

第六章　清末民国：援释、汇通与质疑、回归

経
絡
千
古
裂
变
——
理
论
演
变
与
临
床
应
用
的
断
代
研
究

心不精脉，所期死生视可治，时时失之。——淳于意

经脉者，所以能决死生、处百病、调虚实，不可不通。——《灵枢·经别》

先秦两汉：
经脉起源与理论固化

虽然经脉理论的确切起源，目前无法精确知道，但是，先秦两汉时期的传世文献和近年来的出土文献，为我们追溯和探究经脉理论的起源，提供了最好的真实史料和依据。

系统梳理先秦到两汉的传世文献和出土文献，可以发现：

• 先秦时期，已经完成了经脉概念的框架和经脉理论的雏形；

• 进入西汉早期，淳于意在先秦的医学知识框架下，结合自己的医疗实践，提出了经脉的概念，并应用于临床的认病识证和治疗预后；

● 两汉之间，经脉理论进一步发展和完善，出现了多种不同的理论模式。 其中，《灵枢·经脉》以文本方式固化，成为传世经典之作。 此后的经络理论，也有新的发展，但是无出其藩篱。

由此可以肯定，经脉理论应该是中国传统医学进入知识体系化、经验理论化阶段的结果。

仓公提出"经脉"理论

什么时候,是谁,提出了经脉理论。这是一个没有清晰明确回答的问题。但是,要研究经脉理论的内涵,又是一个绕不过去的关键点。

目前,高等中医药院校规划教材《经络学》《经络腧穴学》的通行说法是:"经络学说来源于医疗实践,其形成和发展,是与我国独特的医疗保健方法如针灸、按摩、气功等的应用是分不开的。"并将现存最早的经络理论,由原来的《内经》,推前到湖南长沙马王堆和湖北江陵张家山出土的简帛医书(《足臂十一脉灸经》《阴阳十一脉灸经》《脉书》等)时代。但是,这些出土文献中,只有"脉"而没有"经脉"或"经络"等术语。

据考古研究发现,湖南长沙马王堆汉墓的埋葬时间为汉文帝初元十二年(公元前168年),湖北江陵张家山汉墓的埋葬时间是汉代吕后二年(公元前186年)至文帝初年间(公元前179—公元前170年),与马王堆三号汉墓的墓葬年代相仿。这些出土文献,给我们断代研究提供了关键性的时间标杆。

由此可以推测:至西汉早期,"脉"的概念已经建立。而"经脉"作为专门的医学术语,依据目前所见的传世文献和出土文献,最早出现在司马迁所编著的《史记·扁鹊仓公列传》中。

🍃 一、问道经脉,仓公始作 🍃

仓公,姓淳于名意,生于公元前215年(秦始皇32年)左右,卒于公元前140年(汉武帝建元元年),享年76岁[1]。山东临淄(汉代齐王首府)

---

[1] 何爱华.淳于意生平事迹辨证[J].文献,1988,(2):102-113.

人,曾作过地方官吏,人称"齐太仓公"。司马迁(公元前145年—公元前90年)《史记》仅为扁鹊和仓公淳于意两位医生作传(图1),况且仓公淳于意,还是得罪权贵、狱罪当刑的医生。仓公淳于意在医学史上的贡献和地位,应引起学界重视。

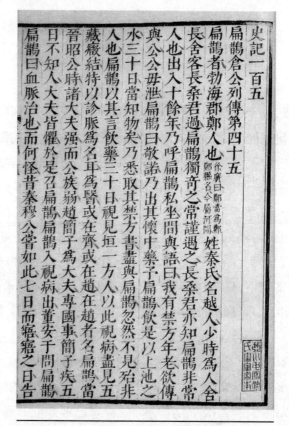

▲ 图1 《史记·扁鹊仓公列传》书影(《十七史》本)

淳于意从小喜欢方术,青年时期师从菑川唐里公孙光学医。公孙光传授《方化阴阳》及其临床经验(《传语法》)等。公元前180年(西汉高后8年),26岁的淳于意由公孙光推荐,再拜临淄元里公乘阳庆(约生于公元前257年—公元前249年,卒于公元前177年—公元前176年)为师。此时,公乘阳庆已是一位70多岁高龄的老人,收藏着许多"古先道遗传",包括《黄帝脉书》《扁鹊脉书》《脉书上下经》《五色诊》《奇咳术》《撰度》《阴阳外变》《药论》《石神》《接阴阳》等。三年后,公乘阳庆去世,淳于意尽得其术。随后十年后,淳于意"行游诸侯",到处为百姓治病,也得罪了不少权贵。同时,淳于意还传授宋邑、高期、王禹、马长、冯信、正芳、杜信、唐安等弟子不同的医术。从淳于意学医师承,到其传授医学,可以勾勒出仓公脉学传承谱系图(图2),展现了由"脉"到"经脉"演变过程。

师承:公孙光、公乘阳庆和其他数师:

➤ 公孙光:《化阴阳》《传语法》
➤ 公乘阳庆:《黄帝脉书》《扁鹊脉书》《脉书上下经》(有指《脉书》和《上下经》两书)《五色诊》《奇咳术》《揆度》《阴阳外变》《药论》《石神》《接阴阳》等
➤ 其他数师:方书不详

↓

仓公淳于意

↓

传授:弟子及相关医著(医术):

➤ 宋邑:《五诊》
➤ 高期、王禹:《经脉高下》《奇络结》
➤ 马长、冯信:《案法》《逆顺》《论药法》
➤ 杜信:《上下经脉》《五诊》
➤ 唐安:《五诊》《上下经脉》《奇咳》《四时应阴阳重》
➤ 平:不详

仓公脉学传承谱系图

▲ 图2 仓公脉学传承谱系图

"仓公脉学"传承谱系提示,淳于意应该是在不同流派《脉书》的基础上,构建了"经脉理论"。虽然,也不排除淳于意在其他地方学习和掌握"经脉"理论,但是,"经脉理论"应该在淳于意时代产生,并是"仓公脉学"的重要组成部分。

彭坚[1]在比较马王堆医书和《仓公传》后也认为:**"只有短短几十年,一个新的概念'经脉'产生了,并且代替了脉的传统概念。……这意味着具有原始概念的脉,也改变了内涵,让位于切诊,并换之以'经脉'**

---

〔1〕 彭坚.经络学说新探——马王堆帛医书与《仓公传》比较研究[J].湖南中医学院学报,1986,(2):44-45.

的新概念。'经脉'与'脉诊'在此时分道扬镳，独立发展。"应该说，中医脉学的内涵是相当丰富的，不惟是切脉、诊脉，还包括与之相关的人体正常生理现象、病理证候等观察与思考、技术与理论等诸多方面的内容。

"经脉理论"是淳于意的原创还是其他医家构建，仍然需要更多的史料来佐证。但是，从《史记·扁鹊仓公列传》全篇《诊籍》的"经病""经主病"以及 5 次提到"络脉"来看，淳于意对经脉、络脉理论的把握是很娴熟的。"经脉"替代"脉法""脉书"等概念出现，提示"经脉理论"的产生，就在此时发生了，与淳于意有关。

二、构建经脉，依据临床

从淳于意的临床诊察、病症分析和治疗策略等方面，可以进一步探寻淳于意构建经脉理论的过程。

首先，淳于意引用《脉法》分析病情。淳于意留下的 25 个医案，有 9 处引用《脉法》进行病症分析。《脉法》不见于淳于意师承的书籍中，也不见于其传授弟子的书籍中，但见于当代出土古医书。《脉法》可能是《脉书》的内容之一。马王堆汉墓出土《脉法》，全书十三行，约三百六十字，第一段即有**"以脉法明教下，脉亦圣人之所贵也"**[1]。张家山汉墓出土《脉书》，首叙各种疾病名称，其他内容基本同马王堆帛书《阴阳十一脉灸经》《脉法》《阴阳脉死候》三种[2]。

其次，淳于意精通四诊，尤其重视诊脉。从 25 个医案中，有 20 例患者均采用诊脉。淳于意强调：**"意治病人，必先切其脉乃治之。败逆者，不可治；其顺者，乃治之。心不精脉，所期死生视可治，时时失之。"** 诊脉可以帮助医生了解疾病之顺逆，以判断"可治"或"不可治"；如果"心不精脉"，则临证必多失误。

淳于意重视诊脉的实践，积累了丰富的诊脉知识和感性体验。医案

〔1〕 毛良.古医书《脉法》诠释[J].上海中医药杂志,1983,(10):44-45.
〔2〕 连动名.江陵张家山汉简《脉书》初探[J].文物,1989,(7):75-81.

经络千古裂变——理论演变与临床应用的断代研究

中明确指出的诊脉部位主要有："脉口""左口""右口""太阴脉口""太阴之口""右脉口"等。有人认为即是"寸口"诊脉法[1]。除了寸口外，淳于意医案中诊脉部位还有**"乳下阳明""肝与心相去五分""三阴俱抟""厥阴有过则脉结动""根在右胁下，大如覆杯……大识其病所在"**等。这里有了"多部位诊脉法"和"三部九候诊脉法"的影子。另外，还有2个医案分别提到"番阴脉""番阳脉"，并且有"番阴脉入虚里""番阳入虚里"的记载，虚里[2]是诊察生命之气（"宗气"）的部位，对"断死生"有特殊意义。淳于意所用诊脉方法，有"寸口诊脉法""遍诊脉法""虚里脉法"等。这些诊脉方法的综合运用，也为进一步探索脉象与病症、尤其是远隔部位病症之间的关系提供了可能（图3）。

> **淳于意，除了单纯脉象描述外，还通过脉诊结果判断五脏的变化：**
>
> "脉长而弦，不得代四时者，其病主在于肝"
>
> "脉来数疾去，难而不一者，病主在心"
>
> "沉之而大坚，浮之而大紧者，病主在肾"
>
> "切其脉，深小弱，其卒然合合也，是脾气也"
>
> "切其脉，肺气热也"等。
>
> 　　从脉口诊察获知五脏病变，显然需要医生有高超的诊脉技巧和精细的诊脉体验。通过脉口诊察测知内脏的病变，淳于意积累了丰富的经验，并有可能进一步理论总结，也为构建经脉的内外联系，提供了实践基础。
>
> **仓公寸口脉诊测五脏病**

▲ 图3　仓公寸口脉诊测五脏图

[1]　曾高峰,吴弥漫.从《史记》仓公传考察汉初诊法水平[J].辽宁中医杂志,2006,33(3):288.

[2]　虚里:《内经》也有"胃之大络,名曰虚里,贯膈络肺,出于左乳下,其动应衣,脉宗气也（《素问·平人气象论》)"的记载。

第一章　先秦两汉∷经脉起源与理论固化

7

第三,淳于意还运用脉学理论进行病症分析,尤其是经脉的内外、上下联系。如:

齐侍御史成"头痛"案有:"**切其脉,得肝气。肝气浊而静,此内关之病也。脉法曰:'脉长而弦,不得代四时者,其病主在于肝。'**……[中]**热上则熏阳明,烂流络,流络动则脉结发,脉结发则烂解,故络交。热气已上行,至头动,故头痛。**"除了通过脉象判断病主"**在于肝**",并从经脉循行分布上分析病候,有"**热上则熏阳明**……**热气已上行,至头动,故头痛**",阳明脉上联系到头面,故有此例为"阳明头痛"案。这里,淳于意结合经脉理论,尤其是经脉循行所过部位,进行病症分析。

齐北宫司空命妇出于的"气疝"案有:"**病气疝,客于膀胱,难于前后溲而溺赤。病见寒气则遗溺,使人腹肿。**……**切其脉大而实,其来难,是蹶阴之动也。脉来难者,疝气之客于膀胱也。腹之所以肿者,言蹶阴之络结小腹也。蹶阴有过则脉结动,动则腹肿。**"淳于意不仅从脉诊发现"**蹶阴之动**",而且还从经脉循行分布部位来解释病候,因"**蹶阴之络结于小腹**",故有"**蹶阴有过—脉结动—腹肿**"的病理病机解释。

经脉循行所过及其联系部位,淳于意当为熟知,故而在证候分析时,也是信手拈来,顺理成章的事了。如:"**所以后三日而当狂者,肝络连属结绝乳下阳明,故络绝,开阳明脉,阳明脉伤,即当狂走。**"肝病累及乳下阳明脉受损,即可以出现"狂"病。不同部位之间病候的相关性和联系,为探索不同部位之间的联系,也为建立和运用经脉理论,提供了临床实践资料。

第四,淳于意还提出了"经病""经主病""络脉有过""络脉主病"等概念和术语。并运用"经病""经主病",表达了病位较深、程度较重的性质和状态。如:

"**和即经主病也,代则络脉有过。经主病和者,其病得之筋髓里**……**切其脉时,少阳初代。代者经病,病去过人,人则去**","**此五脏高之远数以经病也,故切之时不平而代。不平者,血不居其处;代者,时参击并至,乍躁乍大也。**"当经主病时,病在"筋髓",则很容易出现"人则去"的严重后果;也会出现"时参击并至,乍躁乍大"的脉乱之象。

出现"经病""经主病"的概念,则与"经脉""经脉主病"的理论相去

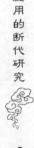

不远。而"络脉有过""络脉主病"等概念,也见于医案。如:

"和即经主病也,代则络脉有过……络脉主病,当其时,少阳初关一分,故中热而脓未发也;及五分,则至少阳之界;及八日,则呕脓死……热上则熏阳明,烂流络,流络动则脉结发,脉结发则烂解,故络交","故烦懑食不下则络脉有过,络脉有过则血上出,血上出者死","肺气热也……此两络脉绝,故死不治","腹之所以肿者,言蹶阴之络结小腹也。蹶阴有过则脉结动,动则腹肿。"医案中"络脉"主要表述经脉的联络部位(如"蹶阴之络结小腹"),和联络相邻经脉(如"肝络连属结绝乳下阳明"),故而当疾病发生时,无论经脉有病(如"蹶阴有过")或脏腑有病(如"[肝]络绝,开阳明脉,阳明脉伤"),络脉在局部病候的出现和解释中扮演了关键性作用,故而"络脉有过""络脉主病"等术语频现。

值得注意的还有,淳于意授高期、王禹有《经脉高下》《奇络结》,具体内容为"论俞所居及气当上下出入邪正逆顺,以宜镵石,定砭灸处"。"奇络"当是与疾病有关的络脉改变,而"奇络结"当着眼于发生病变络脉的具体部位特点,于是有了"络脉有过""络脉主病"—"正气上下""邪气出入"—"砭灸处""腧穴"的一体化思考。淳于意在齐王侍医遂"中热"病的分析中,还有"邪气流行,为重困于俞,忿发为疽",进一步将"奇络结"引申到腧穴受邪的意境中。经脉理论与腧穴理论在这里汇通了。

第五,临床治疗中体现经脉理论。在淳于意医案中,除了药物等治疗外,还有 7 处(5 个医案,2 个误治)针对"脉"进行砭灸治疗的记录。具体有:

"风入中,病主在肺,刺其足少阳脉。"

"蹶阴之动也……臣意即灸其足蹶阴之脉,左右各一所,即不遗溺而溲清,小腹痛止。"

"病龋齿,臣意灸其左大阳明脉。"

"蹶上为重,头痛身热,使人烦懑。臣意即以寒水拊其头,刺足阳明脉,左右各三所。"

"齐太医先诊山跗病,灸其足少阳脉口,而饮之半夏丸,病者即泄注，腹中虚；又灸其少阴脉，是坏肝刚绝深，如是重损病者气，以故加寒热。"

"足热而懑……热蹶……刺其足心各三所，案之无出血，病旋已。"

上述记载提示：淳于意时代，已经有明确针对足少阳脉、足蹶阴脉、足阳明脉、足少阳脉口、少阴脉、左阳明脉等进行针刺或者艾灸等治疗，对于这些脉分布部位的认识应该是清晰的，而且具有"脉口"兼有诊断和治疗的职能。一些治疗部位，虽然也已经进行针刺等操作，但还没有经脉的归属，如"足心"等。针刺时，可以针对一条脉或者一个部位，也可以有不止一个治疗点，如"刺足阳明脉，左右各三所"，"刺其足心各三所"等。在针刺或者艾灸治疗中，还注意区分左右，如"病龋齿……灸其左大阳明脉"。

应该说，淳于意进行针刺或艾灸治疗的"砭灸处"，是基于"脉"或"脉口"的辨别而确定，也是仓公脉学的组成部分。济北王的太医高期、王禹跟随淳于意学习一年余，主要内容即是"《经脉高下》及《奇络结》，当论俞所居及气当上下出入，邪逆顺，以宜镵石，定砭灸处"，与淳于意临床经络辨证、循经取穴[1]的思路是一致的，"经脉-络脉-俞所居-气上下出入-邪逆顺"的思路跃然呈现，经络理论-腧穴理论-针灸治疗，已经构成一个临床诊治的框架体系。

三、断代经脉，西汉中期

淳于意医案是以"奏章"的形式以答汉文帝诏问的一部分。这个奏章包括了淳于意学医经历、行医经过和主要病案、授徒情况等。据沈澎农[2]考证，淳于意的答问（"奏章"）很可能发生在汉文帝十三年至十四年间（公元前167年或公元前166年），距司马迁编撰《史记》早60～70年。司马迁于太始元年（公元前96年）获赦出狱任中书令，掌握皇帝的

〔1〕 田从豁,许培昌.汉代医学家淳于意针灸学术特点[J].山东中医药大学学报,1988,12(3):45-46.

〔2〕 沈澎农.《仓公传》中的时间问题蠡测.中华中医药学会医古文分会成立30周年暨第二十次学术交流会论文集.成都:中华中医药学会医古文研究会,2011:200-204.

经络千古裂变——理论演变与临床应用的断代研究

文书机要,发奋著书,全力写作《史记》。因此,淳于意25则医案,虽然由司马迁选择并记录在《史记》中,原创的可能较小,应当是抄录淳于意答复汉文帝的奏章。从司马迁的记载可以发现,淳于意很好地继承了上古脉法的思想,不仅在临床实践中加以验证、运用,而且还有创新性地发展。

其中,"经脉理论"的构建和完善,应该是由淳于意在中年以后或者晚年时期完成的,大约在公元前170年—公元前140年间。

提出经脉理论的实践基础

经脉概念的形成，有其特定的实践基础。这些实践，首先是基于对人体各部位的认识、不同部位之间联系的认识，及其他关于生命与疾病、诊治技术和方法，以及医学经验和理论等的认识。

这些认识，可以从先秦典籍以及先秦名医故事中获知。

一、《周易》：部位间顺序性关联

《周易》是我国哲学、自然科学与社会科学相结合的巨著，成书不晚于西周中期。春秋时代，就有人对《周易》进行解释和研究，其中包括孔子；到战国时期，便出现了《易传》七种十篇。后来《易传》被编入《易经》，就成了我们今天所见到的《周易》。

《周易》由六十四个卦画和它们的卦爻辞所组成的。其中，"咸卦"和"艮卦"爻辞，描述了人体多个部位的顺序性关联（图4）：

咸卦：《周易》下经的第一个卦。此卦的"咸"字与"感"字是一个意思，即表示感应。《象传》解释有"咸，感也"，卦辞为"亨，利贞；取女吉"。爻辞依序有："**咸其拇**[1]……**咸其腓**[2]……**咸其股**[3]……**咸其脢**[4]……**咸其辅**[5]、颊、舌。"这里，咸卦提示了"大踇趾→小腿→大腿→脊背→面颊、舌部"的顺序性关联。

---

〔1〕 拇：当指脚大趾。

〔2〕 腓：腓肠肌，胫骨后的肉，俗称"腿肚子"。

〔3〕 股：大腿。

〔4〕 脢：背脊肉。

〔5〕 辅（fǔ）：颌骨。辅车相依（"车"，指牙床，喻互相依存）。

艮卦:《周易》的第五十二卦。卦辞为"艮其背,不获其身;行其庭,不见其人,无咎"。六爻辞依序有:"**艮其趾……艮其腓……艮其限**[1]**……艮其身……艮其辅。**"这里,艮卦提示了"脚趾→小腿→腰脊→身→面颊"的顺序性关联。

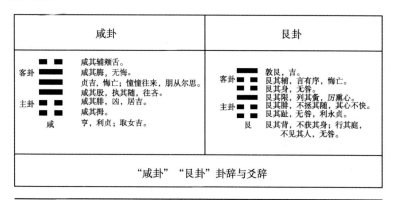

咸卦	艮卦
客卦　咸其辅颊舌。 　　　咸其脢,无悔。 主卦　贞吉,悔亡;憧憧往来,朋从尔思。 　　　咸其股,执其随,往吝。 咸　　咸其腓,凶,居吉。 　　　咸其拇 　　　亨,利贞;取女吉。	客卦　敦艮,吉。 　　　艮其辅,言有序,悔亡。 　　　艮其身,无咎。 主卦　艮其限,列其夤,厉薰心。 　　　艮其腓,不拯其随,其心不快。 　　　艮其趾,无咎,利永贞。 艮　　艮其背,不获其身;行其庭, 　　　不见其人,无咎。
"咸卦""艮卦"卦辞与爻辞	

▲ 图4 "咸卦""艮卦"卦辞与爻辞

对于咸卦和艮卦爻辞的解读,历代有不同的视角,主要分歧在于对"咸"和"艮"的理解上。对于"咸",有"感应""感动""斩伤"等,对于"艮",有"止""注意"等不同解释。自荀子有"《易》之'咸'见夫妇(《荀子·大略》)"之解,古代多从男女夫妇的角度诠释[2];当代有人从性心理学[3]等的角度诠释。无论怎样的视角和立场,可以确定,这是对人体不同部位之间顺序关联认识的记载,尤其是人体从脚趾到面部的顺序性关联的描述。

也有人认为,上述描述与经脉理论相关。如日本学者猪饲祥夫认为"咸卦"和"艮卦"分别是足少阳脉和足太阳脉的循行,刘澄中等[4]也同意上述观点,并且认为是循经感传现象的观察和记录。虽然暂时还没有进一步资料支持在《周易》中出现经脉记录的可能性,但这种"人体不同部位顺序性关联"的认识,对于经脉理论的构建,尤其是经脉上下联系的

〔1〕 限:期限,即指定的范围。这里应当是指腰。

〔2〕 钟志强.《周易》的夫妇伦理观念发微———以《咸卦》为中心[J].文艺评论,2011,(10):157-160.

〔3〕 李伯聪.咸卦和艮卦的性心理学解释[J].周易研究,2004,(2):29-33.

〔4〕 刘澄中,张永贤.经脉医学———理论与实践[M].大连:大连出版社.2008:12-13.

表述,是十分重要和非常必要的。

这里,"人体不同部位顺序性关联"被记载的年代,应该与《周易》卦爻辞编撰的年代一致。牛鸿恩[1]认为卦爻辞的编定应该为春秋后期,但不晚于鲁昭公二年(公元前 540 年)。由此可以初步断定,至少公元前 540 年之前,先民已经对人体特定部位之间的顺序性关联有了明确的认识。

二、俞跗:一拨之术

俞跗,又名"俞拊",太古名医,与岐伯齐名[2]。除《汉书》外,西汉时期还有三位文史学家都记述了他的事迹:

"**中蔗子曰:吾闻中古之为医者,曰俞跗。俞跗之为医也,榒木为脑,芷草为躯**[3]。**吹窍定脑,死者更生**(《韩诗外传·卷十》[4])。"

"**上古之时,医有俞跗,治病不以汤液醴酒,镵石挢引,案扤毒熨。一拨,见病之应,因五脏之输,乃割皮解肌,决脉结筋,搦髓脑,揲荒爪幕,湔浣肠胃,漱涤五脏,练精易形**(《史记·扁鹊仓公列传》)。"

"**中古之为医者,曰俞拊。俞拊之为医也,搦脑髓,束肓莫。炊灼九窍而定经络。死人复为生人**(《说苑》)[5]。"

俞跗凭借怎样的医术,达到"**死者更生**""**练精易形**""**死人复为生人**"的境界呢?

首先,是"**一拨,见病之应**"之术。"拨",《说文解字》卷十二归于"手部",有"**治也**"的解释,与徒手操作有关的诊查方法。按照后世"四诊"之溯源,可能是"切诊"之术。

其次,是"**因五脏之输**"而治。包括"割皮解肌,决脉结筋,搦髓脑,揲荒爪幕,湔浣肠胃,漱涤五脏"等操作技术,而且"皮""肌""脉""筋",

---

[1] 牛鸿恩.论《周易》卦爻辞编定的年代[J].北京师范学院学报(社会科学版),1991,(2):85-94.

[2] 《汉书·艺文志》记载:"方技者,皆生生之具,王官之一守也。太古有岐伯、俞拊,中世有扁鹊、秦和。盖论病以及国,原诊以知政。汉兴有仓公。"

[3] 榒木为脑,芷草为躯:元本《韩诗外传》作"搦脑髓,束荒莫"。

[4] 《韩诗外传》:约公元前 150 年成书。汉文帝时博士韩婴(约生活于公元前 2 世纪中)所著。

[5] 《说苑》:西汉经学家、目录学家、文学家刘向(约公元前 77 年—公元前 6 年)所著。

14

经络千古裂变——理论演变与临床应用的断代研究

结构层次鲜明;"髓脑""荒幕(肓膜)""肠胃""五脏",组织器官清晰。

这些文字,至少说明俞跗是一名掌握了解剖结构并擅长外治疗法和外科手术操作的上古名医。精细的解剖学知识,对于构建任何医学理论,都是必要的。

三、扁鹊:脉学之宗

扁鹊是春秋战国时期医学家。有关记载扁鹊的史料,时间跨度非常大。如公元前695年扁鹊给蔡桓侯治病、公元前655年左右给虢太子治病、大约在公元前385年—公元前357年之间给齐桓侯(桓公午)治病、大约在公元前309年给秦武公治病。这个跨度近400年的扁鹊,当是春秋战国时期多位名医的群像。

依据《史记·扁鹊仓公列传》《战国策·卷四·秦二》等记载,扁鹊善于运用四诊,尤其是脉诊和望诊来诊断疾病,精于内、外、妇、儿、五官等科,并能综合应用砭术、针刺、艾灸、按摩、汤液、热熨等法治疗疾病,被尊为医祖。

司马迁在《史记·扁鹊仓公列传》有**"至今天下言脉者,由扁鹊也"**的结语。后世也尊扁鹊为"脉学之宗"。可以依据《史记》的记载,探索和理解扁鹊脉学。

首先,扁鹊掌握了远隔诊查的方法和技巧,并且能够通过诊查了解人体深部结构和远部组织的病症。如**"扁鹊者,勃海郡郑人也……扁鹊以其言饮药三十日,视见垣一方人。以此视病,尽见五藏症结,特以诊脉为名耳。"**

这种远隔部位的诊查方法和技术,放在当今仍然是高超的,而扁鹊**"特以诊脉为名"**,就是对非病变局部诊查的追求。扁鹊在救虢太子之前,对中庶子说自己能够**"不待切脉、望色、听声、写形,言病之所在。闻病之阳,论得其阴;闻病之阴,论得其阳。病应见于大表,不出千里,决者至觽,不可曲止也"**。扁鹊是掌握了远隔诊病的技巧,以至于达到**"闻病之阳,论得其阴;闻病之阴,论得其阳"**的境界。扁鹊的这种远隔诊病技术,应当是俞跗**"一拨,见病之应"**术的延续和发展。

而远隔诊查的基础,是**"病应见于大表"**的客观事实规律。正基于这样的认识，扁鹊不断探索和诠释疾病的病因病理。如虢太子"尸厥"症，扁鹊有"**夫以阳入阴中，动胃缠缘，中经维络，别下于三焦、膀胱。是以阳脉下遂，阴脉上争，会气闭而不通，阴上而阳内行，下内鼓而不起，上外绝而不为使，上有绝阳之络，下有破阴之纽，破阴绝阳，色废脉乱，故形静如死状。太子未死也。夫以阳入阴支兰藏者生，以阴入阳支兰藏者死。凡此数事，皆五藏厥中之时暴作也。良工取之，拙者疑殆**"的分析。

其次，扁鹊医案两次提到"血脉"一语，主要用来分析病情。如："**当晋昭公时……（赵）简子疾，五日不知人，大夫皆惧，于是召扁鹊。扁鹊入视病，出，董安于问扁鹊，扁鹊曰：'血脉治也，而何怪！……不出三日必闲，闲必有言也。'居二日半，简子寤，语诸大夫曰……**"

晋昭公（公元前531年—公元前526年在位）时，大夫赵简子"五日不知人"，扁鹊诊查后有"血脉治也"的判断。"血脉治"，即血脉正常，由此而隐含生命如常无虞，故有"不出三日必闲"的断语。"血脉"作为生命体征之一，就有了"决死生"的价值。当然，我们还是无法确切知道，扁鹊具体运用了怎样的诊查方法。

而扁鹊见齐桓侯的故事，帮助我们能够在其医学知识系统框架中展现"血脉"的坐标和位置："**疾之居腠理也，汤熨之所及也；在血脉，针石之所及也；其在肠胃，酒醪之所及也；其在骨髓，虽司命无奈之何。**"

"腠理""血脉""肠胃""骨髓"，是疾病发生发展由表入里、由浅入深的四个阶段，相对而言，"腠理"居于"大表"部位，其变化，通过肉眼很容易看见的。而"肠胃""骨髓"居于人体较深较里的位置，就不容易诊查、更不容易治疗了。"血脉"是沟通表里的通道，仍然可以在体表通过"切脉"来把握；而治疗上，也可以通过"针刺"和"砭石"进行针对性治疗。

至此，对"脉"认识，已经成为当时医学理论构建最重要的和最主要的要素之一。

四、医缓：膏肓与内脏器官

春秋时期，秦国有两位名医——医缓与医和。其中，医缓诊病，能准

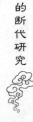

确判断疾病的症结所在和预后，技术高超；并已能采用灸法、针刺和服药等多种治疗手段。《左传》记载：

> "公疾病，求医于秦。秦伯使医缓为之。未至，公梦疾为二竖子，曰：'彼，良医也。惧伤我，焉逃之?'其一曰：'居肓之上，膏之下，若我何?'医至，曰：'疾不可为也，在肓之上，膏之下。攻之不可，达之不及，药不至焉[1]，不可为也。'公曰：'良医也!'厚为之礼而归之（《左传·成公十年》）。"

公元前 581 年，晋景公生病，在本国求治于桑田巫，不愈，求救于秦国。医缓用病入"肓之上，膏之下"，并指出这个部位"攻之不可，达之不及，药不至焉"，表达晋景公患了不治之症。"肓之上，膏之下"当指横隔与腹膜之间的位置，属于肠外膜里、人体深层部位。

医缓等对"肓""膏"的认识，可以推测先秦时期人们对内脏组织结构的认知水平。甲骨文，已经对首、天、面、目、鼻、耳、口、舌、齿、颈、项、腋、腹、手、肪、臀、膝、腿、足等人体部位有充分的表达，除了人体外部组织如须、𪖓、髯、发等，还有心、骨、血、脊骨等人体内部脏器组织的记载[2]。《周易》屯、需、蛊、剥、咸、明夷、决、丰和未济卦，论及首、眼、耳、鼻、口、舌、颊、肤、肱、拇、腹、臀、股、腓、趾、心等解剖部位与组织器官[3]。《尚书·盘庚下》有"今予其敷心腹肾肠，历告尔百姓于朕志"，记载了心、腹、肾、肠等器官[4]，并且对内脏器官功能的阐述。如《韩非子·解老》有："人……以肠胃为根本，不食则不能活。"[5]

除了对于内脏组织器官的单独命名外，还有组合认识，出现了"五脏""六脏""九脏""五脏六腑"等名词术语。如：

> "疾医……两之以九窍之变，参之以九藏（脏）之动（《周礼·疾医》）。"

> "正藏（脏）五，又有胃、旁（膀）胱、大肠、小肠（郑玄注

---

〔1〕 攻之不可，达之不及，药不至焉:攻、达、药，三种治疗方法。攻，火灸;达，针刺。

〔2〕 白建平.《黄帝内经》藏象学说渊源考证[D].广州中医药大学研究生学位论文，2001:7.

〔3〕 李良松，郭洪涛.中国传统文化与医学[M].福建:厦门大学出版社，1990:58.

〔4〕 孔颖达撰.十三经注疏·尚书正义[M].北京:中华书局，1973:171.

〔5〕 王先慎.诸子集成·韩非子集解[M].上海:上海书店，1986:107.

'九藏（脏）'。"

"百骸、九窍、六藏（脏），赅（备）而存焉，吾谁与为亲？汝皆说（悦）之乎？其有私焉？（《庄子·齐物论》）"

"多方乎仁义而用之者，列于五藏哉。……多文骈枝于五藏之情者，淫僻于仁义之行（《庄子·骈拇》）。"

"故君子苟能无解其五藏，无擢其聪明。……愁其五藏以为仁义，矜其血气以规法度（《庄子·在宥》）。"

"凡人三百六十节，九窍、五脏、六腑、肌肤欲其比也，血脉欲其通也，筋骨欲其固也，心志欲其和也，精气欲其行也，若此，则病无所居而恶无由生矣。病之留，恶之生也，精气郁也（《吕氏春秋·召类》）。"

至此，对于人体九窍、五脏、六腑，以及肌肤、血脉、筋骨等组织器官，有了一个全面的认识，对于其相互关系及其原理的认识和探索，即形成了中医的整体观。如管子记述人体胚胎发育的过程：

"人，水也，男女精气合而水流行，三月如咀，咀者何？曰五味。五味者何？曰五藏。酸主脾，咸主肺，辛主肾，苦主肝，甘主心。五藏已具，而后生肉。脾生膈，肺生骨，肾生脑，肝生革，心生肉。五肉已具，而后发为九窍。脾发为鼻，肝发为目，肾发为耳，肺发为窍。五月而成，十月而生（《管子·水地》）。"

"五脏-五肉-九窍"，以五脏为核心的人体脏腑观逐渐形成。此外，《管子·四时》还表达了人体组织结构通过五行与外部自然界发生联系，即显示出人体内外的统一性。如："东方……春……风，风生木与骨。南方……夏……阳，阳生火与气。中央……实辅四时入出，以风雨节土益力，土生皮肌肤。西方……秋……阴，阴生金与甲。北方……冬……寒，寒生水与血。"

这里，已经出现了骨、甲、皮肌肤、血、气等组织结构与五行的联系，虽然还缺少与五脏联系的环节，但是，已经能够显示出对人体内（脏腑组织器官）外（四时八方）的统一性。

经络千古裂变——理论演变与临床应用的断代研究

第三节

提出经脉理论的理论基础

《易经·系辞》有"形而上者谓之道,形而下者谓之器"讨论,"形而上""形而下"是认识事物的两个方向,在中国古代哲学中,常常辩证地运用。

经脉概念的形成,既有基于实体解剖的形态学基础、生理功能和病理异常的生动表现,也有抽象的思考和经验规律的超越。前者,是"形而下"的实证,后者更多是"形而上"的思考。

经脉概念的形成,既需要"形而下"的基础和前提,也需要借助"形而上"的理性和思考。

一、形而下的观察:心有四支

先秦时期,对于人体结构的解剖认识还是很深入仔细的。虽然没有形成解剖学这样专门的学问,但是相关知识内容散存在诸多著作中,尤其是甲骨文,保留了许多器官和组织解剖的形象图式。

《晏子春秋》是记载春秋时期齐国政治家晏婴(公元前578年—公元前570年)言行的一部历史典籍。其中有"心有四支"的记载:

"寡人之有五子,犹心之有四支;心有四支,故心得佚焉(《晏子春秋·景公从贩十八日不返国晏子谏第二十三》)。"

严健民认为[1]"心有四支"应该是心脏底部显露于心包膜之外的

---

〔1〕 严健民.《素问·阴阳别论》"人有四经"考释[J].湖南中医学院学报,1997,17(3):6-7.

第一章 先秦两汉：经脉起源与理论固化

19

四条大血管,即由主动脉弓发出的左锁骨下动脉、左颈总动脉、无名动脉(头臂干)和上腔静脉;也是《素问·阴阳别论》"人有四经十二丛"的本意。应该说,上古对心脏解剖的观察和记载应该是比较可信的。除了上述"心有四支"外,还有"心有七窍","心脏搏动"等观察记录。如:

"吾闻圣人心有七窍,信有诸乎? ……剖比干,观其心(《史记·殷本记》)。"商末纣王(? —公元前 1046 年)下令杀死其叔叔比干(公元前 1092 年—公元前 1029 年),并观察和验证心脏有七个孔窍。

"凡心之刑,自充自盈……灵气在心,一来一逝(《管子·内业》)。"《管子》记载了管仲(公元前 719 年—公元前 648 年)及管仲学派的言行事迹。上述记载提示,在春秋时期的齐国,有过心脏在胸腔内跳动的观察和实践[1]。

"心若悬于天地之间……胞有重间,心有天游(《庄子·外物》)。"庄子(约公元前 369 年—公元前 286 年/公元前 275 年)是战国时期道家的代表性人物。上述记载提示,应该是古人见过心脏悬于心胞膜内跳动情景的。

基于前人认识,西汉初年刘安(公元前 179 年—公元前 122 年)有"夫心者,五脏之主也,所以制使四支,流行血气(《淮南子·原道训》)"的概述,认识到"流行血气"是心脏最基本生理功能,"心有四支"是实现其基本生理功能的结构基础。这种认识,不仅有确凿的解剖学基础,而且为构建心与其他脏腑、心与体表肢节的联系,有了结构上最真实的联系;同时,心脏"一来一逝""自充自盈"的动态特点,也为"灵气在心""心主神明"的功能认识提供了最真实的观察。

同样基于形态结构的解剖观察,形成了经脉的最基本概念——"脉""血脉"。故有"若夫八尺之士,皮肉在此,外可度量切循而

〔1〕 严健民.秦汉时期人体经脉调节理论形成新论[J].湖南中医学院学报,2001,21(3):61-63.

得之，其死可解剖而视之。其藏之坚脆，府之大小，谷之多少，脉之长短，血之清浊，气之多少，十二经之多血少气，与其少血多气，与其皆多血气，与其皆少血气，皆有大数（《灵枢·经水》）"的记载。这里提到了"脉之长短"，并说十二经气血的多少皆有大数，而且可以"解剖而视之"，在作者看来，经脉是确确实实存在的。这种实践，在西汉后王莽（公元前45年—公元23年）时代还在继续："翟义党王孙庆捕得，莽使太医、尚方与巧屠共剖剥之，量度五藏，以竹筵导其脉，知所终始，云可以治病（《汉书·王莽传》）。"脉，可以用小竹条通导，当然是可以看到的实质结构。这里的脉，应当指的是血管。

除了对心脏和心脏搏动、血脉等的观察外，先秦时期还有脑解剖[1]，腹腔外科手术[2]的实践。《灵枢·肠胃》也有对消化道各器官容积、长度、位置等记载。这些知识，为经脉理论的构建，提出了"形而下"理论准备。

二、形而上的思考：缘督以为经

除了形态结构的认识，古人可能更加关注其功能意义，故有"粗守形、上守神（《灵枢·九针十二原》）"的选择和取向。这种思考方式，在先秦时期也是屡见不鲜的。如："缘督以为经，可以保身，可以全生，可以养亲，可以尽年（《庄子·养生主》）。"

战国时期，庄子（约公元前369年—公元前286年/公元前275年）阐述了督脉在医疗、保健、养生中的重要意义。

尽管对"督"有不同的解释，但是以"督"命名经脉，与其分布部位和规律有关。张树剑[3]从训诂、音韵等视角，分析了"督"与衣裳背缝、人体背中有关。我们[4]基于《素问·气府论》"督脉气所发者，二十八

〔1〕 韩康信，谭婧泽，何传坤.中国远古开颅术[M].上海：复旦大学出版社,2007:65.
〔2〕 徐永庆，何惠琴.中国古尸[M].上海：上海科技教育出版社,1996:23-24.
〔3〕 张树剑.《内经》针灸理论与概念的观念研究[D].南京中医药大学博士研究生学位论文,2009:14-17.
〔4〕 张建斌，王玲玲.脊椎法探析[J].江苏中医药,2006,27(4):43-45.

穴……脊椎法"和《内经》诊察脊柱的探索,认为督脉理论的临床基础与对脊柱的认识分不开。

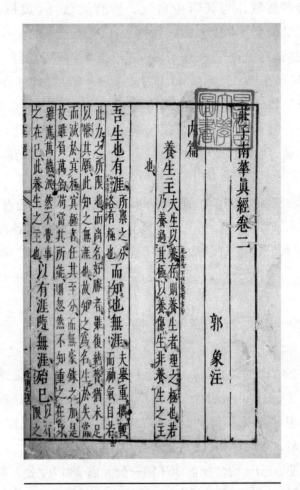

▲ 图5 《庄子·养生主》书影(《郭注庄子》)

庄子在上述文字后面,紧接着还记载了"庖丁解牛"的故事。故事最后有:"**方今之时,臣以神遇,而不以目视,官知止而神欲行。依乎天理,批大郤,道大窾(空),因其固然。技(枝)经[1]肯綮之未尝,而况大軱乎!(《庄子·养生主》)**"

[1] 技经:按照俞樾的说法,认为上古时"技""枝"通用,而解其为"枝脉";"经"解为"经络",认为"经络相连之处,亦必有碍于游刃"(见俞樾《诸子平议》)。

庖丁对于牛的解剖结构相当熟悉,以至于到达了"不以目视"的"神遇"境界。"依乎天理""因其固然"是构建形而上概念的方法。可以认为,形而上的经脉概念跃然纸上。其中"技(枝)经"一词,则包括本脉与支脉(后世作经脉与络脉);尤其,"脉"不惟存在于人体,也尚在于家畜类的牛体之中。对于经脉理论的构建,有了更大的想象空间。

出土医书与早期经脉理论

就目前来说,与经脉理论相关的出土文献,主要见于长沙马王堆汉墓、湖北张家山汉墓、绵阳双包山汉墓、成都老官山汉墓等。这些墓葬年代多为西汉早期到中期,而这些医书抄录的年代更早,可能为秦或春秋战国时期的作品。

因此,一方面可以通过出土文献史料的断代,确定医书的成书时间;另一方面,还可以通过医书所记载的内容,初步探索经脉理论的起源和形成。

一、湖南长沙马王堆医书

1973 年 12 月,湖南省长沙市马王堆三号汉墓出土了一批抄于缣帛之上的医书。该墓葬时间为汉文帝初元十二年(公元前 168 年)。此时汉立国才 39 年,其中,从文字避秦始皇嬴政、汉惠帝刘盈、吕后雉、汉文帝刘恒之讳,可以断定抄写不晚于西汉之初,是先秦及汉初的作品[1]。

与经脉理论相关的有《足臂十一脉灸经》《阴阳十一脉灸经》《脉法》与《阴阳脉死候》4 种,也被学界称为"帛书经脉四种"[2]或"马王堆汉墓古脉书"[3]。

1.《足臂十一脉灸经》

全书共 34 行,现存文字基本完整。全书分为"足"(代表下肢)与

经络千古裂变——理论演变与临床应用的断代研究

〔1〕 李会敏.汉前医籍亡佚状况探讨[J].河北中医,2010,32(12):1872-1873.

〔2〕 彭坚.马王堆医书学术研究一瞥——上篇:帛书经脉四种[J].湖南中医学院学报,1990,10(3):171-173.

〔3〕 赵争.马王堆汉墓古脉书研究综述[J].中医文献杂志,2014,32(4):60-64.

"臂"(代表上肢)两个篇目。"足篇"部分又分足太阳脉、足少阳脉、足阳明脉、足少阴脉、足太阴脉、足厥阴脉6节及死与不死候1节；"臂篇"部分又分臂太阴脉、臂少阴脉、臂太阳脉、臂少阳脉、臂阳明脉5节。以上11脉均分别记述了该脉的名称，循行路径、相关病候和灸法论治。《足臂十一脉灸经》体例已经接近《灵枢·经脉》，但还是存在差异：①只有11条脉。②循行关注起止点及经过部位，内容简略。③都是按照从四肢远端到头面躯干方向的顺序记述。④病候数目较少。⑤没有区分"是动病""所生病"。⑥治疗只有灸法。

2.《阴阳十一脉灸经》

此书有内容基本相同的甲、乙两种写本(张家山汉墓出土了丙本)。甲本抄录在《足臂十一脉灸经》之后，共37行；乙本缺文较甲本为多，但首尾比较完整，共18行。两本文字相互弥补，基本完整，全部书中除分记11个脉名外，没有篇目。在叙述脉的先后次序上两本略有不同：甲本的排列次序是：(足)钜阳脉、(足)少阳脉、(足)阳明脉、肩脉、耳脉、齿脉、足大阴脉、(足)厥阴脉、(足)少阴脉、(手)钜阴脉、(手)少阴脉；(乙本排列，足少阴脉在前，足厥阴脉在后)。《阴阳十一脉灸经》全文的体例和《足臂十一脉灸经》及《经脉篇》均很相近。每一条脉都分别记述了该脉的名称、循行路径、相关病候和灸法论治。主要有以下特点：①依然是11条脉。②经脉名称不完全以手足阴阳命名，出现"肩脉""耳脉""齿脉"等。③循行路径大部分按照从四肢远端到头面躯干方向的顺序记述，其中，"肩脉"由起始于头部，经上肢外侧，止于手部；"足太阴脉"由少腹部起始，经下肢内侧，止于足部。④病候数目增加，并分"是动病"和"作产病"两类。⑤依然只有灸法论治，没有提到针刺、药物等。

《阴阳十一脉灸经》，内容上较《足臂十一脉灸经》为详，而较《灵枢·经脉》为略，应该是介于《足臂十一脉灸经》和《灵枢·经脉》之间的作品。据此也认为，《足臂十一脉灸经》的成书更早。

3. 《脉法（甲本）》[1]

全书13行,约360字。记载在《足臂十一脉》《阴阳十一脉(甲本)》之后,《阴阳脉死候》之前。缺书名,整理者依据首句"以脉法明教下"而定。《脉法》最主要的核心内容是阐述脉学理论及其临床应用,其中有"脉亦圣人之所贵""启脉""它脉(一说'心脉')""足之少阴""臂之大阴、少阴""脉之玄,书而熟学之"等论述。由于文字缺损较甚,尚不能了解其全部内容,主要有:①寒头暖足,②治病者取有余而益不足,③环灸法,④用砭启脉,等。该书抄录的年代,有公元前3世纪末[2]、秦汉之际[3]、西汉文景时期[4]、文帝十二年(公元前168年)之前[5]不同看法;其成书年代,一般认为是战国晚期[3]。

4. 《阴阳脉死候（甲本）》[6]

全书共4行,约100余字(现可识出98字)。记载在《脉法》之后。整理者依据"凡三阳……一死。凡三阴……死脉也",命名为《阴阳脉死候》[7]。主要论述三阳脉病变"折骨裂肤"为"一死",三阴脉病变"腐脏烂肠"为"五死"。前者主要为骨伤疾病,死亡率低;后者主要为内脏疾病,死亡率高。"五死候",具体有"唇反人盈(肉先死)""□□□□(骨先死)""面黑,目寰视衰(气先死)""汗出如丝,傅而不流(血先死)""舌陷卵卷(筋先死)"。

《阴阳脉死候》"五死",也可见于《灵枢·经脉》及《甲乙经·十二经脉络脉支别第一上》,但内容和形式有了很大变动:即将原来的五种"先死"证候的肉、骨、气、血、筋,改为筋、血(脉)、肉、(皮)毛、骨,并新增了五行干支生克等内容作为其理论根据。

〔1〕《脉法(甲本)》:张家山汉墓出土《脉法(乙本)》,可互校互补。
〔2〕 陈红梅.马王堆医书抄录年代研究概况[J].中医文献杂志,2009,(6):50-52.
〔3〕 韩健平.马王堆古脉书研究[M].北京:中国社会科学出版社,1999:6-8.
〔4〕 张琪、王子良.对马王堆医书的探讨[J].黑龙江中医药,1991,(1):6-8.
〔5〕 钱超尘.马土堆医帛书抄定年代考[J].陕西中医,1982,3(5):37-38.
〔6〕《阴阳脉死候(甲本)》:张家山汉墓出土《阴阳脉死候(乙本)》,可互校互补。
〔7〕 中医研究院医史文献研究室.马王堆帛书四种古医学佚书简介[J].文物,1975,(6):16-19.

二、湖北江陵张家山医简

1983 年 12 月至 1984 年 1 月,湖北省江陵县张家山 M247、M249、M258 三座西汉前期墓葬里,出土了大量竹简[1~3]。抄录在竹简之上的古医书有《脉书》《引书》。其中,抄录的篇首有"脉书"二字,内容包括《病候》《六痛》《阴阳十一脉灸经》《阴阳脉死候》和《脉法》等 5 种;《引书》是关于导引的简书。

该墓葬年代为汉代吕后二年(公元前 186 年)至文帝初年间(公元前 179 年—公元前 170 年),与马王堆三号汉墓的墓葬年代相仿,书成年代当比此墓葬年代更早。

张家山汉简《脉书》——经脉理论的著作,完整包括 5 部分内容:①《病候》,按从头至足的顺序,记述了 60 余种疾病的名称[4]。②《阴阳十一脉灸经(丙本)》,论述了 11 条脉的名称、循行、病候和灸法论治,可与马王堆帛书互参。③《阴阳脉死候(乙本)》,记述了三阳脉和三阴脉死候,与马王堆帛书互参。④《脉法(乙本)》,《脉书》主体内容,与马王堆帛书互参。⑤《六痛》——《脉法》前的一段论述,主要记述了骨、筋、血、脉、肉、气六种组织的病症及其气机特点。

马继兴先生[5]认为,《脉书》所编集的五种更古老医书,实际上相当于《脉书》中的"篇"或"节"。那么,依据汉简篇首"脉书"二字,可以推测这五部分内容,应该是当时"脉学理论"的主体框架和内容。

三、成都老官山汉墓《经脉书》

2012 年 7 月至 2013 年 8 月,成都市金牛区天回镇一处西汉时期墓

---

〔1〕 张家山汉墓竹简整理小组.江陵张家山汉简概述[J].文物,1985,(1):9-16.

〔2〕 江陵张家山汉简整理小组.江陵张家山汉简《脉书》释文[J].文物,1989,(7):72-74.

〔3〕 高大伦.张家山汉简《脉书》校释[M].成都:成都出版社,1992.

〔4〕 连动名.江陵张家山汉简《脉书》初探[J].文物,1989,(7):75-81.

〔5〕 马继兴.张家山汉简《脉书》中的五种古医籍(续)[J].中医杂志,1990,(6):50-53.

地,其中在 3 号墓葬共出土竹简 736 支(含残简),依据摆放位置、竹简长度、迭压次序、简文内容和书法风格等,大致可分为八部医书和一部律令(《尺简》)。其中除《五色脉脏论》(简称)之外,其余都没有书名。根据简文内容,考古专家[1]将七部无题名医书初步定名为《敝昔医论》《脉死候》《六十病方》《病源论》《诸病症候》《经脉书》《归脉数》等,另一部法律文书根据长度暂名为《尺简》。其中,八部医书的基本情况和大致内容分述如下:

1.《敝昔医论》

初步统计约有 57 支简。简文举例如下:

敝昔曰:人有九徼(窍)五臧(脏)十二节,皆龟(朝)于气。

敝昔曰:所胃(谓)五色者,脉之青白相乘者,脉急甚。

2.《脉死候》

初步统计约有 51 支。简文举例如下:

脉绝如食〔顷〕,不过二日则死,烦心与腹伥(胀)具则死,其脉、输、郄,皆不盛曰死。

〔一曰〕刑(型)死,二曰气死,三曰心死,四曰志死,五曰神〔死〕。

3.《六十病方》

合计约 275 支。15 支"题名简"参照"药方简"简头自书的编号与题名,可完整复原六十病方的全部名称。

4.《尺简》

夹在病方简之间。内容与法律有关,据长度拟名为《尺简》。

5.《病源论》

压在"病方简"之下,约 18 支。内容与传统中医理论中的"病源"有关。

---

〔1〕 成都文物考古研究所,荆州文物保护中心.成都市天回镇老官山汉墓[J].考古,2014,(7):59-71.

6.《诸病症候》

最长的一批简,共约 268 支,内容主要包括经脉和病症两部分。与病症有关的部分拟名为《诸病症候》。

7.《经脉书》

最长简中与经脉有关的部分,与《诸病症候》堆放在一起,根据内容可以把两者区分开来。简文举例如下:

- 手大(太)阳脉,□(系)小指,循臂骨下廉,出肘内廉,出腰下廉,上肩,循颈出耳后,属目外眥(眦)湄,所主病领穜(肿)、痛矢(喉)。
- 手阳明脉,□(系)次指与大指之上,出辟(臂)上廉,入肘中,乘腰,出肩前廉,循颈穿颊,入口中。其病齿龋、痛口、辟(臂)胍(屈)穜(肿)。

8.《归脉数》

堆放在《诸病症候》《经脉书》之下,共计 41 支,内容反映"疾病归脉"的经穴数。简文举例如下:

- 逆气,两辟(臂)胕阳明各五及督
- 疸病、多卧,两胕阳明少阳各五
- 转筋,足钜阳落各五

9.《五色脉脏论》

位于竹书的最底部,全部残断,约 66 支。讨论五色脉与脏腑和精神的关系。有一支简有九个字曰"逆顺五色脉臧(脏)验精神",疑即此书的题名简,因书名太长,简称为《五色脉脏论》。简文举例如下:

- 凡五色,以[显五不足、有余]
- 臧(脏)生气,气生月(肉),月(肉)生脉,脉生血

〰 四、出土经络模型 〰

除文本外,已经有两件与经脉理论相关的早期模型实物出土:即"经脉漆雕木人"模型(1995 年出土,四川绵阳双包山二号西汉墓)和人体

"经穴髹漆人像"（2013 年出土,成都老官山西汉墓）。王玉德等[1]认为:"站在医学知识传承的角度而言,直观的经脉木人模型或许会比医学文本更加有效。"

1. 四川绵阳双包山经脉木人

1995 年 3—7 月,四川省绵阳县永兴镇双包山 2 号汉墓,出土了一具周身漆有黑漆的木制人形,体表有红色漆线描绘的经脉线,后被命名为"经脉漆雕木人"。据考证,该墓葬的下限应在汉武帝之前(公元前 140 年),相当于汉文帝与景帝(公元前 179 年—公元前 141 年)的西汉中早期。

经脉漆雕木人 1 件[2]（95MSM2：313）（图 6）——残高 28.1 厘米。木胎,表髹黑漆。光头,裸体,直立,左手垂于腿侧,四指平伸,拇指弯曲,掌心向前。左臂中段以下残,右腿小腿以下残,右脚掌缺。眉眼清晰,胸肌发达,乳峰显露。体表绘红色线条数道,正面八条,背面绘五条,头部纵线五条、横线一条。这些线条当属人的经脉。

经脉漆雕木人所标明的全体经脉部数共有 19 条。由于人体左、右两侧面经脉都是相同而对称的。因此每侧各有同名的经脉 9 条。此外再加上木人体表位于由头面部正中线经过颈、背、腰、骶直至会阴中央线的 1 条经脉,全身共有 10 条红脉,因此,马继兴先生[3]称为人体经脉的"十脉系统"。这个"十脉系统",与马王堆《足臂十一脉灸经》《阴阳十一脉灸经》"十一脉系统"相比较,缺少了足三阴脉,多了手厥阴脉和督脉;与《灵枢·经脉》的"十二脉系统"相比较,缺少了足三阴脉的显示。专家进一步比较发现[4]:"漆雕木人体表分布的数道红色线条当系经脉,它们与《灵枢·经脉》记载的手太阴、手阳明、足阳明、手少阴、手太阳、足太阳、手厥阴、手少阳、足少阳等九脉及部分支脉路径有着相似之处;除手厥阴脉外,上述八脉与长沙马王堆、江陵张家山等汉墓出土的古经脉佚书《足

〔1〕 王玉德,吕金伟.晚周秦汉初医学知识传承研究[J].医学与哲学,2014,35(10):80-82.

〔2〕 四川省文物考古研究所,绵阳市博物馆.绵阳永兴双包山二号西汉木椁墓发掘简报[J].文物,1996,(10):13-34.

〔3〕 马继兴.全国各地出土的秦汉以前医药文化资源(续四)[J].中医文献杂志,2003,(3):14-16.

〔4〕 梁繁荣,曾芳,周兴兰,等.成都老官山出土经穴髹漆人像初探[J].中国针灸,2015,35(1):91-93.

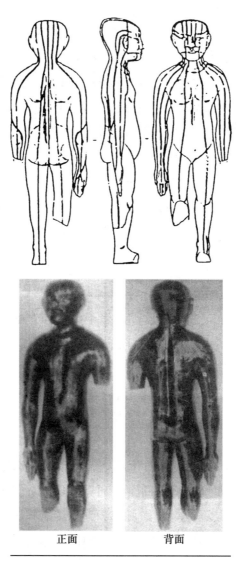

正面　　　　　背面

▲ 图6　经脉漆雕木人[1]

　　[1]　四川省文物考古研究所,绵阳市博物馆.绵阳永兴双包山二号西汉木椁墓发掘简报[J].文物,1996,(10):13-34

臂十一灸经》和《阴阳十一灸经》载的经脉路径分布相似;此外,它还有上述三书未载的督脉。"

经脉漆雕木人在四川绵阳的出土,与史书记载暗合:

"郭玉者,广汉雒人也。初,有老父不知所出,尝渔钓于涪水,因号涪翁。乞食人间,见有疾者,时下针石,辄应时而效,乃著《针经》《诊脉法》传于世。弟子程高寻求积年,翁乃授之。高亦隐迹不仕。玉少师事高,学方诊六微之技、阴阳隐侧之术。和帝时,为太医丞,多有效应(《后汉书·郭玉传》)"。

《后汉书·郭玉传》记载有东汉太医郭玉的医学传承路径:"涪翁→程高→郭玉。"可以推测:涪翁大致可能是西汉晚期或两汉之际人。绵阳濒临涪江,在汉代称涪县。时间和地域,都与经脉漆雕木人相差不远。

2. 四川成都老官山经穴髹漆人像等

2012年—2013年,四川省成都市金牛区天回镇老官山3号汉墓,出土了一件木制髹漆人像。专家考证认为与经脉穴位有关,而命名为"经穴髹漆人像"(图7)。

该像为木胎髹漆,高约14cm,五官造型准确,头与肢体比例协调。人像身体上用白色或红色描绘的经络线条和穴位点清晰可见,并在不同部位还阴刻"心""肺""肾""盆"等小字。同时出土的920余支医简中的《经脉书》论及脉的名称及走向,与漆人经脉循行路径联系密切。老官山汉墓为西汉景、武帝时期,出土的医简和经穴髹漆人像不晚于这一时期。老官山医简和经穴髹漆人像的经脉腧穴理论,介于马王堆汉墓医书"十一脉理论"和《内经》"十二经脉理论"之间的学术过渡时期,呈现承上启下的节点地位[1]。

〔1〕 梁繁荣,曾芳,周兴兰,等.成都老官山出土经穴髹漆人像初探[J].中国针灸,2015,35(1):91-93.

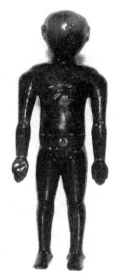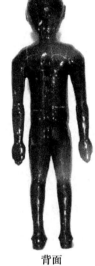

正面 背面

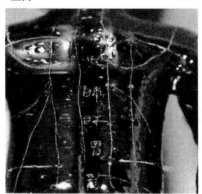

背面局部

▲ 图7 经穴髹漆人像[1]

〔1〕 梁繁荣,曾芳,周兴兰,等.成都老官山出土经穴髹漆人像初探[J].中国针灸,2015,35(1)：91-93.

《内经》经脉理论的多元模式

与《内经》编纂特点相一致，经脉理论在《内经》中存在多种模式。

梳理《内经》中的经脉理论，至少存在十二经脉模式（经别、标本）、十一经脉模式、足六经模式、十五络脉模式、根留注入模式、七次脉模式、气街模式等。简述如下：

一、"十二经脉"模式

"十二经脉模式"是以十二经脉为主要内容的经脉理论体系，也是后世传承中最主要的经络理论形式。

《内经》中，尤其是《灵枢》有许多篇章都是以十二经脉模式为学术框架的，其中最为代表的篇章是《灵枢·经脉》。《灵枢·经脉》全文包括引文（**指出经脉理论的重要意义**）、十二经脉（**包括经脉循行、病候、治疗原则与诊断方法**）、五阴六阳气绝（**包括五阴气绝和六阳气绝**）、经脉与络脉差异、十五别络（**包括名称、循行和病候**）等 5 个部分。就阐述经络理论的完整性，与《内经》其他文章相比，本文要明显全面系统。这体现了《经脉》处于经络理论发展高度成熟和理论化程度较高的阶段，和在针灸学术发展史上的重要地位[1]。

联系马王堆和张家山汉墓出土的简帛医书，《灵枢·经脉》的成书与

---

〔1〕 张建斌. 从表述形式探讨《灵枢·经脉》成书和经络理论完善的过程[J]. 中国中医基础医学杂志,2009,15(3):167-170.

这些出土文献有关。许多学者研究认为[1~7]，《灵枢·经脉》是完成了经脉理论由"十一脉模式"向"十二脉模式"演化的集成，《灵枢·经脉》对经络理论的发展主要有：①脏腑理论与经脉理论的高度融合；②心主与三焦建立了对应关系；③经脉病候，除了与经络循行部位有关，还与相关脏腑有关，并且还从虚、实、气机逆乱等角度加以认识；④出现了一般意义上的针灸治疗原则；⑤对奇经内容有一定的熟知；⑥《经脉》作者还部分保留了原始参考文献的著录格式。

最为突出的一点，是《灵枢·经脉》对营气在十二经脉中流注的表述，因此十二经脉需要首尾相接、如环无端，需要从中焦开始，需要手太阴肺经"朝百脉"，十二经脉理论的表述也与之前有了很大的不同。

除了《灵枢·经脉》外，《灵枢》还有至少 11 处提到"十二经脉"：

"十二经脉，三百六十五络，其血气皆上于面而走空窍（《灵枢·邪气藏府病形第四》）。"

"必先通十二经脉之所生病，而后可得传于终始矣（《灵枢·终始第九》）。"

"六律建阴阳诸经，而合之十二月、十二辰、十二节、十二经水、十二时、十二经脉者，此五藏六府之所以应天道。……夫十二经脉者，人之所以生，病之所以成，人之所以治，病之所以起，学之所始，工之所止也，粗之所易，上之所难也（《灵枢·经别第十一》）。"

"九者，经巽之理，十二经脉阴阳之病也（《灵枢·周痹第二

〔1〕 赵京生.针灸经典理论阐释(修订本)[M].上海：上海中医药大学出版社,2003：52,71.

〔2〕 吴永贵.《阴阳十一脉灸经》与《灵枢·经脉》"是动则病""所产生病"探讨[J].云南中医学院学报,1986,9(3)：18-22.

〔3〕 夏庆,邢福军,刘士敬.帛书《阴阳十一脉灸经》及简本《脉书·十一经脉》对《灵枢》有关文字的考证[J].甘肃中医学院学报,1999,16(3)：54-55.

〔4〕 黄龙祥.从《五十二病方》"灸其泰阴、泰阳"谈起——"十二脉穴"源流考[J].中医杂志,1994,35(3)：152-153.

〔5〕 崔华峰,吴富东.浅议《灵枢·经脉》对《帛书》十一脉经络理论的发展[J].山东中医药大学学报,2006,30(3)：229-232.

〔6〕 陈国清.从帛医书与《灵枢》的比较看经脉循行的发展[J].中国医药学报,1989,4(6)：453-454.

〔7〕 赵京生.经别求是[J].中国针灸,2008,28(9)：691-695.

十七》)。"

"夫十二经脉者，内属于府藏，外络于肢节（《灵枢·海论第三十三》)。"

"十二经脉，以应十二经水者，其五色各异，清浊不同（《灵枢·阴阳清浊第四十》)。"

"四十岁，五藏六府、十二经脉，皆大盛以平定，腠理始疏，荣华颓落，发颇颁白，平盛不摇，故好坐（《灵枢·天年第五十四》)。"

"地有十二经水，人有十二经脉。……必先明知十二经脉之本末，皮肤之寒热，脉之盛衰滑涩（《灵枢·邪客第七十一》)。"

"六者，律也，律者，调阴阳四时而合十二经脉（《灵枢·九针论第七十八》)。"

《素问》论述十二经脉的篇章相对较少，主要有：

"阳明者，十二经脉之长也，其血气盛，故不知人，三日其气乃尽，故死矣（《素问·热论篇第三十一》)。"

"帝曰：夫子言虚实者有十，生于五藏，五藏五脉耳。夫十二经脉皆生其病，今夫子独言五藏，夫十二经脉者，皆络三百六十五节，节有病必被经脉，经脉之病，皆有虚实，何以合之？（《素问·调经论篇第六十二》)。"

《内经》还有一些篇章，用"经脉十二""十二经络脉"、"十二经"等术语，当与十二经脉在概念内涵上同义。

此外，"十二经脉"还可能用来表述"六经脉模式"中的左右经脉总数。如：

"愿闻十二经脉之终，奈何？……太阳之脉，其终也，戴眼反折，瘛疭，其色白，绝汗乃出，出则死矣。少阳终者，耳聋，百节皆纵，目睘绝系，绝系一日半死，其死也，色先青白，乃死矣。阳明终者，口目动作，善惊妄言，色黄，其上下经盛，不仁，则终矣。少阴终者，面黑齿长而垢，腹胀闭，上下不通而终矣。太阴终者，腹胀闭不得息，善噫善呕，呕则逆，逆则面赤，不逆则上下不通，不通则面黑皮，毛焦而终矣。厥阴终者，中热嗌干，善溺心烦，甚则舌卷卵上缩而终矣。此十二经之所败也（《素问·诊要经终论篇第十六》)。"

相关的其他"十二经脉"理论模式

1. 经别理论

经别理论出自《灵枢·经别》一文。作者指出，"**十二经脉者，此五藏六府之所以应天道。夫十二经脉者，人之所以生，病之所以成；人之所以治，病之所以起。……请问其离、合、出、入，奈何?**"提示十二经脉理论构建与脏腑理论有关，是与人生老病死的自然规律有关。"**离、合、出、入**"是十二经别的内涵，因此，经别理论也是十二经脉理论的一种特殊形式。

经别理论首先以手足六阳为主体、手足六阴分别有对应，形成以"六合"表"十二经之正"；其次主要以腘股部位为起始部位，以颈项为阴阳相合的部位，详细描述了与脏腑器官和头面五官的联系。

值得关注的是，经别理论在《太素》中称"经脉正别"，在《类经》中称"十二经离合"，据此，赵京生[1]认为，《太素》《类经》的表述，更加清晰地传达《灵枢·经别》"所重者在合"的主旨；"经别"之名，可能是《灵枢》整理汇编者所为；而从将经别置于经脉理论的发展过程中考查:是《灵枢·经脉》之前的十二经脉形式，主要表达阳脉与脏腑的联系及阴阳经脉具一定共性的关系。

2. 标本理论

标本理论出自《灵枢·卫气》。原书通过"**能知六经标本者，可以无惑于天下**"，引出十二经脉标本理论:

足太阳之本，在跟以上五寸中，标在两络命门。命门者，目也。

足少阳之本，在窍阴之间，标在窗笼之前。窗笼者，耳也。

足少阴之本，在内踝下上三寸中，标在背俞与舌下两脉也。

足厥阴之本，在行间上五寸所，标在背俞也。

足阳明之本，在厉兑，标在人迎颊挟颃颡也。

足太阴之本，在中封前上四寸之中，标在背俞与舌本也。

---

〔1〕 赵京生.经别求是[J].中国针灸,2008,28(9):691-695.

手太阳之本，在外踝之后，标在命门之上一寸也。

手少阳之本，在小指次指之间上二寸，标在耳后上角下外眦也。

手阳明之本，在肘骨中，上至别阳，标在颜下合钳上也。

手太阴之本，在寸口之中，标在腋内动也。

手少阴之本，在锐骨之端，标在背俞也。

手心主之本，在掌后两筋之间二寸中，标在下下腋三寸也。

标本理论主要突出了十二经脉的起止部位(或穴位)。从数量上说，有12条；在内容描述上，缺少经脉循行所过部位和病候等。后世杨上善注意到标本理论与十二经脉之间的关系，直接有"经脉标本"等概念术语。

需要指出的是，以《灵枢·经脉》为代表的十二经脉理论，已经赋予了营气流注的内涵，故形成了首尾相接、如环无端的十二经脉流注模式；而标本理论，则提示还有表达四肢部位和躯干部位特定联系的十二经脉理论非流注模式，易被后世忽视。

❧ 二、"十一经脉"模式 ❧

"十一经脉"模式是以十一经脉为学术框架的理论体系，其中包括手部经脉5条、足部经脉6条。

历代医家和文献很少关注"十一经脉理论模式"。直到1973年，马王堆汉墓出土了《足臂十一脉灸经》《阴阳十一脉灸经》等医书之后，"十一经脉模式"才进入学术视野。学界一致的认识是，在《灵枢·经脉》理论之前，存在"十一经脉理论模式"的阶段。之后，再析《内经》等书，还发现了"十一经脉"与"十二经脉"两种学说并存的迹象[1,2]。《内经》中"十一经脉理论模式"，主要隐藏在其他一些文字中，如：

〔1〕 肖珙.《内经》《难经》中十二经脉与十一经脉学说的并存[J].山东中医学院学报,1980,(3):34-37.

〔2〕 崔华峰.浅议《灵枢·经脉》对《帛书》十一脉经络理论的发展[J].山东中医药大学学报,2006,30(3):229-232.

经络千古裂变——理论演变与临床应用的断代研究

1. 腧穴归经，始于十一脉

《灵枢·本输》主要讨论了五输穴的归经。但是传世文本只记载了十一条脉的五输穴，最主要的差异出现在"手少阴"经脉上：

心，出于中冲，中冲，手中指之端也，为井（木）；溜于劳宫，劳宫，掌中中指本节之内间也，为荥；注于大陵，大陵，掌后两骨之间方下者也，为腧；行手间使，间使之道，两筋之间，三寸之中也，有过则至，无过则止，为经；入于曲泽，曲泽，肘内廉下陷者之中也，屈而得之，为合。手少阴也（《灵枢·本输》）。

显然，这里的"心""手少阴"与"中冲"等五个腧穴之间的关系，并非如后世所传。后世手少阴心经的五输穴是"少冲""少府""神门""灵道""少海"，而这里的"中冲""劳宫""大陵""间使""曲泽"五穴归属于手厥阴心包经。由此至少提示两点：①"十一脉"到"十二脉"理论的发展，主要变化发生在手少阴心经和手厥阴心包经；②五输穴的归经，在十一脉理论模式下就开始了。

进一步解析《灵枢·本输》文本，十一脉理论模式还与"**五输之所留、六府之所与合**""**五藏六府之腧，五五二十五腧，六六三十六腧**"有关，基于五脏六腑所出四肢部的腧穴和分布，固化了十一经脉与五脏六腑的对应关系。其中，

五脏—五输—五阴脉（手太阴、手少阴、足厥阴、足太阴、足少阴）；

六腑—六输—下合足三阳（足太阳、足少阳、足阳明）、上合手三阳（手少阳、手太阳、手阳明）。

这也提示，在十二经脉理论"完美"表达经脉与脏腑融合之前，五脏六腑与十一脉已有了深度的融合，且是以四肢肘膝关节以远的五输穴和原穴为桥梁的。

2. 阴阳气绝，阴五阳六

《灵枢·经脉》完整表述十二经脉营气流注理论的同时，也留下了十一脉理论模式的痕迹。即在记述十二经脉循行和病候之后，有"五阴气绝""六阳气绝"的病候：

"手太阴气绝则皮毛焦……手少阴气绝则脉不通。少阴者心脉也，心者脉之合也……足太阴气绝者则脉不荣肌肉……足少阴气绝则骨枯。少阴者冬脉也，伏行而濡骨髓者也……足厥阴气绝则筋绝。厥阴者肝脉也（《灵枢·经脉》）。"

这里既没有"手厥阴气绝"，也没有"心主之脉"。

3. 脉合手足，各有阴阳

《灵枢·阴阳系日月》还3段文字，关于天地阴阳与人体形体相应的讨论：

"故足之十二经脉，以应十二月，月生于水，故在下者为阴；手之十指，以应十日，日主火，故在上者为阳（《灵枢·阴阳系日月》）。"

"寅者，正月之生阳也，主左足之少阳；未者，六月，主右足之少阳。卯者，二月，主左足之太阳；午者，五月，主右足之太阳。辰者，三月，主左足之阳明；巳者，四月，主右足之阳明，此两阳合于前，故曰阳明。申者，七月之生阴也，主右足之少阴；丑者，十二月，主左足之少阴。酉者，八月，主右足之太阴；子者，十一月，主左足之太阴。戌者，九月，主右足之厥阴；亥者，十月，主左足之厥阴，此两阴交尽，故曰厥阴（《灵枢·阴阳系日月》）。"

"甲主左手之少阳，己主右手之少阳。乙主左手之太阳，戊主右手之太阳。丙主左手之阳明，丁主右手之阳明，此两火并合，故为阳明。庚主右手之少阴，癸主左手之少阴。辛主右手之太阴，壬主左手之太阴（《灵枢·阴阳系日月》）。"

这里，也是足脉六、手脉五，合为十一经脉。缺手厥阴脉，符合十一经脉理论模式的特征。

4. 少阴心脉，独无腧穴

《灵枢·邪客》有黄帝请教岐伯"脉之屈折，出入之处"的问题，岐伯的回答提示了十一脉理论的存在和发展，即"**包络者，心主之脉**"的出现。

"心主之脉，出于中指之端，内屈，循中指内廉，以上，留于掌中，伏行两骨之间，外屈，出两筋之间，骨肉之际，其气滑利，上二（三）寸，外屈，出行两筋之间，上至肘内廉，入于小筋之下，留两骨

经络千古裂变——理论演变与临床应用的断代研究

之会，上入于胸中，内络于心脉。(《灵枢·邪客》)"

"手少阴之脉独无腧，何也? ……少阴，心脉也。心者，五藏六府之大主也，精神之所舍也，其藏坚固，邪弗能容也。容之则心伤，心伤则神去，神去则死矣。故诸邪之在于心者，皆在于心之包络，包络者，心主之脉也。故独无腧焉。……其外经病而藏不病，故独取其经于掌后锐骨之端。其余脉出入屈折，其行之徐疾，皆如手少阴、心主之脉行也(《灵枢·邪客》)。"

事实上，"心主之脉"的出现，占据了《灵枢·本输》原属于"心手少阴"的位置和五个腧穴。而"少阴心脉"，则另辟蹊径，出现在了"掌后锐骨之端"一侧，而"其余脉出入屈折，其行之徐疾，皆如手太阴、心主之脉行也"。《灵枢·邪客》给我们展示了"十一脉理论模式"向"十二脉理论模式"发展的关键一环。《难经·二十五难》的记载，也印证了这一环节：

第二十五难：有十二经，五藏六府十一耳，其一经者，何等经也?

然：一经者，手少阴与心主别脉也，心主与三焦为表里，俱有名而无形，故言经有十二也。

《内经》中存在十一脉理论模式是经脉理论发展过程中特定阶段的形式之一，一方面提示了十一脉理论可能是十二经脉理论构建的源流和基础，另一方面也提示了十一脉理论的独立学术方向。

三、"足六经脉"模式

足六经理论在《内经》中，有着深厚的实践基础。赵京生等[1]分析认为，早期文献比较强调足六经理论的应用，它的形成有广泛的理论和临床基础。具体来说，在诊断方面逐渐形成六经脉象的有关理论；在辨证治疗方面应用，形成了以足六经主病特点为基础的临床病证分类辨治模式。

1. 六经病候，分证归经

《内经》很多篇章提到"三阴三阳""六经"，即指足六经。如：

〔1〕 赵京生,张民庆,史欣德.论足六经的特殊意义[J].上海中医药杂志,2000,(12):36-37.

"伤寒一日，巨阳受之，故头项痛腰脊强。二日阳明受之，阳明主肉，其脉侠鼻络于目，故身热目疼而鼻干，不得卧也。三日少阳受之，少阳主胆，其脉循胁络于耳，故胸胁痛而耳聋。三阳经络皆受其病，而未入于藏者，故可汗而已。四日太阴受之，太阴脉布胃中络于嗌，故腹满而嗌干。五日少阴受之，少阴脉贯肾络于肺，系舌本，故口燥舌干而渴。六日厥阴受之，厥阴脉循阴器而络于肝，故烦满而囊缩。三阴三阳，五藏六府皆受病，荣卫不行，五藏不通则死矣。（《素问·热论》）。"

《素问·热论》所论"三阴三阳"，从经脉循行、经脉病候以及所联系脏腑来看，都与"足六经"有关。杨峰等[1]深度考察后指出，《素问·热论》所依据的经脉理论属于足六经理论的范畴，其大致处于出土经脉文献（指马王堆汉墓和张家山汉墓出土的简帛医书）与《灵枢·经脉》之间的时段。那么，足六经理论的源头，应该与《足臂十一脉灸经》的源流接近。

除了《素问·热论》外，《内经》"足六经"模式的还有《素问·厥论》《素问·刺腰痛》《素问·刺疟》《素问·诊要经终论》《灵枢·终始》《灵枢·根结》等。杨峰等[2]进一步考察认为，《素问·热论》《素问·厥论》的足六经理论可能是较早的，而《素问·诊要经终论》《灵枢·终始》《灵枢·根结》的足六经理论可能要早于《素问·刺疟》《素问·刺腰痛》。杨峰的考察，提示了足六经理论的形成和发展也是历经相当的长时间，从早期基于对某些临床现象的观察和对足六经的强调，到后期泛化为疾病辨证的形式，而不再具有说明病候的作用，如《素问·刺腰痛》。

2. 六经脉象，平病有别

除了病候分类，足六经理论还体现在诊断方面，如六经脉象等。《素问·平人气象论》有"太阳脉至，洪大以长；少阳脉至，乍数乍疏，乍短乍长；阳明脉至，浮大而短"的记载，即是三阳经常脉。《难经·七

经络千古裂变——理论演变与临床应用的断代研究

〔1〕 杨峰,赵京生.从《素问·热论》看《内经》中不同模式的经脉理论[J].南京中医药大学学报,2003,19(5):299-300.
〔2〕 杨峰,朱玲.《内经》足六经理论比较研究[J].浙江中医杂志,2004,(4):144-145.

难》补充三阴经常脉，即"**太阴之至，紧大而长；少阴之至，紧细而长；厥阴之至，沉短而紧**"。此六经脉象，还可见于王叔和《脉经》的"**扁鹊阴阳脉法**"。这些关联文献，昭示了足六经模式的早期源流和在脉诊方向的发展。

《素问·四时刺逆从论》将各经又进一步分为有余、不足、滑、涩4种：

厥阴有余，病阴痹；不足病生热痹；滑则病狐疝风；濇则病少腹积气。

少阴有余，病皮痹隐轸；不足病肺痹；滑则病肺风疝；濇则病积溲血。

太阴有余，病肉痹寒中；不足病脾痹；滑则病脾风疝；濇则病积心腹时满。

阳明有余，病脉痹，身时热；不足病心痹；滑则病心风疝；濇则病积时善惊。

太阳有余，病骨痹身重；不足病肾痹；滑则病肾风疝；濇则病积时善巅疾。

少阳有余，病筋痹胁满；不足病肝痹；滑则病肝风疝；濇则病积时筋急目痛。

其所主病症似特指足六经之病脉，故杨上善、王冰皆从足经释之。《伤寒论》中的六经辨证也是足六经理论的发展。因此，十二经脉理论是不适合来分析《伤寒论》六经辨证的。

3. 六经分部，有根有结

"根结理论"也是足六经模式的特殊理论形式。《灵枢·根结》有：

太阳根于至阴，结于命门，命门者目也。

阳明根于厉兑，结于颡大，颡大者钳耳也。

少阳根于窍阴，结于窗笼，窗笼者耳中也。

太阴根于隐白，结于太仓。

少阴根于涌泉，结于廉泉。

厥阴根于大敦，结于玉英，络于膻中。

根结理论是以足六经的起止部位及其之间的联系为内涵的,其中足三阴、足三阳经在足部的起始部位为根部,其足三阳在头面、足三阴在胸腹的终止部位或近终端为结部。比较不同时期经脉文献的内容,可以发现"根结理论"反映的是简帛医书之后、《灵枢·经脉》篇之前的经脉理论;其所要强调的是下肢经脉腧穴对头面胸腹的重要器官、内脏的诊治意义。

四、"十五络脉"模式

　　十五络脉理论见于《灵枢·经脉》。作者以手三阴、手三阳、足三阳、足三阴之别,和任脉之别、督脉之别、脾之大络,阐述十五络脉的循行、腧穴、主病、治法等:

　　手太阴之别,名曰列缺。起于腕上分间,并太阴之经,直入掌中,散入于鱼际。其病,实则手锐掌热;虚则欠㰦,小便遗数。取之去腕寸半,别走阳明也。

　　手少阴之别,名曰通里。去腕一寸半,别而上行,循经入于心中,系舌本,属目系。其实则支膈;虚则不能言。取之去腕后一寸。别走太阳也。

　　手心主之别,名曰内关。去腕二寸,出于两筋之间,循经以上系于心包络心系。实则心痛;虚则为头强。取之两筋间也。

　　手太阳之别,名曰支正。上腕五寸,内注少阴。其别者,上走肘,络肩髃。实则节弛肘废。虚则生疣,小者如指痂疥。取之所别也。

　　手阳明之别,名曰偏历。去腕三寸,别走太阴。其别者,上循臂,乘肩髃,上曲颊遍齿。其别者入耳合于宗脉。其病,实者龋、聋,虚则齿寒痹隔。取之所别也。

　　手少阳之别,名曰外关。去腕二寸,外绕臂,注胸中,合心主。病,实则肘挛;虚则不收。取之所别也。

　　足太阳之别,名曰飞扬。去踝七寸,别走少阴。实则鼽窒,头背痛;虚则鼽衄。取之所别也。

　　足少阳之别,名曰光明。去踝五寸,别走厥阴,下络足跗。实则

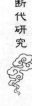

厥；虚则痿躄，坐不能起。取之所别也。

足阳明之别，名曰丰隆。去踝八寸，别走太阴。其别者，循胫骨外廉，上络头项，合诸经之气，下络喉嗌。其病，气逆则喉痹卒瘖。实则狂巅，虚则足不收，胫枯。取之所别也。

足太阴之别，名曰公孙。去本节之后一寸，别走阳明。其别者入络肠胃。厥气上逆则霍乱。实则腹中切痛，虚则鼓胀。取之所别也。

足少阴之别，名曰大锺。当踝后绕跟，别走太阳。其别者，并经上走于心包下，外贯腰脊。其病，气逆则烦闷。实则闭癃。虚则腰痛。取之所别也。

足厥阴之别，名曰蠡沟。去内踝五寸，别走少阳。其别者，循经上睾，结于茎。其病，气逆则睾肿卒疝。实则挺长；虚则暴痒。取之所别也。

任脉之别，名曰尾翳。下鸠尾，散于腹。实则腹皮痛，虚则搔痒。取之所别也。

督脉之别，名曰长强。挟脊上项散头上，下当肩胛左右，别走太阳，入贯膂。实则脊强，虚者头重，高摇之，挟脊之有过者。取之所别也。

脾之大络，名曰大包。出渊腋下三寸，布胸胁。实则身尽痛，虚则百节皆纵。此脉罗络之血者，皆取之脾之大络脉也。

十五络脉的起点分布有一定规律。如手六经络脉起点均位于腕横纹以上，其中手三阴络脉起点距腕横纹较近，手三阳络脉起点距腕横纹稍远；足六经络脉中，足三阳经和足厥阴络脉起点均位于踝关节以上，足太阴络脉和足少阴络脉起点位于踝关节下方。此外，任脉络起于鸠尾，位于上腹部；督脉络起于长强，位于骶尾部，脾之大络起于胁部大包穴。而止点相对复杂：大多数络脉都有两个以上的止点，止点也有"表""里"之分，且止点可能是一个区域、或者一个器官。

十五络脉的治疗病症，主要体现在应用络穴治疗本经及表里经脉循行所过部位及其联系脏腑组织器官的疾患，以及络脉的虚实病证等。

需要指出的是，十五络脉传世文本与十二经脉同出《灵枢·经脉》一篇，体现了十五络脉与十二经脉在理论的差异性和互补性。而十五络脉中的任脉之别、督脉之别，在《难经》二十六难中是阴跷络和阳跷络。

五、"根溜注入"模式

"根溜注入"出现在《灵枢·根结》中，具体内容为：

足太阳根于至阴，溜于京骨，注于昆仑，入于天柱、飞扬也；

足少阳根于窍阴，溜于丘墟，注于阳辅，入于天容、光明也；

足阳明根于厉兑，溜于冲阳，注于下陵，入于人迎、丰隆也；

手太阳根于少泽，溜于阳谷，注于少海，入于天窗、支正也；

手少阳根于关冲，溜于阳池，注于支沟，入于天牖、外关也；

手阳明根于商阳，溜于合谷，注于阳溪，入于扶突、偏历也。

此所谓十二经者，盛络皆当取之。

由上可以发现，"根溜注入"模式涉及手足六条阳经及其"根""溜""注""入"四类腧穴。其中"入"穴又分为上入（颈部腧穴）、下入（络穴）两种。通过根、溜、注、入的顺序表达出经气由四肢末端向颈部的单向流注。"根、溜、注、入"不仅明确表达出经脉流注的方向性，而且体现了经脉在部位上的起始规律，其中"根"于四肢末端，上"入"于颈部。

六、"七次脉"模式

七次脉，是指位于颈部的任脉、督脉及手足三阳经各经脉，每经脉有一个腧穴。即：

"缺盆之中，任脉也，名曰天突。一次任脉侧之动脉，足阳明也，名曰人迎。二次脉手阳明也，名曰扶突。三次脉手太阳也，名曰天窗。四次脉足少阳也，名曰天容。五次脉手少阳也，名曰天牖。六次脉足太阳也，名曰天柱。七次脉颈中央之脉，督脉也，名曰风府（《灵枢·本输》）。"

由此可见，七次脉即是包括了任脉、督脉、手三阳脉、足三阳脉在内的8条脉在颈项的腧穴。七次脉理论的意义和价值，历代医家少见阐述。但是，从其他经脉理论模式中，还是可以发现一些端倪，如手足六阳经的经别,与各自对应表里经脉在颈项部组成了"六合",即是上述腧穴;而"根溜注入"理论模式中"上入"的部位,刚好是手足六阳经在颈部的腧穴。

七、"气街"模式

气街理论出于《灵枢·卫气》。先以"请言气街"引出"胸气有街,腹气有街,头气有街,胫气有街",提示头、胸、腹、胫四个部位之气"有街"所在部位;后以"取此者……""所治者……"述针具和病症,提示了四街所在部位及与治疗的关系。如:

"气在头者,止之于脑。气在胸者,止之膺与背俞。气在腹者,止之背俞,与冲脉于脐左右之动脉者。气在胫者,止之于气街,与承山踝上以下(《灵枢·卫气》)。"

此处言"街"而非"脉"。虽然"街"不是"壅遏营气"的脉,但也是"气"运行的通道,故《灵枢·动输》有"四街者,气之径路也"的解释。"气街"提示了多方向的联系和通路,所到部位往往有多处。气街是对"经脉"线形状描述的突破和补充。故明代张介宾有"各经有标本……诸部有气聚之所也(《类经·经络类·十二》卷七)"的区分。

经络理论在《内经》中存在多种模式,一方面提示经络理论形成和发展过程中不同的理论状态,为我们追溯经络理论的起源和发展过程提供了可能;另一方面也提示经络理论的内涵是多元化的,各有其适用的范围和价值。

从前面的分析可以发现,假如按照经脉数由少到多顺序简单排序,可以有以下演变过程(图8-1):

但是,上述演绎过程仅仅只是推测,需要更多的资料和史料进行支撑。考虑变化的原由和时间上的差异,还是存在更多的疑问。我们也可以图示如下(图8-2):

尽管我们简单地梳理了《内经》的经脉理论模式,似乎得到了经脉理论早期发展的一个脉络图,但是,更多的疑问及其交错关系,等待我们去解决。

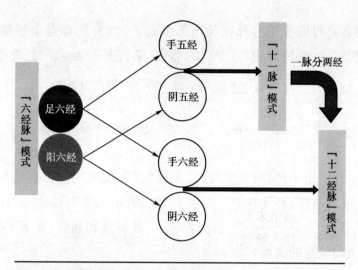

▲ 图8-1 《内经》经络模式演变示意图(1)

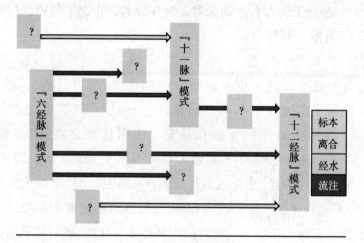

▲ 图8-2 《内经》经络模式演变示意图(2)

经脉理论的固化与完善

从后世传承脉络来看,《灵枢·经脉》固化了十二经脉理论,《难经》补充和发展了奇经八脉理论。两者构成了经脉理论的主体,并被后世所传承。

一、《经脉》:十二经脉理论固化

现存古文献中,《灵枢·经脉》(以下简称《经脉》)是论述经络理论最重要、最完整的一篇文章。该文以手足阴阳为名,把脏腑学说与经脉学说结合为一体,构建了脏腑经脉气血流注系统,全面阐述了十二经脉体表和体内循行、经脉与经脉交接、十二经脉与脏腑络属等;此外,还论述了十二经脉病候、诊断与治则治法;经脉气绝证候;经脉与络脉的区别;以及十五别络名称、循行、病候等。这些内容成为后世经络理论的主体。

《经脉》的成书过程,也是十二经脉理论形成、完善和固化的过程。解析《经脉》一文,也有助于我们更加准确地把握和理解经络理论的内涵。

1. 《经脉》的结构和内容

《经脉》全文包括 5 个部分:①引文,指出经脉理论的重要意义;②十二经脉体系,包括经脉循行、病候、治疗原则与诊断方法;③十二经之败,包括五阴气绝和六阳气绝;④经脉与络脉差异;⑤十五别络,包括名称、循行和病候。文章较完整地叙述了经络理论,包括十二经脉、十五络脉的主要内容和两者的关系。这体现了《经脉》处于经络理论发展成熟和理论化程度较高的阶段。

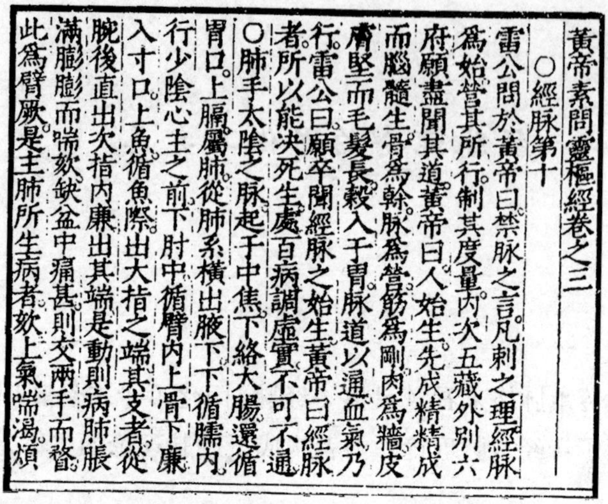

▲ 图9 《灵枢·经脉》书影

（此处为竖排古文书影，内容略）

2.《经脉》全文表述形式

（1）《经脉》的表述方式：《经脉》以"雷公问黄帝答"的方式表述，与《内经》多数文章存在差异。与《经脉》表述方式相同的文章，在《灵枢》中还有《禁服第四十八》《五色第四十九》《官能第七十三》后半部分3篇；在《素问》中，有《著至教论篇第七十五》及至结束的最后7篇。"雷公问黄帝答"的篇章，提示成书时间和作者的相同或接近，为进一步研究《经脉》的成书和探索经络理论的完善过程，提供了参考背景。

（2）《经脉》的成书时间：于铁成[1]将《内经》中"雷公问黄帝答"的文章概之为雷公医学流派，从《内经》成书的时间轴上分析，可能在《内经》成书全过程的偏后阶段。《经脉》也应该出现在经络理论发展较后的阶段，时间上也应该比较靠后。李建民[2]指出：要"将《经脉》一篇排在经脉发展谱系的最后阶段"。由此可以明确：虽然《经脉》为传世本《灵枢》第10篇，但实际成书的时间可能要比《灵枢》多数文章迟。

---

〔1〕 于铁成.从岐伯雷公的文化背景看《黄帝内经》医学流派[J].天津中医学院学报,2002,21（2）:1-3.

〔2〕 李建民.发现古脉——中国古典医学与数术身体观[M].北京:社会科学文献出版社,2007:97.

经络千古裂变——理论演变与临床应用的断代研究

3.《经脉》对经络命名与表述

《经脉》中,对十二经脉名称的表述,显示了脏腑与经脉的融合,强调了脏腑的地位;而十五络脉的命名,显示了络脉和络穴的一体化。两者表述上的差异,体现了作者对于不同源文献的兼收并蓄和对不同内容的区别处理。

(1)《经脉》对十二经脉名称的表述:《经脉》以"脏/腑 + 手/足 + 阴/阳 + 脉"四要素格式,对十二经脉进行编码和命名。与《内经》中多数"手/足 + 阴/阳 + 脉"格式、极少数"脏腑 + 脉"格式都不同。显然,《经脉》主要是在继承和保留"手足 + 阴阳 + 脉"格式的基础上,增加了脏腑的元素,提示了脏腑和经脉融合的发生和对应关系的确立。

(2)《经脉》对十五络脉名称的表述:《经脉》首先采用了"手足 + 阴阳 + 别"格式,命名前十二条别络,与《内经》多数文章对十二经脉"手足 + 阴阳 + 脉"命名格式相同。其次,文章最后提到"脾之大络",直接说"络"而不是"之别",提示了内脏与络脉的直接关系。第三,十五络脉采用了"……之别,名曰××"格式记述,体现了络脉和络穴的一体化。第四,十五络脉部分,是按照手三阴—手三阳—足三阳—足三阴—任脉—督脉—脾之大络的顺序叙述的,先手后足的叙述顺序与本文十二经脉环流顺序存在明显差异。

4.《经脉》对病候的表述

《经脉》病候有十二经脉病候、五阴气俱绝和六阳气绝、十五络脉病候,三者表述形式各有特点。

(1)十二经脉病候的表述格式为:**"是动则病,(症状),是为 X。是主 Y 所生病者:(证候)。为此诸病……"** 赵京生[1]分析认为,这种格式是《经脉》作者继承《阴阳十一脉灸经》记述病候的体例,对所据不同医学文献中的经脉病候,以不同的表述方式收集于一书之中。此外,"肺手太阴脉""大肠手阳明脉"和"胃足阳明脉"中还有"有余""不足"证候的记载,用词略异:**"气盛有余则……气虚则……(肺手太阴脉)";"气**

---

〔1〕 赵京生.针灸经典理论阐释(修订本)[M].上海:上海中医药大学出版社,2003:52.

有余则……虚则……（大肠手阳明脉）"；"**气盛则……其有余于胃则……气不足则……**（胃足阳明脉）"体例和形式与《阴阳十一脉灸经》明显不同。

（2）**五阴气绝和六阳气绝**：文章首先以"五阴脉气绝-五体病-死候"为格式，描述五阴气绝，基本内容也见于《阴阳脉死候》及汉简《脉书》"死征"，原文讨论肉、骨、气、血、筋之"五死"；《经脉》则为皮毛、血脉、肌肉、骨、筋，并分别与五阴脉对应起来。这里也可以明显地看到五行学说的影子，通过五行将五脉-五脏-五体一一对应关系。文章后半部分概述了五阴气俱绝和六阳气俱绝，两段文字出处尚难考证，应该与《灵枢·终始》和《素问·诊要经终论》经气终绝的证候有关。

（3）**十五络脉病候的表述**：以"**实则……虚则……**"的格式表述；另外，在足阳明和足三阴别络中，还有"**其病，气逆则……**"的描述。一方面提示了作者对络脉病候虚实性质的分类，另一方面提示了虚实病机之外还有另外一类性质的疾病，即脉气逆乱或厥逆。而出现的病症与络脉循行最终到达的部位有关。

5.《经脉》对治疗原则的表述

《经脉》在病候记述结束后，有"**为此诸病：盛则写之，虚则补之，热则疾之，寒则留之，陷下则灸之，不盛不虚，以经取之**"的治疗原则。赵京生[1]分析认为，这段文字是《经脉》作者承接了《灵枢·禁服》"**盛则泻之，虚则补之，紧痛则取之分肉，代则取血络且饮药，陷下则灸之，不盛不虚，以经取之**"的记载，而这里的"盛""虚""紧""代""陷下""不盛不虚"是对脉诊结果的描述，通过人迎寸口脉比较，获得不同结果并设立相应的针刺治疗原则。确实，《内经》中多处强调依据脉诊作为针刺补泻的依据。如《灵枢·九针十二原》有"**凡将用针，必先诊脉**"，《灵枢·寒热病》有"**方病之时其脉盛，盛则泻之、虚则补之**"，等。

6.《经脉》对脉诊的表述

《经脉》在十二脉循行、病候和治疗原则的描述后都有一段人迎脉和

〔1〕 赵京生.针灸经典理论阐释(修订本)［M］.上海:上海中医药大学出版社,2003:71.

经络千古裂变——理论演变与临床应用的断代研究

寸口脉比较的内容,以此来说明十二经脉的盛与虚。《经脉》采用的诊断标准,"盛者"部分与《灵枢·禁服》《灵枢·终始》一致,"虚者"部分不见于《灵枢·禁服》《灵枢·终始》。但是对照比较原文中"盛者"和"虚者"的寸口脉和人迎脉差异,可以发现"虚者"是对"盛者"的反向极端描述。寸口脉和人迎脉比较,说明"盛""虚"性质,也即是当时产生和理解虚实之道的主要临床基础,这种学术思想还见于《灵枢·四时气》《灵枢·论疾诊尺》《灵枢·五色》等文章中。

7.《经脉》对奇经的表述

《经脉》还有两处表述了奇经的内容:一是在十二经脉部分,肝足厥阴之脉循行路径的描述中提到,"……**上入颃颡,连目系,上出额,与督脉会于巅**"。这里直接点出督脉、巅顶和足厥阴脉三者的关系,提示了《经脉》作者对于督脉循行,以及与正经之间关系等的熟知程度。一是在十五络脉部分,分别叙述了"任脉之别"和"督脉之别"的腧穴、循行、病候和治疗。这提示了作者对于任脉和督脉及其腧穴的了解和熟悉。有理由相信,《经脉》作者对于奇经,至少对其中任脉和督脉理论的认识,是比较深刻的,只不过在《经脉》写作的需要作了取舍。

由以上分析可以知道,《经脉》固化了十二经脉理论:

(1)《经脉》是作者参考许多医学古文献的基础上写成的,主要内容可以在《内经》以及当代一些出土文献中得到印证,但也有一些内容可能是作者的创作或者已亡佚的文献。

(2)《经脉》文字是在《内经》成书后期完成的,处于经络理论发展和完善的偏后阶段。

(3)《经脉》中经络理论的主要特征包括:①脏腑理论与经脉理论的高度融合;②心主与三焦建立了对应关系;③经络病候除了与经络循行部位有关,还与脏腑有关,并且还从虚、实、气机逆乱等角度加以认识;④出现了一般意义上的针灸治疗原则;⑤对奇经内容有一定的熟知;⑥同时,《经脉》作者还部分保留了参考文献的著录格式和内容。

二、《难经》：完善和发展经络理论

《难经》是经常与《内经》一并提及的中医典籍。由于《难经》创新性地提出"奇经八脉"等概念和理论，成为经络理论发展过程中不可或缺的重要一环。因此考察《难经》的成书以及作者发展经络理论，是必要的。

1. 《难经》的成书

就《难经》文章的文体来看，风格一致，论述逻辑清晰，无相悖之处，很可能出自一人之手。最早著录《难经》的《隋书·经籍志》没有提及作者，但就《难经》内容来看，当属扁鹊学派的内容[1]。柳长华[2]指出："《难经》一书，其学应是出于《扁鹊内经》和《扁鹊外经》。以其内容有与《内经》不同者，所以得与《内经》并行千百年而不废。"

一般认为，《难经》的成书当在《内经》之后，但相距不远，因为汉晋期间的医籍，都受《难经》影响。历史上第一次记载《难经》的，是东汉张仲景《伤寒杂病论》，提示《难经》当成书于东汉末年之前，或者更早。李今庸[3]依据《难经》的语言特点和相关文献记载，认为："《难经》成书年代的时间上限只能在公元79年即后汉章帝建初四年以后。……《难经》成书年代的时间下限很大可能就在公元106年即后汉殇帝延平左右。"公元79年—106年，这也是对《难经》成书年代最实证的考察之一。

2. 《难经》经络理论的框架与内涵

《难经》的经络理论，当包括从第23难到第31难。各难主要内容有：

第二十二难：经脉病候分"是动病""所生病"的原因。

第二十三难："手足三阴三阳脉之度数"，经脉与络脉之"始终"。

第二十四难：手足三阴三阳"气绝"病候。

第二十五难：十一脏腑与十二经脉的对应。

第二十六难："十五络脉"。

〔1〕 周立群,郭霭春.秦越人、扁鹊与《难经》[J].天津中医学院学报,1984,(3):29-34.
〔2〕 柳长华.《黄帝八十一难经》的编纂[J].中国典籍与文化,2001,(38):38-42.
〔3〕 李今庸.《难经》成书年代考[J].河南中医学院学报,1979,(4):12-14.

经络千古裂变——理论演变与临床应用的断代研究

第二十七难：提出"奇经八脉"。

第二十八难：阐述"奇经八脉"循行。

第二十九难：阐述"奇经八脉"病候。

第三十难：阐述"营气生成"与"营行脉中"。

第三十一难：阐述"三焦者，水谷之道路，气之所始终"。

由此不难发现，《难经》作者对于经络理论的认识，应该处于这样一个阶段：即"十二经脉理论"刚刚提出或者提出不久。一方面表示了对十二经脉理论的认同，对十二经脉理论构架的诠释，另一方面创新性地提出了奇经八脉理论。

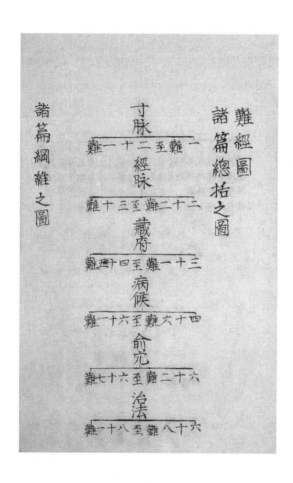

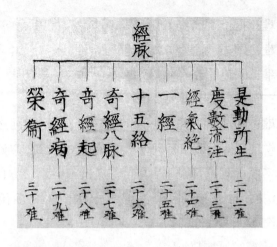

经脉

荣衞	奇经病	奇经起	奇经八脉	十五络	一经	经气绝	度数流注	是动所生
三十难	二十九难	二十八难	二十七难	二十六难	二十五难	二十四难	二十三难	二十二难

▲ 图 10　《难经铁鉴·经脉》（日）书影

（1）对"十二经脉"理论的诠释：《难经》第 22～26 难讨论了与"十二经脉"理论相关的内容：

首先，突出了经脉病候。针对"一脉变为二病"（即"是动病"和"所生病"）进行设问，并从"气""血"的角度进行了诠释——**"是动者，气也；所生病者，血也"**，**"邪在气，气为是动；邪在血，血为所生病。气主呴之，血主濡之。"**《难经》的分析，对后世认识气血病机有积极意义[1]。

其次，分析了"经脉长短之数"和"十二经脉始终"。《难经》第 23 难讨论了**"手足三阴三阳，脉之度数"**和**"行血气，通阴阳，以荣于身"**的路径，后者承继了《灵枢·经脉》十二经脉流注模式。

第三，阐述了十二经脉的危候，即**"手足三阴三阳气已绝"**，针对**"明知终始，阴阳定矣"**进行诠释。《难经》给"终始"予以"生命的起止"的解释。第 24 难讨论了**"手足三阴三阳气绝"**的证候，是第 23 难主题的继续和深入阐述。

第四，讨论了经脉与脏腑在数量上不匹配的问题。经脉理论从"十

〔1〕《难经》引出的"是动病"和"所生病"讨论，得到后世积极响应，历代医家从不同视角给出了不同的诠释。李鼎先生梳理有：①气血先后说；②皮肤分肉与藏府筋骨说；③经络变动与藏府所生说；④先见脉后见病说；⑤在气在经与外因内因说；⑥由本经而旁及他经说；⑦络病与经病说等多种学说，没有完全定论。马王堆医学帛书的出现，为解答这一问题提供了最权威的资料。赵京生先生研究后认为，《灵枢·经脉》中各脉病候"是动""所生"之分，并非是病证分类方法，而是对源于不同医籍经脉病候的不同记述形式，本质上是古人对经脉主病的不同认识。

56

经络千古裂变——理论演变与临床应用的断代研究

一脉"发展到"十二脉",但是五脏六腑只有"十一",为了经脉和脏腑能一一对应,就出现了"**一脏有两经**"的理论设计,即"**一经者,手少阴与心主别脉**"。《难经》作者进一步指出,"**心主与三焦为表里,俱有名而无形**"。文章也提示:经脉理论由"十一脉模式"发展到"十二脉模式",可能在此文成文前不久。

第五,阐述"络脉十五"。第26难记载有"阳络""阴络""脾之大络",并进一步解释——"**阳络者阳跷络也**","**阴络者阴跷络也**",显然,这与传世本《灵枢·经脉》"**任脉之别**""**督脉之别**"是有差异的。

(2)对"**十二经脉**"理论的发展:《难经》作者对于"十二经脉理论"的推崇,还表现在《难经》的其他设问中,尤其是部分发展了十二经脉理论。

首先,在"十二经脉理论"基础上,提出"独取寸口"诊脉法:"**十二经皆有动脉,独取寸口,以决五脏六腑死生吉凶之法,何谓也?……口者,五脏六腑之所终始,故法取于寸口也(《难经》第一难)**。"《难经》"独取寸口"的理论基础,即是十二经脉的流注,以及十二经脉与脏腑的络属关系,没有这个理论构架,五脏六腑之脉诊就无法取于"寸口"。因此,《难经》用21个问答(即《难经》第1~21难),来深入讨论如何"独取寸口"。

其次,在"十二经脉理论"的基础上,提出"肾间动气"是"十二经脉之根":"**诸十二经脉者,皆系于生气之原。所谓生气之原者,谓十二经之根本也,谓肾间动气也。此五脏六腑之本,十二经脉之根,呼吸之门,三焦之原(《难经》第八难)**。"《经脉》构建的十二经脉理论,是以营气流注为主要理论前提的,基于"内属于脏腑、外络于肢节"的框架,设计了十二经脉首尾相接、如环无端的理论模型,其重点是阐述营气的生成和灌注。

《难经》作者把"肾间动气"与"呼吸""寸口脉动"联系在一起,对于人体生命现象有了更加深入细致的观察,相对于呼吸、脉搏等生命体征,感知"**脐下肾间动气**",可能更接近于生命的本质,故作者在《难经》第66难有着进一步的解释:"**脐下肾间动气者,人之生命也,十二经之根本也,故名曰原。三焦者,原气之别使也,主通行三气,经历于五脏六腑。原者,三焦之尊号也,故所止辄为原。五脏六腑之有病者,皆取其原也(《难经》第六十六难)**。"当生命的原动力,与疾病诊治联系在了一起,相对于营气和营气流注来说,原气和十二经原穴,对针灸临床诊疗,有了更加具体的指导。后世的灸关元急救法、拔原法等,无不以此为立论基础。

(3)提出"奇经八脉"理论体系:《难经》第27～29难,创新性地提出了"奇经八脉"理论,并予以系统阐述。

《内经》对于奇经八脉的记载和描述,比较"散""乱",有"详""略"之差,也有"缺""重"之别,没有专篇论述。《难经》对这些内容系统化、理论化,并提出奇经八脉理论,补充了"十二经脉理论"的不足。《难经》对于奇经八脉理论的阐述,值得解析的:

首先,提出了"奇经八脉"之名,概述了奇经八脉的概念、循行分布、病候等。**"脉有奇经八脉者,不拘于十二经"**,即"十二经理论"之外,还需要有其他理论进行补充。作者用类比的方式,提出十二经脉如"沟渠",奇经八脉如"深湖",两者只是形式上的差异,而内涵本质上应该是一致的,都是对气血的溢蓄和调节。

其次,完善奇经八脉循行分布。在《内经》中,奇经八脉的循行分布是有详有略、重缺互现,详者如督脉、任脉、阴跷脉;缺者有阳跷脉、阳维脉;重而异者,有冲脉;附于他经者,有带脉;但言其名者,有阴跷脉。《难经》进行了整理和补充,弥补《内经》的不足。对比《内经》相关记载,《难经》记载的循行文本,与传世本《内经》有较大差异。

第三,补充和完善奇经八脉病候。病候是经脉理论最主要的内涵之一,奇经八脉也不例外。除了《难经》28难有**"其奇经八脉者……其受邪气,畜则肿热,砭射之也(《难经》第二十八难)"**的规律性记载外,29难还对每一脉的病候进行阐述。除督、任、冲脉病候与《素问·骨空论》的记载有一定关联外,其他五脉的内容,应该另有所承。后世对于奇经八脉病候的认识,基本还是在《难经》29难确定的框架下,少有创新。

(4)阐述"营气"之道与"气之终始":《灵枢·经脉》构建十二经脉理论,揭示了营气流注的模式。《难经》在论述经络循行和病候后,又重新提及营气的生成和来源,故有《难经》第30难和第31难的设问。

《难经》第30难,表述了与《灵枢·经脉》《灵枢·营卫生会》一脉相承的认识,即**"谷入于胃,乃传于五脏六腑,五脏六腑皆受于气(《难经》第三十难)"**。

而《难经》31难又有新的阐述:**"三焦者,水谷之道路,气之所终始**

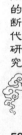

经络千古裂变——理论演变与临床应用的断代研究

也。上焦者，在心下，下膈，在胃上口，主内而不出。其治在膻中，玉堂下一寸六分，直两乳间陷者是。**中焦者，在胃中脘，不上不下，主腐熟水谷。其治在脐傍。下焦者，当膀胱上口，主分别清浊，主出而不内，以传导也，其治在脐下一寸。故名曰三焦，其府在气街（《难经》第三十一难）。**"这里，上、中、下构成的三焦，为"**水谷之道路，气之所终始也**"，突破了《灵枢·经脉》十二经脉从"中焦"开始的认识。

《难经》三焦的概念，在经络理论中有着非同寻常的意义，即将三焦置于水谷进入身体后消化、吸收、化精的全过程，并引申出三焦"**气之所终始**"的内涵，于是，三焦也就成为人体生命活动的依赖。三焦气化、三焦腑、三焦经，也就成为《难经》理论阐述的重点，几乎成为了《难经》的主旋律，无论是阐述脉学理论、发展经脉学说和脏腑理论、腧穴理论，都有"三焦原气"身影。于是，我们可以得到《难经》三焦理论的框架图（图11）：

水谷入胃+肾间动气 → 三焦(原气) → 五脏六腑，十二经脉，原穴

▲ 图11　《难经》三焦(原气)理论的框架图

显然，以三焦(原气)为切入点的经络理论，有着十二经脉理论不一样的意境。应当与只崇《灵枢·经脉》之十二经脉营气流注模式，有所区别。

《难经》经络理论的内容，主要包括十二经脉与奇经八脉两部分，突出了循行和病候两方面的内涵，构成了《难经》的经脉理论体系框架。

《难经》关于十二经脉和奇经八脉的记载（第23～30难[1]），与"独取寸口"的诊脉法（第1～21难），前后相续，提示两者在学术上具有同源性。而位于经络理论之后，依次是脏腑（第31～47难）、疾病（第48～61难）、腧穴（第62～68难）、针法（第69～81难）等理论。

因此说，《难经》对于经络理论的认定，是在整个中医学术框架中处于较重要的地位。

---

[1]　一般对《难经》各部分内容的划分，略有出入。如《难经校释》（南京中医学院，人民卫生出版社，2011年3月第二版）分为脉学（1～22难）、经络（23～29难）、脏腑（30～47难）、疾病（48～61难）、腧穴（62～68难）、针法（69～81难）。但是，我们认为第30难阐述营气，归入经脉理论体系较为恰当。

千般疢难，不越三条：一者，经络受邪，入藏府，为内所因也；二者，四肢九窍，血脉相传，壅塞不通，为外皮肤所中也；三者，房室、金刃、虫兽所伤。以此详之，病由都尽。——张仲景

风寒暑湿，百端奇异，侵经络为病，万类千殊，故不可胜数也。——杨上善

汉末晋唐：
多元发展与理论汇聚

　　汉末及魏晋南北朝（220 年—581 年），是中国历史上政治最混乱、社会最苦痛的阶段之一，然而却也是最富于智慧、最浓于热情、最富有艺术精神的一个时代。 经历了五胡乱华，隋（581 年—618 年）唐（618 年—907 年）两个大一统皇朝，又成为中国历史上最强盛时期之一，在文化科技上得到前所未有的发展。

　　在这一时期，中医学术史不仅出现了张仲景、华佗、王叔和、皇甫谧、巢元方、孙思邈、王焘等著名医家，而且各自在中医学术的方方面面，都留下了浓墨重彩的篇章。 其中，对于经络理论的发展，也有各自的阐述。 如：

- 张仲景继承和发展六经脉证辨治模式，呈现了有别于十二经脉流注模式的发展方向；

● 王叔和在脉学的框架下讨论脉诊和经脉病候，使两个已经独自发展的学术概念，又回到同一个轨道；

● 皇甫谧在针灸理论框架中重新明确了经脉理论的坐标和定位；

● 巢元方则充分展现了经络病机的魅力。

隋唐时期，对于经络理论的发展，呈现了两个不同的学术方向，一是注重文本的传承和诠释，一是在临床运用方面，又注重病候的归纳。其中，分经养胎理论和产经图的传世，为经络理论的临床运用，留下宝贵的素材。

伤寒六经与经络立场

张仲景(约150年—219年),名机,字仲景,东汉南阳涅阳县(今河南省邓州市穰东镇张寨村)人。东汉末年著名医学家,被后人尊称为医圣。

汉桓帝延熹四年(161年),张仲景拜同郡医生张伯祖为师。他博览医书,广泛吸收各医家的经验用于临床诊断,进步很大,很快便成了一个有名气的医生,时人有"其识用精微过其师"的赞誉。基于"**夫热病者,皆伤寒之类也……人之伤于寒也,则为病热(《素问》)**"的理论,结合自己的临床实践,张仲景认为伤寒是一切热病的总名称,也即由外感而引起的疾病,都属于"伤寒"病范畴;并构建了"六经论伤寒"的学术框架。约205年左右,写成了《伤寒杂病论》(又名《伤寒卒病论》)十六卷。张仲景所著《伤寒杂病论》,大量引用经络理论,并在临床进一步诠释,构成了仲景辨证论治体系中不可缺少的部分。具体有:

❧ 一、经络受邪与传经 ❧

《内经》即有"经络受邪"和"经络传邪"的论述,以阐述临床病机。张仲景进一步有"**千般疢难,不越三条;一者,经络受邪,入藏府,为内所因也;二者,四肢九窍,血脉相传,壅塞不通,为外皮肤所中也;三者,房室、金刃、虫兽所伤。以此详之,病由都尽(《金匮要略·卷上·藏府经络先后病脉证第一》)**"的论述。无论是外邪入侵传里,还是内伤达外,都有"经络受邪"和"经络传邪"的病理机制存在。

基于经络病机,张仲景提出了"**若人能养慎,不令邪风干忤经络;**

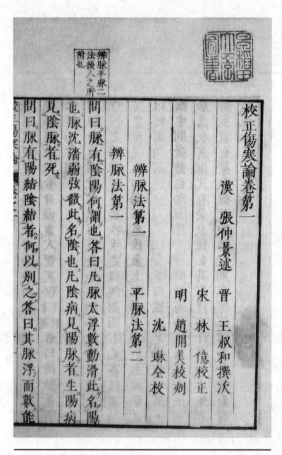

▲ 图12 《伤寒论》书影

适中经络,未流传藏府,即医治之……"的治疗思想。张仲景"传经理论"及其学术思想,如循经传、越经传、直中等观点,无不与此有关。

二、 "伤寒六经"释

整部《伤寒论》,即是由**"辨太阳病脉证并治""辨阳明病脉证并治""辨少阳病脉证并治""辨太阴病脉证并治""辨少阴病脉证并治""辨厥阴病脉证并治"**六个部分组成。《伤寒论》中最主要的学术理论及其框架,无过于"伤寒六经辨证体系"。

对于"伤寒六经"的理解,既是历代医家争论的焦点,也是研究《伤寒论》的重点。主要观点有:以经络为视角,如宋代的朱肱;以证候为视角,如明代的陶华；以气化为视角，如清代的张隐庵；以八纲为视角，如近代的陈逊斋；以病之段落为视角，如近代的陆渊雷等。可以简单分为经络论和非经络论两大类：

认为伤寒六经即经络六经。如宋代朱肱（1050 年—1125 年）认为：《伤寒论》所说的太阳、阳明、少阳、太阴、少阴、厥阴之为病，是足三阴三阳经脉为病，并首创伤寒传足不传手之说。如："**足太阳膀胱之经，从目内眦上头，连于风府，分为四道。下项并正别脉上下六道，以行于背与身为经。太阳之经为诸阳主气，或中冷邪，必发热而恶冷。缘头项腰脊，是太阳经所过处。今头项痛，身体疼，腰脊强，其脉尺寸俱浮者，故知太阳经受病也。**"余经类此。朱肱以足六经脉论伤寒，其实质上力图阐明伤寒病证的病位，即有"**治伤寒先须识经络。不识经络，尤触途冥行，不知邪气之所在。往往病在太阳，证是厥阴，乃和少阳。冷邪未除，真气受毙**"。

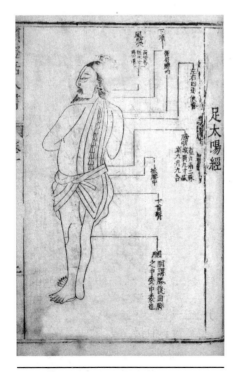

▲ 图 13-1　宋代朱肱《活人书》"足六经"释伤寒- 足太阳图

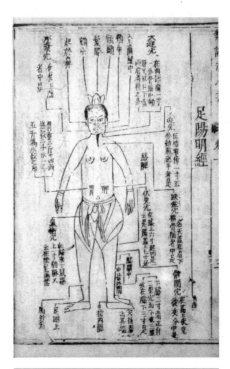

▲ 图 13-2　宋代朱肱《活人书》"足六经"释伤寒- 足阳明图

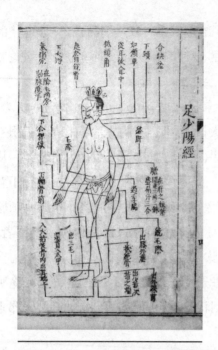

▲ 图 13-3　宋代朱肱《活人书》"足六经"释伤寒-足少阳图

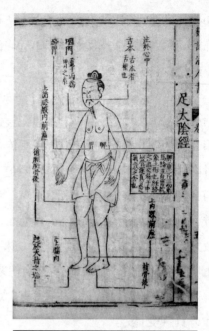

▲ 图 13-4　宋代朱肱《活人书》"足六经"释伤寒-足太阴图

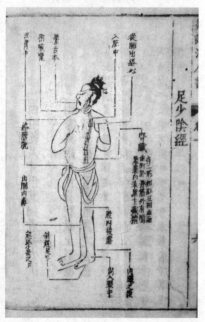

▲ 图 13-5　宋代朱肱《活人书》"足六经"释伤寒-足少阴图

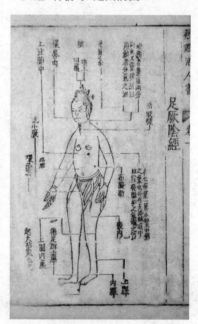

▲ 图 13-6　宋代朱肱《活人书》"足六经"释伤寒-足厥阴图

朱肱的论述，对后世有很大的启发，宗此说者众多。日本学者池田政一[1]在谈病位之阴阳时，也说："所谓太阳病，是指叫做太阳的部位，或者太阳经某一部位的病。少阳病也同样是指病位。"比朱肱稍后学者成无己（约1063年—1156年），也是历史上第一位注解《伤寒论》的医家，认为伤寒六经即腑脏经络。自成注《伤寒论》后，咸宗其说。近现代刘渡舟[2]认为"**六经是有物质的，它是人体脏腑经络、营卫气血的高度概括。**"甚至有人[3]把《灵枢·经脉》与《伤寒论》加以对照分析，予以论证。

在伤寒六经即经脉之说传承和发展的时候，也有医家提出了不同学术观点，甚至明确提出了反对意见。如清代医家张志聪指出："**三阳三阴谓之六气，天有此六气，人亦有此六气。无病则六气运行，上合于天，外感风寒，则以邪伤正……六气各有所主分部，故有直中之风寒（《伤寒沦集注·凡例》）。**"六经气化的提出，对后世也产生了一定影响。随后清代医家柯韵伯有"**仲景之六经，是经界之经，而非经络之经**""**若经络之经，是六经道路，非六经地面**"的论述，成为主张"伤寒六经为非经络之经"的第一人。此后医家，或阐述六经实质为八纲辨证者，或为证候者，等等不同。临床采用仲景方治病，也主张不必拘泥于经络、病名。其论点也获得许多医家赞同。

三、"伤寒六经"辨

张仲景《伤寒论》一书，无论是辨"病""脉""证"之一，都可以按照"太阳""阳明""少阳""太阴""少阴""厥阴"六种类型去区分。

追溯张仲景辨六经的思想，与《素问·热论》一脉相承。尤其是《伤寒论》"伤寒例第三"引用的文字，与《素问·热论》有很大的相似性，提示了两者学术上的渊源：

〔1〕 池田政一.汤剂与针灸的关联性[J].国外医学·中医中药分册,1982,(1):9.

〔2〕 陈克正.中日《伤寒论》学术讨论会——问答内容摘要[J].中医杂志,1982,(2):1-5.

〔3〕 吴润秋.《伤寒论》三阳三阴实质之我见[J].中医杂志,1981,(6):4.

《伤寒论》"伤寒例第三"	《素问》"热论篇"
"尺寸俱浮者,**太阳受病**也,当一二日发。以其脉上连风府,故头项痛、腰脊强。	"伤寒一日,**巨阳受之**,故头项痛、腰脊强。
尺寸俱长者,**阳明受病**也,当二三日发。以其脉侠鼻、络于目,故身热、目疼、鼻干、不得卧。	二日,**阳明受之**,阳明主肉,其脉侠鼻络于目,故身热、目疼而鼻干,不得卧也。
尺寸俱弦者,**少阳受病**也,当三四日发。以其脉循胁络于耳,故胸胁痛而耳聋。	三日,**少阳受之**,少阳主胆,其脉循胁络于耳,故胸胁痛而耳聋。
此三经皆受病,未入于府者,可汗而已。	三阳经络皆受其病,而未入于藏者,故可汗而已。
尺寸俱沉细者,**太阴受病**也,当四五日发。以其脉布胃中,络于嗌,故腹满而嗌干。	四日,**太阴受之**,太阴脉布胃中,络于嗌,故腹满而嗌干。
尺寸俱沉者,**少阴受病**也,当五六日发。以其脉贯肾,络于肺,系舌本,故口燥舌干而渴。	五日,**少阴受之**,少阴脉贯肾,络于肺,系舌本,故口燥舌干而喝。
尺寸俱微缓者,**厥阴受病**也,当六七日发。以其脉循阴器、络于肝,故烦满而囊缩。	六日,**厥阴受之**,厥阴脉循阴器而络于肝,故烦满而囊缩。
此三经皆受病,已入于府者,可下而已。"	三阴三阳,五藏六府皆受病,荣卫不行,五藏不通则死矣。"

比较上表可以知道:两者在阐述病症的方式上存在差异。前者以寸口脉判断六经受病,并提示伤寒病的病程及其病机、证候;后者以病程推断经脉受病及其病机、证候。虽然两者论述的落脚点存在差异。但是在运用三阴三阳及经脉理论阐述病情方面,都是以经脉循行分布部位与病症部位的关联为核心的。

由此可以推测,作为生活在东汉末年的张仲景,对于《素问》中普遍采用的足六经模式辨证是熟悉的,并且在阐述伤寒病的时候,也作为最主要的辨证方法之一。张仲景《伤寒论》中的六经模式,是早期经脉理论的继承和发展,与临床病候辨识有更大的关系。这种足六经的经脉理论模式,与《灵枢·经脉》记载的具有"营气流注"特点的十二经脉模式,是不同的,在研究中需要加以辨识。

经络千古裂变——理论演变与临床应用的断代研究

病候学视角下的经脉理论

王叔和(约180年—260/263年),名熙,籍贯未有定论(一说山东古高平,一说山西高平,尚无确切证据能证实此二说)。生活在东汉末年、三国至西晋初期战乱年代的王叔和,性沉静,酷爱医学。据考证,曹魏政权建立后,王氏曾受任魏太医令[1~3],由此得以接触更为丰富的医学典籍,专事精研,博采众家之言。又受学于张仲景,得其真传,这也为王叔和整理编次仲景遗作创造了绝佳条件。王叔和晚年辞官流寓于湖北襄阳,为民诊病疗疾,深得人民敬重,卒后葬于襄阳岘山之麓,现有墓碑表其处。[4]

王叔和一生著述颇丰。他以"类例相从"为法,将当时大量存世医籍中脉学的内容,进行全面而系统的总结,撰成《脉经》;并以"述而不作"的态度直接引录文献[5],由此得以保留大量原著风貌:**"今撰集岐伯以来,逮于华佗,经论要决,合为十卷。百病根原,各以类例相从,声色证候,靡不该备。其王、阮、傅、戴、吴、葛、吕、张,所传异同,咸悉载录(《脉经》自序)。"**所引古籍,包括《素问》《针经》《四时经》《扁鹊阴阳脉法》《扁鹊脉法》《扁鹊华佗察声色要诀》《扁鹊诊诸反逆死脉要诀》《张仲景论脉》《伤寒杂病论》《仲景评脉要论》《手检图》等。《脉经》也为后人学习、考证、校勘、辑佚《素问》《灵枢》《难经》《伤寒论》《金匮要

---

〔1〕 陈梦来.王叔和的生平及学术贡献[J].陕西中医,1985,6(1):44.

〔2〕 宋大仁.伟大医学家王叔和的生平与遗迹的考察并论述其脉学成就[J].中医药学报,1980,(Z1):37-40.

〔3〕 万方.也谈王叔和任魏太医令及其卒年[J].中医药学报,1981,(2):45-47.

〔4〕 茹东民,李富华,张生民.王叔和生平里籍考[J].山东中医学院学报,1989,13(2):35-36.

〔5〕 孟庆云.王叔和对祖国医学的贡献[J].黑龙江中医药,1984,(4):49.

略》等早期著作提供重要的参考。除《脉经》《王叔和论病》(已佚)外,还搜集整理张仲景遗作,汇编成《伤寒杂病论》。

其中,《脉经》约有 1/4 的篇幅论述经络理论。其对经络脉理论发展,有其自身独特的特点。

一、 汇集整理十一脉病候

《脉经》第六卷(图14),按照特定顺序,收集、整理了十一脉病证。

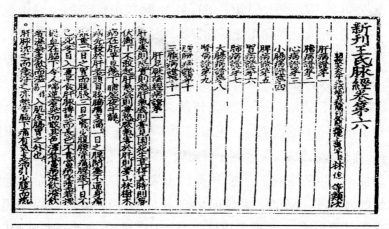

▲ 图14 《脉经·卷六》书影

首先,王叔和延续了十一脉模式的学术思路,与《灵枢·经脉》相比,《脉经》少了"心主手厥阴心包络之脉",故只有十一脉。

其次,可能是受五行理论的影响,《脉经》在记述十一条脉的顺序有以下特点:木(肝足厥阴经、胆足少阳经)→火(心手少阴经、小肠手太阳经)→土(脾足太阴经、胃足阳明经)→金(肺手太阴经、大肠手阳明经)→水(肾足少阴经、膀胱足太阳经、三焦[1]手少阳经)。

第三,在经脉病候方面,王叔和按照经脉系统,对《内经》《难经》《金匮要略》等医著中的病候内容进行重新的整理与总结,也包括了相络属

[1] 三焦:《灵枢·本输》有"三焦者,上合手少阳。……三焦者,足少阳、太阳之所将,太阳之别也。上踝五寸,别入贯腨肠,出于委阳,并太阳之正,入络膀胱,约下焦。实则闭癃,虚则遗溺,遗溺则补之,闭癃则写之"的记载。此处记载,与之有关。

经络千古裂变——理论演变与临床应用的断代研究

脏或腑的病证,部分内容不见于传世本的《内经》《难经》《伤寒论》《金匮要略》,可能是王叔和汇集其他佚文。

以"肝足厥阴经病证第一"为例,分析如下:

肝气虚则恐;实则怒。肝气虚则梦见园苑生草,得其时则梦伏树下不敢起。肝气盛则梦怒;厥气客于肝,则梦山林树木。

病在肝,平旦慧,下晡甚,夜半静。

病先发于肝者,头目眩,胁痛,支满。一日之脾,闭塞不通,身痛体重。二日之胃,而腹胀。三日之肾,少腹腰脊痛,胫酸。十日不已,死:冬,日入;夏,早食。

肝脉搏坚而长,色不青,当病坠堕若搏,因血在胁下,令人喘逆。若软而散,其色泽者,当病溢饮。谓溢饮者,湿暴多饮,而溢(一作"易")入肌皮、肠胃之外也。肝脉沉之而急,浮之亦然。苦胁下痛,有气支满,引少腹而痛,时小便难;苦目眩头痛,腰背痛,足为逆寒,时瘛;女人月信不来,时无时有,得之少时有所坠堕。

青脉之至也,长而左右弹,诊曰有积气在心下支胠,名曰肝痹。得之寒湿,与疝同法。腰痛、足清、头痛。

肝中风者,头目瞤,两胁痛,行常伛,令人嗜甘,如阻妇状。肝中寒者,其人洗洗恶寒,翕翕发热,面翕然赤,絷絷有汗,胸中烦热。肝中寒者,其人两臂不举,舌本(又作"大")燥,喜太息,胸中痛,不得转侧,时时盗汗,咳,食已吐其汁。

肝主胸中喘,怒骂。其脉沉,胸中必窒,欲令人推按之,有热,鼻窒。

凡有所坠堕,恶血留内。若有所大怒,气上而不能下,积于左胁下则伤肝。肝伤者,其人脱肉,又卧,口欲得张,时时手足青,目瞑,瞳人痛,此为肝脏伤所致也。

肝胀者,胁下满,而痛引少腹。肝水者,其人腹大,不能自转侧,而胁下腹中痛,时时津液微生,小便续通。

肺乘肝,即为痈肿;心乘肝,必吐利。

肝著者,其病人常欲蹈,其胸上,先未苦时,但欲饮热(疑

有缺文）。

肝之积，名曰肥气。在左胁下，如覆杯，有头足如龟鳖状。久久不愈，发咳、逆，痎疟，连岁月不已，以季夏戊己日得之，何也？肺病传肝、肝当传脾。脾适以季夏王，王者不受邪。肝复欲还肺，肺不肯受，因留结为积。故知肥气以季夏得之。

肝病：其色青，手足拘急，胁下苦满，或时眩冒，其脉弦长，此为可治。宜服防风竹沥汤、秦艽散。春当刺大敦，夏刺行间，冬刺曲泉，皆补之。季夏刺太冲，秋刺中郄，皆泻之。又当灸期门百壮，背第九椎五十壮。

肝病者，必两胁下痛引少腹，令人善怒。虚则目䀮䀮所见，耳无所闻，善恐，如人将捕之。气逆则头目痛、耳聋不聪，颊肿。若欲治之，当取其经。足厥阴与少阳气逆，则头目痛，耳聋不聪，颊肿，取血者（血者，调有血之穴）。

邪在肝，则两胁中痛。寒中，恶血在内胻，善瘈，节时肿。取之行间，以引胁下；补三里，以温胃中；取血脉，以散恶血；取耳间青脉，以去其瘈。

足厥阴之脉，起于大指聚毛之际，上循足跗上廉，去内踝一寸，上踝八寸，交出太阴之后，上腘内廉，循股阴，入阴毛中，环阴器，抵少腹，侠胃，属肝，络胆，上贯膈，布胁肋，循喉咙之后，上入颃颡，连目系，上出额，与督脉会于巅。其支者，从目系，下颊里，环唇内。其支者，复从肝别贯膈，上注肺中。是动则病，腰痛不可以俯仰，丈夫㿗疝，妇人少腹肿，甚则嗌干，面尘，脱色。是主肝所生病者，胸满，呕逆，洞泄，狐疝，遗溺，闭癃。盛者，则寸口大一倍于人迎；虚者，则寸口反小于人迎。

足厥阴之别，名曰蠡沟，去内踝上五寸，别走少阳。其别者，循经上睾，结于茎。其病气逆，则睾肿卒疝。实则挺长，热；虚则暴痒。取之所别。

肝病，胸满胁胀，善恚怒、叫呼，身体有热，而复恶寒，四肢不举，面目白，身体滑。其脉当弦长而急，今反短涩，其色当青，而反白者，此是金之刻^[1]木，为大逆，十死不治。

上述肝经病候，主要汇集了肝脏病证和足厥阴脉病证。不难发现，《脉经》第六卷中记述十一脉病证时，将脏腑病证与经脉病证并列呈现，体现了作者突出经脉病候和脏腑病候的一体化认识。病候内容远较《灵枢·经脉》丰富。

二、 补充发展奇经八脉病候

《脉经》第二卷有"平奇经八脉病第四"、第十卷"手检图三十一部"两节，主要记述了奇经八脉的病候。王叔和在转述《难经》奇经八脉理论的同时，补充和发展了各奇经的病候。具体来说，《脉经》卷二、卷十中补充的奇经病候有：

督脉："癫""痫""卒中"等神志病；

任脉："脾胃病""肺心病"；

冲脉："生育""小溲""胃肠病"；

带脉："经、带、胎、产"等病；

阳跷脉、阴跷脉："阳痫""阴痫""腹痛""背痛"等病；

阳维脉、阴维脉："僵仆""失音""背痛""腹痛"等病。

不仅增加了病候，而且描述也较前人更为具体生动。如《难经》对阴维脉的病候只提及"苦心痛"三字，而《脉经》记载如下：

"诊得阴维脉沉大而实者，苦胸中痛，胁下支满，心痛。诊得阴维如贯珠者，男子两胁实，腰中痛；女子阴中痛，如有疮状（《脉经·卷二·平奇经八脉病第四》）。"

"从少阳斜至厥阴，是阴维也。动，苦癫痫，僵仆羊鸣。从少阳斜至厥阴，是阴维也。动，苦僵仆，失音，肌肉淫，痒痹。汗出恶风（《脉经·卷十·手检图三十一部》）。"

又如督脉，《难经》仅有"脊强而厥"四字，《脉经》则详述如下：

"督之为病，脊强而厥。冲、督之脉者，十二经之道路也。冲、督

---

〔1〕 刻：于文理、医理不合，当作"克"，即"金克木"。

用事则十二经不复朝于寸口，其人皆苦恍惚狂痴，不者，必当犹豫，有两心也……尺寸俱浮，直上直下，此为督脉。腰背强痛，不得俯仰，大人癫病，小人风痫疾。脉来中央浮，直上下痛者，督脉也。动苦腰背膝寒，大人癫，小儿痫也，灸顶上三丸。正当顶上（《脉经·卷二·平奇经八脉病第四》）。"

"三部俱浮，直上直下者，督脉也。动，苦腰脊强痛，不得俯仰。大人癫，小儿痫（《脉经·卷十·手检图三十一部》）。"

虽然无法确切知道王叔和补充的奇经病候源自哪里，但是其补充奇经病候的学术方式，对后世临床有较大的启发。

三、 经脉-脏腑一体化认识

在中医学发展的早期，经脉理论和脏腑理论是相对独立的，有着各自的起源和发展过程。《内经》部分篇章出现了经脉理论和脏腑理论的联系，传世本《灵枢·经脉》中经脉理论与脏腑理论达到了深度融合，不仅表现在经脉理论具有"内属于脏腑、外络于肢节"的功能，而且每一条经脉都有对应的脏或者腑相属或络。尤其是脏腑和经脉之间的一一对应关系，以及表里经脉和相关脏腑之间的相合关系，在《脉经》中得到了进行的强化。

首先，以寸口脉为视角。《脉经》继承《难经》"独取寸口"的学说，并进一步发挥，不仅对寸口脉进行了寸、关、尺的划分，而且与上、中、下三焦以及相关脏腑和经脉对应起来。显然，王叔和是将脏腑名称和关联的经脉名称视为一体，互通互用。如：

"心部在左手关前寸口是也，即手少阴经也，与手太阳为表里，以小肠合为府，合于上焦。名曰神庭，在龟（一作鸠）尾下五分……肾部在右手关后尺中是也，足少阴经也，与足太阳为表里，以膀胱合为府，合于下焦。在关元右，左属肾，右为子户，名曰三焦（《脉经·卷一·两手六脉所主五脏六腑阴阳逆顺第七》）。"

与左手关前寸口对应的是"心"，即"手少阴经"，还与相表里经——"手太阳"、与相合的腑"小肠"等关联。需要指出的是，这里还没有明确

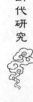

的"心主""心包络"的概念,"三焦"还是与"肾"相关联。

其次,以五脏为视角。《脉经》第三卷主要记述了五脏五腑,即"肝胆部""心小肠部""脾胃部""肺大肠部""肾膀胱部"。突出了五脏理论的中心地位。每部一开始,都有王叔和"新撰"的文字,主要是从五脏的角度,结合相合的腑、相连的经脉,以及脉象、四时五运六气等进行论述。另外,还强调了脏腑与其背俞穴、募穴的关系。以"肝胆部"为例有:

"**肝象木,与胆合为腑。其经足厥阴,与足少阳为表里。其脉弦。其相冬三月,王春三月,废夏三月,囚季夏六月,死秋三月。其王日甲乙,王时平旦、日出。其困日戊己,困时食时、日昳,其死日庚辛,死时晡时、日入。其神魂,其主色,其养筋,其候目,其声呼,其色青,其臭臊,其液泣,其味酸,其宜苦,其恶辛。肝俞在背第九椎,募在期门;胆俞在背第十椎,募在日月(《脉经·卷三·肝胆部第一》)。**"

第三,以经脉为视角。《脉经》凡描述经脉之处,多可见所配属之脏腑相关内容。如:

"**[心实]左手寸口人迎以前脉阴实者,手厥阴经也。病苦闭,大便不利,腹满,四肢重,身热,苦胃胀,刺三里……[小肠虚]左手寸口人迎以前脉阳虚者,手太阳经也。病苦颔际偏头痛,耳颊痛……[肾膀胱俱实]左手尺中神门以后脉阴阳俱实者,足少阴与太阳经俱实也。病苦脊强反折,戴眼,气上抢心,脊痛,不能自反侧(《脉经·卷二·平人迎神门气口前后脉第二》)。**"

由此可见,无论从哪个角度切入,王叔和都将经脉、脏腑视为同一概念,即具有经脉—脏腑一体化思维。经脉、脏腑在生理、病理层面都有直接联系,并且这种联系不仅存在于相配属的经脉、脏腑之间,还涉及相应的表里经、相合的腑或脏,以及所在的上、中、下焦三部。如上文所举"**心部,在左手关前寸口是也,即手少阴经也,与手太阳为表里,以小肠合为府。合于上焦(《脉经·卷一·在左手关前寸口是也》)**"。

经脉和脏腑的这种高度融合和一体化,应该是古代医家认识人体和疾病的两个视角而已,过度区分两者之间的差异、甚至割裂两者之间的联系,都不是早期中医理论的思考。《灵枢·经脉》中经脉的命名原则"脏/

腑名＋手/足＋阴阳＋脉",也是这一认识的体现。

此外,在治疗层面,王叔和也展示了经脉、脏腑一体性的思维特点。如第六卷各章节论述五脏相应经脉病证时,均以脏腑不同病理状态为纲目,分述相应临床表现及针灸治疗,包括所取经脉、腧穴及刺灸方法。如:

"**心病,其色赤,心痛气短,手掌烦热,或啼笑骂詈,悲思愁虑,面赤身热,其脉实大而数,此为可治。春当刺中冲,夏刺劳宫,季夏刺太陵,皆补之;秋刺间使,冬刺曲泽,皆泻之。又当灸巨阙五十壮,背第五椎[1]百壮（《脉经·卷六·心手少阴病证第三》）。**"

"**心病者,胸内痛,胁支满,两胁下痛,膺背肩甲间痛,两臂内痛。虚则胸腹大,胁下与腰背相引而痛。取其经,手少阴、大阳,舌下血者。其变病,刺郄中血者（《脉经·卷六·心手少阴病证第三》）。**"

脏腑病由经脉取治,不仅体现了经脉的作用层次与范围,也从一个侧面说明了经脉、脏腑的统一性,成为经脉-脏腑理论融合的临床运用之一。

四、从寸口脉辨经脉病候

王叔和《脉经》重视寸口脉象,并提出了寸口脉对经脉辨证的方向性指导。如:

"**诸经损减,各随其部。察按阴阳,谁与先后? ……审而知者,针入病愈（脉经·卷二·平人迎神门气口前后脉第七》）。**"

"诸经损减",即发现病变经脉,而"部"系指各经脉在寸口部位对应之处,内在的病理变化亦会在寸口脉象上有所体现,选择针灸治疗方案时,需要尊重寸口脉的脉诊结果。可以说作者的针灸辨证论治遵循以经络理论为基本核心、以脉诊为更高指导的原则。如:

"**左手关前寸口阴实者,心实也。苦心下有水气,忧恚发之。刺手心主经,治阴（《脉经·卷二·平三关阴阳二十四气脉第一》）。**"

---

〔1〕 背第五椎:指心俞穴（位于背第五椎棘突下左右旁开一寸半）。《脉经》卷三第二有:心俞在背第五椎。

"左手关上阳绝者，无胆脉也。苦膝疼，口中苦，目善畏，如见鬼状，多惊，少力。刺足厥阴经，治阴。在足大指间（即行间穴也），或刺三毛中（《脉经·卷二·平三关阴阳二十四气脉第一》）。"

"尺寸俱浮，直上直下，此为督脉。腰背强痛，不得俯仰，大人癫病，小人风痫疾。脉来中央浮，直上下痛者，督脉也。动苦腰背膝寒，大人癫，小儿痫也，灸顶上三丸。正当顶上（《脉经·卷二·平奇经八脉病第四》）。"

无论是三关二十四气脉证治、还是手检图三十一部奇经八脉病候，都可以在寸口脉象中得到诊断。如《脉经·卷二·平三关阴阳二十四气脉第一》可以表解如下：

左手关前寸口

脉	症	治
阳绝者，无小肠脉。	苦脐痹，小腹中有疝瘕，王月（王字一本作五）即冷上抢心。	刺手心主经，治阴。心主在掌后横理中（即太陵穴也）。
阳实者，小肠实。	苦心下急痹（一作急痛）。小肠有热，小便赤黄。	刺手太阳经，治阳。太阳在手小指外侧本节陷中（即后溪穴也）。
阴绝者，无心脉。	苦心下毒，痛，掌中热，时时善呕，口中伤烂。	刺手太阳经，治阳。
阴实者，心实。	苦心下有水气，忧恚发之。	刺手心主经，治阴。

左手关上

脉	症	治
阳绝者，无胆脉也。	苦膝疼，口中苦，目善畏，如见鬼状，多惊，少力。	刺足厥阴经，治阴。在足大指间（即行间穴也），或刺三毛中。
阳实者，胆实也。	苦腹中实不安，身躯习习也。	刺足少阳经，治阳。在足上第二指本节后一寸（即临泣穴也）。

脉	症	治
阴绝者,无肝脉。	苦癃,遗溺,难言,胁下有邪气,善吐。	刺足少阳经,治阳。
阴实者,肝实。	苦肉中痛,动善转筋。	刺足厥阴经,治阴。

左手关后尺中

脉	症	治
阳绝者,无膀胱脉也。	苦逆冷,妇人月使不调,王月则闭,男子失精,尿有余沥。	刺足少阴经,治阴,在足内踝下动脉(即太溪穴也)。
阳实者,膀胱实也。	苦逆冷,胁下有邪气相引痛。	刺足太阳经,治阳。在足小指外侧本节后陷中(即束骨穴也)。
阴绝者,无肾脉。	苦足下热,两髀里急,精气竭少,劳倦所致。	刺足太阳经,治阳。
阴实者,肾实。	苦恍惚,健忘,目视䀮䀮,耳聋怅怅,善鸣。	刺足少阴经,治阴。

右手关前寸口

脉	症	治
阳绝者,无大肠脉也。	苦少气,心下有水气,立秋节即咳。	刺手太阴经,治阴。在鱼际间(即太渊穴也)。
阳实者,大肠实也。	苦肠中切痛,如锥刀所刺,无休息时。	刺手阳明经,治阳。在手腕中(即阳溪穴也)。
阴绝者,无肺脉也。	苦短气咳逆,喉中塞,噫逆。	刺手阳明经,治阳。
阴实者,肺实也。	苦少气,胸中满彭彭,与肩相引。	刺手太阴经,治阴。

右手关上

脉	症	治
阳绝者,无胃脉也。	苦吞酸,头痛,胃中有冷。	刺足太阴经,治阴。在足大指本节后一寸(即公孙穴也)。

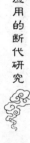

脉	症	治
阳实者,胃实也。	苦肠中伏伏,不思食物,得食不能消。	刺足阳明经,治阳,在足上动脉(即冲阳穴也)。
阴绝者,无脾脉也。	苦少气,下利,腹满,身重,四肢不欲动,善呕。	刺足阳明经,治阳。
阴实者,脾实也。	苦肠中伏伏如坚状,大便难。	刺足太阴经,治阴。

右手关后尺中

脉	症	治
阳绝者,无子户脉也。	苦足逆寒,绝产,带下,无子,阴中寒。	刺足少阴经,治阴。
阳实者,膀胱实也。	苦少腹满,引腰痛。	刺足太阳经,治阳。
阴绝者,无肾脉也。	苦足逆冷,上抢胸痛,梦入水见鬼,善厌寐,黑色物来掩人上。	刺足太阳经,治阳。
阴实者,肾实也。	苦骨疼,腰脊痛,内寒热。	刺足少阴经,治阴。

　　王叔和《脉经》是一部分析"脉"、辨认"证"、解决"治"的著作。尤其是对于经络理论的界定,有与《内经》不一样的阐释:①基于十一脉理论模式发展正经理论;②在正经和奇经病候方面,有大量的补充;③经脉理论与脏腑理论深度融合;④基于寸口脉,判断经脉和脏腑的病变,并提示针灸治疗的选择。

　　王叔和重视以脉论证,将寸口脉与经络、脏腑辨证紧密结合,脉证并重,合参诊病,为临床经脉辨证和脏腑辨证都提供了方向性的指示。

第二章　汉末晋唐：多元发展与理论汇聚

针灸学框架下的经脉理论

皇甫谧(215 年—282 年),字士安,幼名静,晚年自号玄晏先生。西晋安定郡朝那(今甘肃省灵台县)人。生于后汉建安 20 年,卒于晋太康 3 年,终年 68 岁。《晋书》卷五十一有《皇甫谧列传》。

皇甫谧按照"事类相从,删其浮辞,除其重复,论其精要"的学术方式和原则,编撰了《针灸甲乙经》。此外,他还撰有《帝王世纪》《高士传》《逸士传》《列女传》《玄晏春秋》等著作。

《针灸甲乙经》(又名《甲乙经》或《黄帝三部针灸甲乙经》),是皇甫谧汇集《素问》《灵枢》《明堂孔穴针灸治要》三书而成。该书是第一部针灸学专著,成为历代针灸传习的必读著作。《甲乙经》全书依照脏腑、经脉、腧穴、诊查(脉诊)、刺法、各科病症治疗的顺序编排的,体现了基础理论知识、临床技法、病症治疗等各部分内容之间的内在逻辑关系,反映了皇甫谧对针灸学体系构成的认识。其中,经脉理论与脏腑理论一样,是最核心知识之一。

一、经脉碎片的系统化

与《甲乙经》卷一论述"脏腑""气血"相对应,皇甫谧在《甲乙经》第二卷集中讨论了经脉理论及其相关的内容。其中以"十二经脉络脉支别第一"为题,转载了《灵枢·经脉》的全部内容。此外,还依次记载了奇经八脉、标本根结等内容:

十二经脉络脉支别第一（上）

十二经脉络脉支别第一（下）

奇经八脉第二

黃帝三部鍼灸甲乙經序

晉玄晏先生皇甫謐

夫醫道所與其來久矣上古神農始嘗草木而知百藥
皇帝咨訪岐伯伯高少俞之徒內考五藏六府外綜經
絡血氣色候參之天地驗之人物本性命窮神樞變而
之才撰用神農本草以為湯液中古名醫有俞跗醫緩
鍼道生焉其論至妙雷公受業傳之於後伊尹以亞聖
扁鵲秦有醫和漢有倉公其論皆經理識本非徒胗病
而已漢有華佗張仲景其他奇方異治施世者多亦不

▲ 图15　《针灸甲乙经》书影（医统正
脉全书本）

脉度第三

十二经标本第四

经脉根结第五

经筋第六

骨度肠度肠胃所受第七

由此可以发现，皇甫谧把散在的经脉理论及其相关知识进行集中汇编、分类编排，重新构建了经脉理论体系和框架。按照文本内容和出现次序，依次有：十二经脉（循行分布、经脉病候、盛虚脉诊、经脉气绝表现、经脉脉动）、经络诊察、十五络脉（穴）、十二皮部、十二经别、奇经八脉、脉度、十二经脉标本、经脉根结、十二经筋、骨度，以及消化道度量等[1]。循着皇甫谧的视角，可以发现其经脉理论归类的思考和系统化的过程。

值得注意的是，皇甫谧没有将"经筋"编排于"十二经脉"和"奇经八脉"之后，而是列在"脉度""标本""根结"等之后，与"骨度""肠度""肠

〔1〕　赵京生.《甲乙经》的组织结构与针灸学术意义[J].中医文献杂志,2009,27（1）:18-22.

第二章　汉末晋唐：多元发展与理论汇聚

胃所受"等论身形解剖的内容一起。这样的学术归类和编排,可能是皇甫谧有意为之,以区分"经筋"理论与"经脉"理论,或者是受"五体[1]身形理论"影响而为之。皇甫谧的这一设计,也得到后世医家的关注和响应。如隋唐杨上善《太素》第八、九、十卷三卷论述经脉理论,而经筋则与骨度、肠度、脉度编在第十三卷;明代高武《针灸节要》将十二经筋列于十二经脉、奇经八脉和十五络脉之后,并被《针灸大成》仿照。

皇甫谧以十二经脉为理论核心,络脉、经别、皮部等从属于十二经脉理论,与奇经八脉组成经脉系统。而标本、根结等内容,与十二经脉在理论上存在同源性;经筋等内容,则与十二经脉只是理论形式上的相似性。无论出于怎样的思考,皇甫谧对于经脉及其相关理论的安排,对于我们正确理解和诠释十二经脉及其相关理论,重新认识和评价"经筋理论",都是很有启发的。

二、 《经脉》的诠释

与传世本《灵枢·经脉》不同,皇甫谧在文题中用了"十二经脉""络脉""支别"三个概念,除了表述传世本《灵枢·经脉》的全部内容外,还记载了与之相关的"脉动""经别"等内容。进一步将两者进行比对,可以发现两者在结构和内容上还是存在一定差异。

1.《灵枢·经脉》的内容保留在"十二经脉络脉支别第一(上)""十二经脉络脉支别第一(下)"两节中,但是文章格式和体例有一定变化。其中,"上"主要叙述"十二经脉""五阴六阳气绝"等;"下"主要叙述"经脉"之动、"经脉与络脉的差异""十五络脉""十二皮部""络脉诊"以及"十二经别"等内容。其中除"经脉与络脉的差异"和"十五络脉"可以在传世本《灵枢·经脉》见到外,"'经脉'之动"的内容散见于传世本《灵枢·动输》《素问·五藏别论》等,"十二皮部"则见于《素问·皮部论》,"络脉诊"则见于《素问·经络论》,以及"十二经别"则见于《灵枢·经别》。

究其原因,应该是皇甫谧对当时针灸理论的一种理解和归纳。首先,

经络千古裂变——理论演变与临床应用的断代研究

---

〔1〕 五体:即将人体分为皮、肉、筋、骨、脉五种组织结构。

强调经脉理论是针刺治疗的基础（"凡刺之理，经脉为始"）；其次，"十二经脉"循行和病候，与"十二经之败"，在逻辑上对等并列，印证了经脉"决死生、处百病"的功能和作用；第三，从手太阴脉、足阳明脉和足少阴脉的脉动，指出脉动应该**"阴阳上下，其动也若一""阴阳俱静与其俱动，若引绳"**，如果"相倾"则提示疾病的存在；第四，强调络脉在体表的可视性，即"故诸脉之浮而常见者，皆络脉""脉之见者，皆络脉也"；第五，"十二脉之别"和"十二脉之正"，依据文题，当属于"支别"的内容。

在这里，皇甫谧揭示了经脉与脉动、络脉与皮部血络变化之间的密切联系。

2. 虽然也是以"雷公问、黄帝答"的形式叙述，但是就引文的内容，要比《灵枢·经脉》简略，仅有**"禁脉之言，凡刺之理，经脉为始，愿闻其道""经脉者，所以决死生，处百病，调虚实，不可不通也"**两句。

传世本还有**"人始生，先成精，精成而脑髓生，骨为干，脉为营，筋为纲，肉为墙，皮肤坚而毛发长，谷入于胃，脉道以通，血气乃行（《灵枢·经脉》）"**一段，突出了营气得产生及与人生命之间的关系。也许可以认为，皇甫谧所见到和所理解的经脉理论，还处于不是十分强调十二经脉营气周流模式的阶段。

3. 皇甫谧所见到的《灵枢》，不只是一个版本。对于不同版本的差异，皇甫谧比较后，进行了忠实地记载，并标记：

手太阴脉病候："气虚则……溺色变（一云：卒遗矢无度）。"

足阳明脉病候："是主血所生病者，狂瘛（一作：疟）。"

手少阴脉循行："其支者，从心系，上侠咽，系目系（一本作：循胸出胁）。"

足太阳脉循行："其支者，从膊内左右别下贯胂（一作：髋）。"

足少阴脉循行："其直者，从肾上贯肝膈，入肺中，循喉咙，侠舌本（一本云：从横骨中夹脐，循腹里上行而入肺）。"

足少阴脉病候："是动则病……喝喝（一作：喉鸣）而喘。"

手厥阴脉病候："是主脉（一作：心包络）所生病者……"

手少阳脉循行："其支者，从膻中，上出缺盆，上项侠耳后，直上出耳上角，以屈下额（一作颊），至䪼。"

足少阳脉循行："其支者，别锐眦，下大迎，合手少阳，抵於顄下（一本云：别兑眦，上迎手少阳于頯），加颊车，下颈合缺盆。"

足厥阴脉循行："肝足厥阴之脉……循喉咙之后，上入颃颡，连目系，上出额，与督脉会於巅（一云：其支者，从小腹与太阴、少阳结于腰髁，夹脊下第三、第四骨孔中）。其支者，从目系，下颊里，环唇内。"

由此可以指导，在魏晋时期，《经脉》有不同版本流传。分析这些与传世文本不同的文字，可以推测当时医家对十二经脉理论的思考和认识。如关于十二经脉循行的记载：

《甲乙经》足少阴脉循行另本有"**从横骨中夹脐，循腹里上行而入肺**"一段，传世本《经脉篇》缺这一段记载，而在腹部正中线两侧的腧穴又都归于足少阴经脉。这一段文字，可以直接从腹部正中线两侧腧穴与经脉的关系（"腹自幽门挟巨阙两傍各半寸循冲脉下行至横骨凡二十二穴"，都是"冲脉、足少阴之会"；"胸自输府侠任脉两傍各二寸下行至步廊凡十二穴"，都是"足少阴脉气所发"）得到印证。

《甲乙经》足厥阴脉循行另本有"**其支者，从小腹与太阴、少阳结于腰髁，夹脊下第三、第四骨孔中**"的记载，传世本《经脉篇》缺。这一段记载，可以直接解释传世本《经脉篇》中足厥阴经脉病候——"腰痛不可以俯仰"。《甲乙经》足厥阴脉循行的这段另本记载，还出现在《素问·刺腰痛论》王冰的注解中，也出现在敦煌卷子《明堂经》残页（现藏日本）中。

上述两段经脉循行的文字，可以弥补传世《经脉篇》文本的缺漏。

而关于经脉病候的记载，也呈现相同的学术特点：另本手太阴脉病候中有"**卒遗矢无度**"，属于大肠腑病，更加体现肺与大肠互为表里络属的关系。《甲乙经》足阳明脉病候有"癫"，而传世本《经脉篇》为"疟"，前者更加体现了足阳明脉与精神神志疾病的密切关系。而《甲乙经》足少阴脉病候另本有"喉鸣而喘"，与"喝喝而喘（传世本《经脉篇》）"，同一内涵，不同表述。《甲乙经》记载的另本病候，也当纳入经脉病候研究的视野中。

此外，还需要注意的是，手厥阴脉病候另本为"**是主心包络所生**

经
络
千
古
裂
变
——
理
论
演
变
与
临
床
应
用
的
断
代
研
究

病"，与"是主脉所生病(传世本《经脉篇》)"在概念用词有明显差异。在这里，"心包络"作为一个完整的术语，与其他五脏名称在逻辑上是并列对等关系。与现在通行的"手厥阴心包经"相去甚远。

4.皇甫谧在"十二经脉络脉支别第一下"一节中，首先记载了"脉动"的内容。这部分内容，不见于传世本《经脉》，主要见于传世本《灵枢·动输》和《素问·五藏别论》，包括"手太阴脉""足阳明脉"和"足少阴脉"的脉动内容的探讨和分析。

人体体表特定部位触摸动脉搏动，在《内经》时代的医疗实践中就非常强调；临床进一步还有不同部位脉动的比较，因此也就有"**故阴阳上下，其动也若一**""**阴阳俱盛与其俱动，若引绳。相倾者病**"等阐述。进一步的理论思考与十二经脉理论构建，当有密切关系。如十二经脉理论当从中焦脾胃开始，通过肺和手太阴之脉，流注到五脏六腑乃至全身。因此，针对"**五味入于口，藏于胃，以养五脏气。气口亦太阴也，是以五脏六腑之气味皆出于胃，变见于气口**"的气口脉诊，皇甫谧有"**《九卷》言其'动'，《素问》论其'气'，此言其为五脏之所主，相发明也**"阐释。

5.《甲乙经》记载的"络脉"，主要为人体体表可见性血络，即浅静脉及其异常变化。此外，皇甫谧还将《素问·皮部论》"皮部"的内容，作为"络脉"的一部分，即有"**十二经上下同法，视其部中有浮络者，皆××之络也。……凡此十二经络脉者，皮之部也**"的记述。在早期的临床实践中，观察体表血络变化，并将之所在局部皮肤功能联系起来，是有积极意义的，而按照十二经脉分布区域，划分皮肤的功能区域，也就顺理成章了。

三、腧穴归经

《甲乙经》第三卷，集中记述腧穴的定位、取法，与经脉关系以及刺灸方法等。其中，腧穴的排列顺序及其与经脉的关系，也体现了皇甫谧对经脉理论的理解和诠释。

首先，按照头背、面腹、四肢等身形部位，由上而下、由中及旁的规律进行腧穴排列;四肢部腧穴则遵循先手后足、由末向心的顺序来记述。其中依次有:头→项背(腰骶)、面→颈→肩→胸→腹、上肢→下肢,三部分组成。

其次,头身部腧穴按照部位、四肢穴按照分经来排列。其中,头身躯干部腧穴,先记述背侧(阳面)、后记述腹侧(阴面);而四肢部腧穴,则是按照先手后足、先阴后阳的顺序排列。如第三卷四肢部腧穴的标题如下:

手太阴及臂凡一十八穴第二十四

手厥阴心主及臂凡一十六穴第二十五

手少阴及臂凡一十六穴第二十六

手阳明及臂凡二十八穴第二十七

手少阳及臂凡二十四穴第二十八

手太阳及臂凡一十六穴第二十九

足太阴及股凡二十二穴第三十

足厥阴及股凡二十二穴第三十一

足少阴及股并阴跷阴维凡二十穴第三十二

足阳明及股凡三十六穴第三十三

足少阳及股并阳维四穴凡二十八穴第三十四

足太阳及股并阳跷六穴凡三十四穴第三十五

头身部腧穴与经脉的关系,大多以"某脉之会"的形式出现,体现一穴与数脉相关联,实际也反映了头身部腧穴经脉归属的多样性和不确定性;而确定经脉归属的腧穴在四肢部,尤其是四肢肘膝关节以下腧穴;至于上臂、大腿部的腧穴,还没有明确完全归经,但是正处于归经的阶段。赵京生先生[1]进一步认为,《甲乙经》"四肢腧穴按经脉排列,皆由手足末端按向心性顺序记述。这是基于四肢腧穴对远道部位所具有的特定治疗作用,以经脉形式体现和表达的腧穴主治规律。经脉表达形式的差异,反映腧穴主治的纵向规律性不同;腧穴表达形式的差异,意味着腧穴主治的横向部位间区别。"

《甲乙经》四肢肘膝关节以远部位的腧穴归经,体现了与《灵枢·本

〔1〕 赵京生.《甲乙经》的组织结构与针灸学术意义[J].中医文献杂志,2009,27(1):18-22.

经络千古裂变——理论演变与临床应用的断代研究

输》《素问·气府论》等一致的学术模式。南宋史崧说："井、荥、输、经、合者，本输也（《灵枢经》叙）。"《素问·气府论》记述归经腧穴，肘膝以下穴皆为一致的简略形式，其他部位腧穴则一一列出，如：

足少阳脉气所发者六十二穴：两角上各二，直目上发际内各五，耳前角上各一，耳前角下各一，锐发下各一，客主人各一，耳后陷中各一，下关各一，耳下牙车之后各一，缺盆各一，掖下三寸，胁下至胠八间各一，髀枢中（傍）各一，膝以下至足小指次指各六俞。

手太阳脉气所发者三十六穴：目内眦各一，目外各一，鼽骨下各一，耳郭上各一，耳中各一，巨骨穴各一，曲腋上骨穴各一，柱骨上陷者各一，上天窗四寸各一，肩解各一，肩解下三寸各一，肘以下至手小指本各六俞。

四肢肘膝以下的腧穴，在《内经》归为一类，与头身部腧穴相对应。两者除了部位特点的差异外，最大的差异就是腧穴归经了。《甲乙经》延续了这一学术思维：四肢部穴按经脉记述，其形式为"经脉名＋部位名"，即"上肢经脉名＋臂""下肢经脉名＋股"。如：

手太阴及臂凡一十八穴第二十四

足太阴及股凡二十二穴第三十

其手太阴、足太阴之经脉名谓肘膝以下腧穴，其臂、股谓肘膝以上的四肢穴。四肢部腧穴的两种不同表述，也体现了皇甫谧在四肢腧穴归经问题上的审慎。腧穴的归经，不仅存在四肢和头身部的差异，也存在四肢部以肘膝关节为界的差异性。这也是自《内经》到《甲乙经》时代，对于腧穴归经的同一学术模式。

值得指出的是，《素问·气府论》论及手足六阳经和督任冲三脉的腧穴，体现了"以经统穴"的学术模式，皇甫谧并没有完全采用这种模式，而只是头身穴分部、四肢穴分经。赵京生先生推测[1]，这很可能就是《明堂》的体例，其中蕴含着对腧穴与经脉关系、经脉规律的深刻认识。

《甲乙经》记述腧穴的这一方式，与后世按照经脉流注次序排列腧穴的方法有着根本的区别。这一学术差异，值得重视。

---

〔1〕 赵京生.《甲乙经》的组织结构与针灸学术意义[J].中医文献杂志,2009,27（1）:18-22.

四、经脉"受病"与"脉动"

《甲乙经》第7～12卷,主要论述各类疾病的针灸治疗,其中也包含了对疾病的认识。《甲乙经》从经脉为视角,阐述疾病时有"经脉受病""经脉变动"的认识。

1. 经脉受病

《甲乙经》第七卷,首先以"六经受病发伤寒热病"为题,讨论了针灸治疗伤寒热病的原理和具体方法。其中,首先引用《素问·热论》"三阴三阳"模式对伤寒热病的论述,揭示了人体发热过程及其时间规律、病候传变规律等。有基于此,皇甫谧首先提出了"六经受病"的概念。

"六经受病"是基于"三阴三阳"理论、将疾病分属太阳、阳明、少阳、太阴、少阴、厥阴的认识。这种疾病认识的范式,首见于《素问·热论》中伤寒热病的三阴三阳六阶段;至东汉张仲景以三阴三阳为纲领编著《伤寒论》,确立了"六经辨证"模式,不仅树立了中医辨证论治的典范,也对中医学的发展产生了极大影响。基于三阴三阳理论,"伤寒热病"不仅累及太阳脉,还可以累其他,如阳明脉（**"身热、目痛而鼻干,不得卧"**）、少阳脉（**"胸胁痛而耳聋"**）、太阴脉（**"腹满而嗌干"**）、少阴脉（**"口燥、舌干而渴"**）和厥阴脉（**"烦满而囊缩"**）等。此外,"伤寒热病"还可以深传入里、影响相关脏或腑的功能,出现**"营卫不行,五脏不通"**的病候,这样意味着病情加重、预后较差。如果没有再次感受寒邪或者没有深入影响五脏六腑,那么患者病情较轻、预后也好,疾病很快消退,如**"头痛少愈""身热少愈""耳聋微闻""腹减如故则思饮食""渴止舌干乃已""囊纵少腹微下"**等。

皇甫谧在《甲乙经》第七卷第一节中主要讨论了"六经受病发伤寒热病"的主要证候及其针灸治疗。在治疗部分,主要收录了《灵枢·热病》和《明堂》遗篇的内容;并没有明确按照六经辨证的针灸治疗方案。倒是后世医家不断补充和完善,如明代李梴有**"伤寒一日太阳风府,二日阳明之荥,三日少阳之俞,四日太阴之井,五日少阴之俞,六日厥阴之**

经络千古裂变——理论演变与临床应用的断代研究

经。在表刺三阳经穴，在里刺三阴经穴。六日过经未汗，刺期门、三里（《医学入门·杂病穴法歌》）"的论述；明代陈会在《神应经》中有"伤寒部"，杨继洲《针灸大成》"伤寒门"，阐述六经伤寒的针灸治疗。

皇甫谧《甲乙经》还有两处表述了经脉受病的概念，即第八卷"经络受病入肠胃五脏积发伏梁息贲肥气痞气奔豚"和第十一卷"寒气客于经络之中发痈疽风成发厉浸淫"。前者表述了外邪入侵，由皮肤传里，经络受病，在肠胃和在五脏的病候，如"**在肠胃之时，贲响腹胀，多寒则肠鸣飧泄，食不化，多热则溏出糜**""**留着于脉，稽留而不去，息而成积**"，积在五脏，分别有"**伏梁（心之积）**""**息贲（肺之积）**""**肥气（肝之积）**""**痞气（脾之积）**""**贲豚（肾之积）**"。后者表述了寒邪客于经脉，出现痈疽肿胀等，如"**寒气客于经络之中则血泣，血泣则不通，不通则卫气归之，不得复反，故痈肿也**""**寒气化为热，热胜则肉腐，肉腐则为脓，脓不泻则筋烂，筋烂则骨伤，骨伤则髓消，不当骨空，不得泄泻，则筋骨枯空，枯空则筋骨肌肉不相亲，经络败漏，熏于五脏，脏伤则死矣**"。

这里，皇甫谧运用经脉受病解释临床病机（图16），一方面受《内经》经脉病机理论的影响，如《素问·阴阳应象大论》《灵枢·邪气脏腑病形》等，另一方面也对后世医家产生深远影响，如隋代巢元方《诸病源候论》、宋代胡庆元《痈疽灸经》等。

病邪→皮毛→孙络→ 络脉 → 经脉 →内连五脏六腑

　　　　　　　　→大络（左注右，右注左）

　　　　　　　　　　→中于阳则溜于经

　　　　　　　　　　→中于阴则溜于腑

　　　　　　　　　　→中于头则溜于面、颊、项

▲ 图16　病邪侵入人体入里传变图

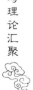

第二章　汉末晋唐：多元发展与理论汇聚

2.“脉动”与经脉病候

除了经脉受病,出现相应临床证候外,皇甫谧还借用“经脉变动”理论进一步阐释临床证候。这些病候与经脉的关系,大多出现在《灵枢·经脉》的记载中。如有:

《甲乙经》	《灵枢·经脉》
足厥阴脉动喜怒不时发㿗疝遗溺癃第十一(卷九)	肝足厥阴脉……是动则病……丈夫㿗疝……是主肝生病者……遗溺,闭癃。
足太阳脉动发下部痔脱肛第十二(卷九)	膀胱足太阳之脉……是主筋所生病者,痔……
手太阴阳明太阳少阳脉动发肩背痛肩前臑皆痛肩似拔第五(卷十)	肺手太阴之脉。……气盛有余则肩背痛……气虚则肩背痛寒…… 大肠手阳明之脉。……是主津所生病者……肩前臑痛…… 小肠手太阳之脉……是动则病……肩似拔…… 三焦手少阳之脉。……是主气所生病者……耳后肩臑肘臂外皆痛,小指次指不用。
足太阳阳明手少阳脉动发目病第四(卷十二)	膀胱足太阳之脉。……是动则病……目似脱……是主筋所生病者……目黄、泪出…… 胃足阳明之脉。……(缺?)。 三焦手少阳之脉。……是主气所生病者……目锐眦痛。
手太阳少阳脉动发耳病第五(卷十二)	小肠手太阳之脉。……是主液所生病者,耳聋…… 三焦手少阳之脉。……是动则病,耳聋浑浑焞焞……
手足阳明脉动发口齿病第六(卷十二)	大肠手阳明之脉。……是动则病,齿痛颈肿。是主津所生病者……口干…… 胃足阳明之脉。……是主血所生病者……口喎,唇胗……

《甲乙经》	《灵枢·经脉》
手足阳明少阳脉动发喉痹咽痛第八(卷十二)	大肠手阳明之脉。……是动则病……颈肿。是主津所生病者……喉痹…… 胃足阳明之脉。……是主血所生病者……颈肿,喉痹…… 三焦手少阳之脉。……是动则病……嗌肿喉痹。 胆足少阳之脉。……是主骨所生病者……缺盆中肿痛……

"脉动"[1]作为一种描述"察脉"的方法和结果,最晚在西汉早期就有记载,如湖南马王堆和湖北张家山汉墓都有《脉动法》的出土[2]。《史记·扁鹊仓公列传》仓公脉案有**"厥阴有过则脉结动,动则腹肿"**的记载,此处的"腹肿"恰好是《阴阳十一脉》所载厥阴脉"是动"病症之一。"动"即是"变动"的意思,凡与常脉(也称"经脉""平脉"),或众脉不同的异常脉象统称为"动"。《内经》中有进一步详细记载,如:

"**三脉动于足大指之间,必审其实虚……以指按之,脉动而实且疾者,疾泻之,虚而徐者,则补之 (《灵枢·终始》)**";

"**水始起也,目窠上微肿,如新卧起之状,其颈脉动 (《灵枢·水胀》)**";

"**妇人手少阴脉动甚者,妊子也 (《灵枢·论疾诊尺》)**";

"**脉之卒然动者,皆邪气居之,留于本末 (《灵枢·经脉》)**";

"**……甚取少阴阳明动者之经也 (《灵枢·癫狂》)**";

"**经脉十二,而手太阴足少阴阳明,独动不休 (《灵枢·动输》)**";

"**视人之目窠上,微痛如新卧起状,其颈脉动,时咳,按其手足上,窅而不起者,风水肤胀也 (《灵枢·论疾诊尺第七十四》)**"等。

而且还有不同部位"脉动"的比较。如《灵枢·终始》和《灵枢·禁服》通过人迎寸口脉"脉动变化"的比较来诊察疾病、判断病位病性、指导

---

〔1〕 上述脉动病候中,唯有足阳明脉与目病的关系,不见于传世本《灵枢·经脉》的病候记载中。

〔2〕 符友丰.简帛医书《脉动法》新探[J].中国中医基础医学杂志,1996,1(4):48-49,52.

第二章 汉末晋唐:多元发展与理论汇聚

针灸临床治疗;《灵枢·根结》和《灵枢·卫气》通过人体上部(标)或下部(本)出现的病症或者异常脉动,选择对应部位的进行取穴[1]。"脉动"概念的形成,主要与体表可及的动脉搏动处有关,也与异常搏动处(平时不可触及搏动部位)有关,前者的异常改变和后者的出现,都意味着异常状态,与特定的病候有关。

因此,有学者指出[2],《灵枢·经脉》中"是动则病"的原意很简单,"是动"即此(脉)动(异常脉动),动则患病,出现相应病候。而《甲乙经》"经脉变动"病候以及基于此的经脉辨证,与《灵枢·经脉》的经脉病候理论,也是一脉相承的。

〔1〕 王璇.《黄帝内经》经络辨证方法研究[D].中国中医科学院硕士研究生学位论文,2013:1-2.
〔2〕 王居易.经脉病候初探——关于是动、所生病候的认识[J].中医杂志,1988,(4):10-12.

经络千古裂变——理论演变与临床应用的断代研究

第四节

病源学视角下的经脉理论

巢元方(生卒年不详,约生活于隋唐年间),籍贯不详,一说为西华人。在隋大业年间(605年—616年),巢元方医事活动频繁,曾任"太医署"[1]太医博士、太医令。

奉诏主持编撰《诸病源候论》,大业六年(610年)完成。《诸病源候论》,又称《巢氏诸病源候论》或《巢氏诸病源候总论》,简称《巢氏病源》或《病源候论》等,是我国现存的第一部专门论述病因、证候的巨著。全书共50卷,约30万字,对我国医学发展有着深刻的影响。北宋成立校正医书局,《诸病源候论》是其校勘的重点之一。

其中,《诸病源候论》运用经络理论阐释病因病机,是该书的最主要特色之一,也是610年前后经络理论临床运用的缩影。据成松词等[2]统计分析,全书50卷67个病种1739候中,有42卷39个病种308候应用了经络理论来诠释病机;涉及病种涵盖了内外妇儿各科,包括风病、虚劳病、腰背病、消渴病、解散病、伤寒病、时气病、热病、温病、疟病、黄病、冷热病、气病、脚气病、咳嗽病、心痛病、心腹痛病、痢病、疝病、水肿病、霍乱病、毛发病、耳病、牙齿病、唇口病、四肢病、瘿瘤病、肿病、痈疽病、痿病、疮病、伤疮病、杂毒病、金疮病、腕伤病、妇人杂病、妇人妊娠病、妇人产后病、小儿杂病等。

---

〔1〕 太医署:隋朝建立了中国历史上最早的医学教育"太医署",这也是世界文明史上最早见于记载的规模宏大的官办医学教育。隋王朝还组织海内学者广泛搜集中医药资料,编撰了2600卷的大型方剂学著作《四海类聚方》;并下诏命巢元方主持编纂的中国第一部病因证候学专著《诸病源候论》。

〔2〕 成词松,诸毅晖.《诸病源候论》经络病机窥略[J].成都中医药大学学报,2005,28(2):3-6.

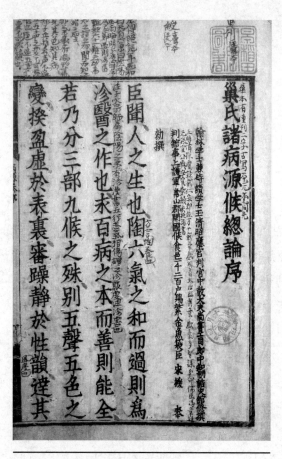

▲ 图17 《诸病源候论》书影

巢氏諸病源候總論序

勅撰

臣聞人之生也，陶六氣之和而過則爲沴，醫之作也，末百病之本而善則能全。若乃分三部九候之殊別，五聲五色之變，揆盈虛於表裏，審躁靜於性韻達其

一、经络运行气血

基于"气血循环、流通经络"，巢元方进一步阐明经络为运行气血的通路。

或从气行。如"肺主气，气之所行，循经络，荣脏腑（《卷二·风气候》)"，"而气之行，循环脏腑，流通经络（《卷十三·上气肿候》)"；

或从血行。如"心主血，血之行身，通遍经络，循环腑脏（《卷十四·血淋候》)"，"夫血外行经络，内荣腑脏（《卷三十九·吐血候》)"，"心主血脉，血荣于脏腑，通于经络（《卷三十九·口舌出血

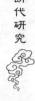

候》)”，“血之行，内在腑脏，外通经络（《卷三十九·汗血候》)”，“心主血，血之行身，通遍经络，循环腑脏（《卷四十九·血淋候》)”；

或兼气血。如“夫气血循行经络，周而复始，皆有常度（《卷十三·奔气候》)”，“血之随气，循环经络，通行脏腑，常无停积（《卷十七·血痢候》)”，“凡血与气，内荣腑脏，外循经络，相随而行于身，周而复始（《卷二十九·鼻衄候》)”，“血之与气，相随而行，内荣腑脏，外循经络（《卷二十九·鼻衄不止候》)”，“五脏皆禀血气，血气和调，则循环经络，不涩不散（《卷三十九·鼻衄候》)”，“肺主气，心主血脉，而血气通荣腑脏、遍循经络（《卷四十三·产后心虚候》)”等。

同时，还认为经络气血调和，是抵御病邪、维护健康的关键。如“人之经络，循环于身，左右表里皆周遍。若气血调和，不生虚实，邪不能伤（《卷三十九·左胁痛如刀刺候》)”等记载。

❧ 二、 经络损伤与病理 ❧

多种原因可以导致经络损伤，经络损伤是各种疾病的重要病理环节。

首先，经络依赖于气血的濡养，若脾胃虚弱、气血生成不足，或大病之后、气血过度减耗，或攻伐治疗、气血津液过失，都可以导致经络损伤等。如“人以胃气养于肌肉经络也。胃若衰损，其气不实，经脉虚，则筋肉懈惰（《卷一·风弹曳[1]候》)”，“大病者，中风、伤寒、热劳、温疟之类是也。此病之后，血气减耗，脏腑未和，使之虚乏不足。虚乏不足，则经络受邪，随其所犯，变成诸病（《卷三·诸大病后虚不足候》)”，“其人血气先虚，复为虚邪所中，发汗、吐、下之后，经络损伤，阴阳竭绝，热邪始散，真气尚少，五脏犹虚，谷神未复，无津液以荣养，故虚羸而生病焉（《卷八·伤寒病后虚羸候》)”等。

其次，虚劳体质、过度劳伤，甚至严重咳嗽，都可能导致经络损伤。如“虚劳之人，阴阳伤损，血气凝涩，不能宣通经络，故积聚于内也

---

〔1〕 弹曳（朵意）：形容中风病人拖着下垂无力的患肢行动。

（《卷三·虚劳积聚候》）"，"劳伤之人，阴阳俱虚，经络脉涩，血气不利。若遇风邪与正气相搏，逢寒则身体痛，值热则皮肤痒（《卷三·虚劳体痛候》）"，"劳损于肾，动伤经络，又为风冷所侵，血气击搏，故腰痛也（《卷五·腰痛不得俯仰候》）"，"咳嗽极甚，伤于经络，血液蕴结，故有脓血（《卷十四·久咳嗽脓血候》）"等。

此外，还有金疮、服药石、饮酒等。如"夫金疮，多伤经络，去血损气（《卷三十六·金疮因交接血惊出候》）"，"夫金疮失血，则经络空竭，津液不足，肾脏虚燥，故渴也（《卷三十六·金疮渴候》）"，"金刃中于经络者，下血必多，腑脏空虚，津液竭少，无血气荣养，故须补之（《卷三十六·金疮下血虚竭候》）"等。金疮可以直接损伤经络，并导致出血，失血过多又可以进一步导致经络空竭，出现继发性证候。

而两晋以后，服石之风盛行，导致的副作用也很多，也可以损伤经络。如"夫服散之人，若将适失宜，散动热气，内乘六腑，六腑血气行于经脉，经脉为热所搏，而外有风邪乘之，则石热痈结，血气痞涩，而成痈肿（《卷六·解散痈肿候》）"。虽然认识到"酒性行诸血脉（《卷二十六·解诸药毒候》）"，但是过量饮酒或者不适当饮酒，也可以导致经络损伤。如"热厥者，酒入于胃，是络脉满而经脉虚（《卷十二·寒热厥候》）"，"饮酒过多，酒毒渍于肠胃，流溢经络，使血脉充满，令人烦毒乱，呕吐无度，乃至累日不醒（《卷二十六·饮酒大醉连日不解候》）"等。而同时服石和饮酒，可以加重损伤，"服散而积饮酒，石因酒势而盛，敷散经络，故烦而发热也（《卷六·解散饮酒发热候》）"。

三、外邪损伤经络

风寒湿毒等病邪，都可以入侵经络，出现多种证候。

1. 风邪入侵

如"其经络虚，遇风邪则伤于筋，使四肢拘挛，不得屈伸（《卷一·风四肢拘挛不得屈伸候》）"，"风邪在经络，搏于阳经，气行则迟，机关缓纵，故令身体手足不随也（《卷一·风身体手足不随候》）"，"肺主气，气之所行，循经络，荣脏腑，而气虚则受风。风之伤气，有冷有热，冷则厥逆，热则烦惋（《卷二·风气候》）"，"八方之风，皆能为邪。邪客于经络，久而不去，与血气相干，则使荣卫不和，淫邪散溢，故面色败，皮肤伤，鼻柱坏，须眉落（《卷二·恶风须眉堕落候》）"，"由风气留其处，疰气随经络沉以内薄，故卫气应乃作（《卷十一·疰病候》）"，"若肺气虚实不调，或暴为风邪所乘，则腑脏不利，经络痞涩，气不宣和，则卒上气也（《卷十三·卒上气候》）"。

除了风邪单独为患，还可以夹寒、夹湿等，或有偏寒、偏湿等。如"风湿痹病之状，或皮肤顽浓，或肌肉酸痛。风寒湿三气杂至，合而成痹。其风湿气多而寒气少者，为风湿痹也。由血气虚，则受风湿，而成此病。久不瘥，入于经络，搏于阳经，亦变令身体手足不随（《卷一·风湿痹候》）"等记载。

2. 热邪入侵

如"夫消渴者……其病变多发痈疽，此坐热气，留于经络不引，血气壅涩，故成痈脓（《卷五·消渴候》）"，"此由热毒气从内而出，循经络攻于手足也。人五脏六腑井荥俞，皆出于手足指，故毒从脏腑而出（《卷八·伤寒毒攻手足候》）"，"人阴阳俱虚，湿毒气与风热相搏，则荣卫涩，荣卫涩则血气不散，血气不散则邪热致壅，随其经络所生而流肿也（《卷八·伤寒毒流肿候》）"，"伤寒病新瘥，津液未复，血气尚虚，若劳动早，更复成病，故劳复也。若言语思虑则劳神，梳头澡洗则劳力，劳则生热，热气乘虚还入经络，故复病也（《卷八·伤寒劳复候》）"，"夫病新瘥者，血气尚虚，津液未复，因即劳动，更成病焉。若言语思虑则劳于神，梳头澡洗则劳于力，未堪劳而强劳之，则生热，热气还经络，复为病者，名曰劳复（《卷九·时气劳复候》）"，"夫热病新瘥，津液未复，血气尚虚，因劳动早，劳则生热，热气乘虚还入经络，故复病（《卷九·热病劳复候》）"，"谓病新瘥，津液未复，血气尚虚，因劳动早，更生于热，热气还入经络，复成病也（《卷十·温病劳复候》）"，"夏月炎热，人冒涉途路，热毒入内，与五脏相并，客邪炽盛，或郁瘀不宣，致阴气卒绝，阳气暴壅，经络不通，故奄然闷绝，谓之暍（《卷二十三·中热候》)"。

3. 水湿入侵

如"流饮者，由饮水多，水流走于肠胃之间，漉漉有声，谓之流饮。遇血气痞涩，经络不行，水不宣通，停聚溢于膀胱之间，即令人短气。将息遇冷，亦能虚胀。久不瘥，结聚而成癖（《卷二十·流饮候》)"，"肾者主水，脾胃俱主土，土性克水。脾与胃合，相为表里。胃为水谷之海，今胃虚不能传化水气，使水气渗溢经络，浸渍腑脏。脾得水湿之气，加之则病，脾病则不能制水，故水气独归于肾。三焦不泻，经脉闭塞，故水气溢于皮肤而令肿也。其状：目里上微肿，如新卧起之状，颈脉动，时咳，股间冷，以手按肿处，随手而起，如物里水之状，口苦舌干，不得正偃，偃则咳清水；不得卧，卧则惊，惊则咳甚；小便黄涩是也（《卷二十一·水肿候》)"，"肾主水，肾虚则水气妄行，不根据经络，停聚结在脐间，小腹肿大，硬如石，故云石水。其候引胁下胀痛，而不喘是也（《卷二十一·石水候》)"，"夫水之病，皆由肾虚所为，肾虚则水流散经络，始溢皮毛。今此毛水者，乃肺家停积之水，流溢于外。肺主皮毛，故余经未伤，皮毛先肿，因名毛水也（《卷二十一·毛水候》)"，"水症者，由经络痞涩，水气停聚，在于腹内，大小肠不利所为也。其病腹内有结块坚强，在两胁间，膨膨胀满，遍身肿，所以谓之水症（《卷二十一·水症候》)"，"水瘕者，由经络痞涩，水气停聚，在于心下，肾经又虚，不能宣利溲便，致令水气结聚，而成形，在于心腹之间，抑按作水声，但欲饮而不用食，遍身虚肿是也（《卷二十一·水瘕候》)"。

4. 毒气入侵

如"夫热病毒攻手足，及人五脏六腑井荥俞皆出于手足指，今毒气从腑脏而出，循于经络，攻于手足，故手足指皆肿赤痛也（《卷九·热病毒攻手足候》)"，"温病九日以上病不除者，或初一经受病即不能相传，或已传三阳讫而不能传于三阴，所以停滞累日，病证不罢，皆由毒气未尽，表里受邪，经络损伤，腑脏俱病也（《卷十·温病九日以上

经络千古裂变——理论演变与临床应用的断代研究

候》)"，"江东、岭南，土地卑下，风湿之气，易伤于人。初得此病，多从下上，所以脚先屈弱，然后毒气循经络，渐入腑脏，腑脏受邪，气便喘满。以其病从脚起，故名脚气（《卷十三·脚气缓弱候》）"，"久脓血痢者，热毒乘经络，血渗肠内，则变为脓血痢。热久不歇，肠胃转虚，故痢久不断，皆变成湿及呕哕也（《卷十七·久脓血痢候》）"。

5. 部分病症，无关经络

尽管巢元方大量引用经络理论分析和阐述病机，但是，也指出部分疾病是不考虑经络理论及其关系。如"百合病者，谓无经络，百脉一宗，悉致病也。多因伤寒虚劳，大病之后不平复，变成斯疾也。其状，意欲食，复不能食，常默默，欲得卧，复不得卧，欲出行，复不能行，饮食或有美时，或有不用饮时。如强健人，而卧不能行，如有寒，复如无寒，如有热，复如无热，口苦，小便赤黄（《卷八·伤寒百合病》）"，"夫有人腹内忽有人声，或学人语而相答。此乃不幸，致生灾变，非关经络腑脏、冷热虚实所为也（《卷十九·腹内有人声候》）"。

巢元方经络病机的发挥，可谓切合临床、符合病症特点。他的学术思想，也得到清代医家徐灵胎的相应。

四、对经典经络理论的引用

《诸病源候论》一方面延续和秉承《内经》学术思想，运用经络理论阐述病因病机，另一方面又有自己的发挥和创见。

1. 对于十二经脉理论的引用，最主要是《灵枢·经脉》。如：卷一中风病"舌强不得语候"中有"脾脉：络胃，夹咽，连舌本，散舌下"；卷十六心腹痛病"心腹相引痛候"有"足太阴是脾之脉，起于足大指之端，上循属脾，络胃；其支脉，复从胃别上注心"，"心腹胀候"有"足少阴肾之经也，其脉起于足小指之下，循行上络膀胱；其直者，从肾上入肺；其支者，从肺出络于心"，"胸胁痛候"有"足少阳胆之经也，其支脉从目兑眦贯目，下行至胸，循胁里"，"足厥阴肝之经也，其脉起足大指丛毛，上循入腹，贯膈，布胁肋"，"足少阴肾之经也，其支脉从肺出，络心，

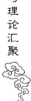

注胸中", "卒苦烦满叉胸胁痛欲死候"有"**手少阳之脉，起小指次指之端，上循入缺盆，布膻中，散络心包**"；卷二十七毛发病"令生髭候"有"**手阳明为大肠之经，其支络缺盆，上颈贯颊，入下齿间**"，"令生眉毛候"有"**足太阳之经，其脉起于目内眦，上额交巅**"；卷二十八目病"目飞血候"有"**足厥阴也，其脉起足大趾之聚毛，入连于目系**"；卷二十九牙齿病"牙齿痛候"有"**手阳明之支脉，入于齿**"；卷三十唇口病"紧唇候"有"**胃为足阳明，其经脉起于鼻，环于唇，其支脉入络于脾**"等记载，其经脉循行的描述与《灵枢·经脉》相一致。

但是，也有与《灵枢·经脉》不尽相同之处。如"**经脉所行，皆起于手足（《卷三·虚劳四肢逆冷候》)**"，"**诸阳之经，尽起于手足，而循行于身体（《卷一·风痹手足不随候》)**"等记载，突出了经脉起于手足四肢的认识，这是《灵枢·经脉》之前的经脉理论模式。而"**肾经流于阴器（《卷四·虚劳阴肿候》)**"，"**足少阴之经，肾之脉也，其气下通于阴；阴，宗脉之所聚，积阴之气也（《卷三十四·癀瘘候》)**"，"**少阴，肾之经，宗脉之所聚，其气通于耳（《卷二十九·耳风聋候》)**"等，在传世文本足少阴肾经的经脉循行和器官联系中不见记载，可能是巢元方依据肾脏功能的发挥，也可能另有所本。

2. 对于奇经八脉理论的引用，主要集中在冲脉和任脉，其他六脉不见引用。如有"**冲任之脉，皆起于胞内，为经络之海（《卷三十七·月水不调候》)**"等，与《灵枢·五音五味》的记载一致。但是还有"**冲脉为阴脉之海，起于关元，关元穴在脐下，随腹直上至咽喉（《卷三·虚劳里急候》)**"等，不见于此前文献的记载，可能是隋代巢元方的发挥或者创见。

3. 对于络脉理论的引用，也不限于《灵枢·经脉》记载，也见有《素问·缪刺论》者，如"**邪客于足太阳之络，令人肩背拘急也（《卷一·风四肢拘挛不得屈伸候》)**"，"**邪客于足太阴之络，令人腰痛引少腹，不可以仰息（《卷五·腰痛候》)**"，"**邪客于足少阳之络，令人胁痛，咳，汗出（《卷五·胁痛候》)**"等；或见有《素问·逆调论》者，如"**夫起居如故，而息有音者，此肺之络脉逆，络脉之气不得随经上下，故留经而不行。此络脉之疾人，故起居如故而息有音（《卷之十三·逆气候》)**"；或者演绎

《素问·缪刺论》"邪客于足少阴之络，令人嗌痛，不可内食"等文字，则有"邪客于足少阴之络，毒气上熏，故咽喉不利，或痛而生疮（《卷七·伤寒咽喉痛候》）"，"邪客于足少阴之络，毒气上熏，攻于咽候，故痛或生疮也（《卷九·时气喉咽痛候》）"，"邪客于足少阴之络，下部脉不通，热气上攻喉咽，故痛或生疮（《卷十·温病咽喉痛候》）"等。

此外，也有将十二经脉中的分支作为络脉者，如"脾之大络，出于舌下（《卷四·虚劳舌肿候》）"，"心主于舌，脾之络脉出于舌下（《卷十二·噤黄候》）"，"心痛而多唾者，停饮乘心之络故也（《卷十六·心痛多唾候》）"，"心痛而不能饮食者，积冷在内，客于脾而乘心络故也（《卷十六·心痛不能饮食候》）"等；并以此阐释病情，如"邪热……客于足阳明之络，故衄血也（《卷九·时气衄血候》）"，"心有支别之络脉，其为风冷所乘，不伤于正经者，亦令心痛（《卷十六·心痛候》）"等。

4. 对于经筋理论的引用，与《灵枢·经筋》的经筋理论内涵基本一致。并运用经筋理论，阐述转筋、结筋，以及筋挛、筋急等病候，如"冷入于足之三阴三阳，则脚筋转；入于手之三阴三阳，则手筋转。随冷所入之筋，筋则转。转者，皆由邪冷之气击动其筋而移转也（《卷二十二·霍乱转筋候》）"，"若血气不足，阴阳虚者，风冷邪气中于筋，随邪所中之筋，筋则转。转者，谓其转动也（《卷二十二·转筋候》）"，"体虚者，风冷之气中之，冷气停积，故结聚，谓之结筋也（《卷二十二·结筋候》）"，"体虚弱，若中风寒，随邪所中之筋则挛急，不可屈伸（《卷二十二·筋急候转筋候》）"，"脚气之病，有挟风毒，风毒则搏于筋，筋为挛（《卷十三·脚气痹挛候》）"等诠释。

除了经筋理论外，巢元方还依据"皮肉筋骨脉"五体学说和"肝主筋"藏象理论，诠释经筋病候。如"此由体虚腠理开，风邪在于筋故也。春遇痹，为筋痹，则筋屈，邪客关机，则使筋挛。足厥阴，肝之经也。肝通主诸筋，王在春。其经络虚，遇风邪则伤于筋，使四肢拘挛，不得屈伸（《卷一·风四肢拘挛不得屈伸候》）"，"风弹曳者，肢体弛缓不收摄也。人以胃气养于肌肉经络也。胃若衰损，其气不实，经脉虚，则筋肉懈惰，故风邪搏于筋而使弹曳也（《卷一·风弹曳候》）"等。

诠释学视角下的经脉理论

　　杨上善(589 年—681 年),隋、初唐时医学家,籍贯不详。开皇十九年(599 年)出家为道士;隋大业年间(605 年—616 年)任太医侍御,精于医术。唐高宗显庆五年(660 年)受诏入朝,弘文馆直学士;仪风元年至调露元年(676 年—679 年)间先后迁太子司议郎、太子洗马;调露二年(680 年)归老于家;第二年卒,享年 93 岁。

　　杨上善曾奉敕注《内经》,著成《黄帝内经太素》30 卷,为分类研究《内经》的第一家。另外,尚著有《黄帝内经明堂类成》,今仅存残本第一卷,名为《黄帝内经明堂》。

　　《黄帝内经太素》(以下简称"《太素》")30 卷,在论述"脏腑"理论(卷六、卷七)之后,又有"经脉"理论 3 卷(卷八、卷九、卷十),然后是"输穴"(卷十一)、"营卫气"(卷十二)、"身度"(卷十三)等理论阐述。不难发现,《太素》有与《甲乙经》类似的理论框架和学术逻辑——"脏腑—经脉—腧穴"的理论体系[1,2]。但是,对经络理论的诠释,杨上善有着自己的理解、思考和阐述。

一、 解构经络理论框架

　　《太素》第 8 ~ 10 卷,分别以"经脉之一""经脉之二""经脉之三"为题,阐述了经脉理论[3]。具体为:

〔1〕 赵京生.《甲乙经》的组织结构与针灸学术意义[J].中医文献杂,2009,27(1):18-22.

〔2〕 张建斌.皇甫谧《针灸甲乙经》学术框架的解构[J].中国针灸,2015,35(1):87-90.

〔3〕 杨上善.黄帝内经太素[M].北京:人民卫生出版社,1965:95-164.

经络千古裂变——理论演变与临床应用的断代研究

第八卷又分为"经脉连环""经脉病解""阳明脉解"3 节,分别阐述十二经脉循环流注(原文也见于《灵枢·经脉》)、六经病候阐释(原文也见于《素问·脉解》)、阳明脉病候阐释(原文也见于《素问·阳明脉解》)。

第九卷又分为"经脉正别""脉行同异""经络别异""十五络脉""经脉皮部"5 节,分别阐述十二经别(原文也见于《灵枢·经别》)、脉行屈折(原文也见于《灵枢·邪客》)和脉动不休(原文也见于《灵枢·动输》)、经脉与络脉的差异(原文也见于《灵枢·经脉》)、十五络脉(原文也见于《灵枢·经脉》)和十二皮部(原文也见于《素问·皮部论》和《素问·经络论》)。

第十卷有又分为"督脉""带脉""阴阳跷脉""任脉""冲脉""阴阳维脉""经脉标本""经脉根结"8 节,前 6 节阐述奇经八脉(原文分别见于:《素问·骨空论》——督脉、《灵枢·经别》和《素问·痿论》——带脉、《灵枢·脉度》《灵枢·寒热病》和《素问·缪刺论》——阴阳跷脉、《灵枢·五音五味》——任脉、《灵枢·逆顺肥瘦》和《素问·举痛论》——冲脉、《素问·刺腰痛》——阴阳维脉);后 2 节阐述了经脉标本(原文也见于《灵枢·卫气》)和经脉根结(原文也见于《灵枢·根结》)。

综上可知,杨上善以经脉为理论核心,从十二经脉、十二经别、奇经八脉、十五络脉、经脉皮部、经脉标本和经脉根结等 7 个方面构建了经脉系统的理论框架结构。其中,有两点值得关注:

首先,突出以"经脉"为主体。虽然在《太素》中大量混用"经络(注释 58 处/全文 112 处)""十二经脉(注释 76 处/全文 92 处)",但是在第八、九、十卷都以"经脉"为名,突出了"经脉"理论的主体地位。"经脉标本""经脉根结"等术语的出现也证实这一点。对于经脉和经络的辨析,杨上善认为"经脉"是十二正经和奇经八脉的合称,如"**十二正经,有八奇经,合二十脉,名为之经 (《太素·十五络脉》)**";而"经络"是经脉和络脉的合称,如"**脉有经脉、络脉 (《太素·经筋》)**""**人之十二经脉、奇经八脉、十五络脉,经络于身…… (《太素·人迎脉口诊》)**"等。依据络脉为经脉的从属概念——"**大络小络,总以十二大脉,以为皮部经纪 (《太素·经脉皮部》)**",经脉和经络在内涵上是一致的。

其次,经筋并不归属于"经脉"或"经络"系统。目前,作为经络系统组成部分的经筋理论,在宋代《圣济总录》针灸门"经脉统论"中归属于十二经脉体系[1]，在高等中医院校《针灸学》第一版教材中得到进一步强化[2]。但是，杨上善时代并没有在"经脉理论"部分阐述，而是放在了《太素》第十三卷"身度"中。对此，杨上善有"**十二经筋与十二经脉，俱禀三阴三阳行于手足，故分为十二。但十二经脉主于血气，内营五脏六腑，外营头身四肢。十二经筋内行胸腹郭中，不入五脏六腑。脉有经脉、络脉，筋有大筋、小筋、膜筋。十二经筋起处与十二经脉流注并起于四末，然所起处有同有别（《太素·经筋》）**"的解释。经脉和经筋在脏腑络属、气血流注等方面都存在巨大差异，因此并非一个体系。这一点，与《甲乙经》的学术界定也类似[3]。

二、 经脉术语辨析

基于对经络理论的独特理解和认识，杨上善构建了一些与经脉理论相关的术语，表达了经脉理论框架下的特定概念和内涵。

1. 经脉连环

"经脉连环"是《太素》第八卷第一节的题名，此节完整记述了十二经脉的内容。按照《太素》文例，杨上善应当在第八卷开始部分，对"经脉连环"有一个完整解释。可惜，目前各版本《太素》的这一部分原文已缺，只是萧延平按《灵枢》卷十"经脉"和《甲乙经》卷二第一上的文字进行了补充[4]。我们从《太素》其他文字中，推测杨上善对"经脉连环"的界定：即突出了十二经脉相互连接、环流相扣的学术范式。

"经脉连环"是血气环流的诠释。杨上善对"血气环流"有"**手之六阴，从手至胸，属脏络腑，各长三尺五寸。手之六阳，从手至头，属腑络脏，各长五尺。足之六阴，从足至胸，属脏络腑，各长六尺五寸。足之六阳，从足至头，属腑络脏，各长八尺。此手足十二之脉，当经血气上下环流也（《太素·十二水》）**"的注解，即是对十二经脉形态上首尾

〔1〕 赵佶主编.圣济总录[M].北京：人民卫生出版社,1962：3127-3174.
〔2〕 南京中医学院针灸教研组.针灸学讲义[M].北京：人民卫生出版社,1961：3-4.
〔3〕 张建斌.皇甫谧《针灸甲乙经》学术框架的解构[J].中国针灸,2015,35（1）：87-90.
〔4〕 杨上善.黄帝内经太素[M].北京：人民卫生出版社,1965：95-164.

经络千古裂变——理论演变与临床应用的断代研究

相连和功能上运行营血的高度概括。

2. 经脉正别

"经脉正别"是《太素》第九卷第一节的题名,记述了"十二经别"的内容。其中,六阳经别以"正"命名,六阴经别以"别"命名,故以"经脉正别"作为篇名。杨上善不仅有"**十二大经复有正别。正,谓六阳大经别行,还合府经。别,谓六阴大经别行,合于府经,不还本经,故名为别(《太素·经脉正别》)**"的注解;而且还注意到"**足少阴、足厥阴虽称为正,生别经不还本经也,唯此二阴为正,余阴皆别。或以诸阴为正者,黄帝以后撰集之人,以二本莫定,故前后时有称或,有言一曰,皆是不定之说(《太素·经脉正别》)**"。古文本文献的传承和变异,可能是导致多重解释的原因,"不定""存疑"成为严谨学者的选择。

十二经别是十二经脉的特殊部分,表达了十二经脉"离""合""出""入"及其所处的规律,而是否入还本经,成为"阴别"和"阳正"的区分。"经脉正别"突出和强调了这一点。因此,"经脉正别"是十二经脉理论的补充和完善,应当是与"十二经脉"同级别的概念术语。

3. 经络别异

"经络别异"是《太素》卷九"经脉第二"第三节的题名,杨上善以此汇集《灵枢·经脉》的部分文字,详细阐述了经脉和络脉的差异。

尽管经脉和络脉存在差异,但是络脉是经脉的分支,其本质上当属同一概念。故杨上善有"**十五络脉从经脉生,谓之子也(《太素·气穴》)**"的阐述。因此,络脉当又从属于经脉。对于两者的差异,杨上善有"**经脉不见,若候其虚实,当诊寸口可知之也。络脉横居,五色可见,即目观之,以知虚实也(《太素·经络别异》)**"的区分,两者从不同侧面表现了人体的生理病理变化。通过络脉的变化,可以帮助分析和判断十二经脉的病变。

4. 经脉皮部

以"经脉皮部"为题,杨上善汇集了《素问·皮部论》和《素问·经络论》的文字,阐述了"经脉""络脉""皮部"的关系:即有"**皮部,十二络**

之以十二经上之，以皮分十二部，以取其病，故曰皮有部也（《太素·经脉皮部》）"，"大络小络，总以十二大脉，以为皮部经纪（《太素·经脉皮部》）"等相关系列论述。

"皮""肉""筋""骨""脉"是古代解剖学中五种组织的分类，皮肤作为其中一类，分布于体表。皮肤的变化，是肉眼最容易发现的；而最常见的变化，又以血络变化为多。故在《内经》"欲知皮部，以经脉为纪"的学术基础上，杨上善有"十二经皮部络，皆以此为例也（《太素·经脉皮部》）"的进一步阐述。

5. 经脉标本与经脉根结

在经脉系统的最后部分，杨上善汇集了《灵枢·卫气》和《灵枢·根结》的内容，分别阐述了经脉标本和经脉根结的内容。

在"经脉标本"节中，指出"夫阴阳之气在于身也，即有标有本，有虚有实，有所历之处也（《太素·经脉标本》）"。在经脉理论中，标和本是上下相隔的两个不同部位，但同时又存在密切的关系，尤其是当病理状态下，两个远隔部位之间的病候存在联动和相关；或者在一处针灸治疗而影响另一处时，经脉标本的临床意义和价值就凸显，故杨上善有"十二经脉有阴有阳，能知十二经脉标本所在，则知邪入病生所由也（《太素·经脉标本》）"等进一步诠释。由此可见，杨上善基于标本理论的部位特点及其上下两个部位之间在病理生理上的相关性进行阐释，展现了该理论的临床应用价值。

在"经脉根结"节中，指出了"根结是脏腑之要（《太素·经脉根结》）"。杨上善将"根结"与"经脉标本"中的本和标的部位进行了比较，指出了两者之间的异同，即"太阳根结与标本同，唯从至阴上跟上五寸为本有异耳"、阳明"与标本终始同也"、少阳"亦与标本同也"、太阴"与标本不同"、少阴"少阴先出涌泉为根，行至踝下二寸中为本，上行至结喉上廉泉为结，上至舌本及肾输为标，有此不同也"、厥阴"先出大敦为根，行至行间上五寸所为本，行至玉英膻中为结，后至肝输为标，有此不同也"，强调掌握了根结理论就是守住了阴阳之纲纪、病症之扼要。另一方面，在"根留注入"部分，杨上善也与五输穴等理论进行比较,注意到了"根留注入"理论与《本输》《明堂流注》等五输穴理论存在一定的相似性和差异性。

6. 自生脉与自出经

杨上善在论述"心手少阴之脉"的时候,首次提出了"自生脉""自出经"的概念术语,即有"**十二经脉之中,余十一经脉及手太阳经,皆起于别处,来入脏腑。此少阴经起自心中,何以然者? 以其心神是五神之主,能自生脉,不因余处生脉来入,故自出经也**(《太素·经脉之一》)"。

基于解剖结构上的特殊性,杨上善指出"**肺下悬心之系,名曰心系。余经起于余处,来属脏腑。此经起自心中,还属心系,由是心神最为长也**(《太素·经脉之一》)"。显然,杨上善提出"自生脉""自出经"的概念术语,与"心主血脉""心之包络"等术语一样,也应该有相似的形态结构基础作为支撑。

☁ 三、 经脉作用诠释 ☁

1. 十二经脉"受血各营"

《太素》以"经脉连环"为题引述了《灵枢·经脉》的文字,突出了十二经脉环流的功能。十二经脉最主要的功能,就是"**受血各营**(《太素·十二水》)"。营气从中焦化生,入肺而朝百脉,行于十二经脉,以奉生身。因此,从营气的角度,即是"**营行十二经脉**(《太素·营卫气》)";而从十二经脉的角度,即是"**十二经受血各营**(《太素·十二水》)"。故有"**十二经脉,皆归胃海,水谷胃气环流,遂为气、血、髓、骨之海故也**(《太素·四海合》)"的记载,突出了脾胃中焦为十二经脉之源、气血生成之流、经脉环流之始。其中,"**血,谓十二脉中血也。气,谓十二脉中当经气也**(《太素·四海合》)"的记载,强调了十二经脉受气血而运行的内涵。

基于"十二经受血各营"的学术认识,于是十二经脉也就有了"**行营血气,营于三阴三阳,濡润筋骨,利关节也**(《太素·五脏命分》)"的功能表述;也有了"**行诸血气,营于阴阳,濡于筋骨,利诸关节,理身者,谓经脉**(《太素·经脉正别》)"的经脉定义。

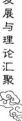

杨上善进一步指出,可以通过寸口脉诊察十二经脉之气,即"**于寸关尺三部之中,循十二经之脉（《太素·四时脉诊》)**","**气口独主五脏六腑、十二经脉等气也（《太素·人迎脉口诊》)**","**按寸口得五脏六腑、十二经脉之气,以知善恶（《太素·阴阳》)**"。但是,相对于独取寸口更加古老的人迎寸口比较脉法,杨上善同样重视,"**欲知经脉为终始者,可持脉口人迎动脉,则知十二经脉终始阴阳之气有余不足也（《太素·人迎脉口诊》)**"。

2. 经脉"行处求病"

十二经脉理论最主要的作用之一是"处百病"。以临床病候为视角,杨上善诠释经络理论的临床价值:"**风寒暑湿,百端奇异,侵经络为病,万类千殊,故不可胜数也（《太素·经脉根结》)**。"各种病邪,可以导致经络受病,出现万绪之病状。换而言之,万绪之病状,也可以归之于一定之经络。基于这一思想,杨上善提出"**循其行处,以求其病（《太素·经脉皮部》)**",即依据经脉循行所到之处,而探索病状、病象、病理。

首先,经脉受邪而发病。"**十二经脉,阴阳六种不同,生病固亦多也（《太素·脏腑气液》)**",杨上善将病证的原因分成内、外两大类,"**人之生病,莫不内因怒喜思忧恐等五志,外因阴阳寒暑,以发于气而生百病（《太素·九气》)**"。尽管病因不同,导致的病症可以林林总总,但总可以凭借经脉理论,把握万类千殊之病症。概而言之,"**风寒暑湿虚邪外入腠理,则六阳之脉受之。饮食男女不节,则六阴受之⋯⋯六阳受于外邪,传入六腑;六阴受于内邪,传入五脏也（《太素·脏腑气液》)**"。

其次,据候察病定经脉。临床"**根据九候察病,定须先知十二经脉及诸络脉行所在,然后取于九候,候诸病脉（《太素·诊候之一》)**";然后区分"**正经自病**"或者是"**他经为病**",如果"**阴阳虚实,相移相倾**"则他经为病;如果"**不中他邪**"则"**当经自受邪气为病,不因他经作盛虚（《太素·经脉连环》)**"。

第三,依病所在而施治。诊察病证所在部位,是进行施治的前提,即"**候病所在,以行疗法（《太素·顺养》)**",杨长善强调了对病证部位的确定。"**以诊候知病源已,然后命诸针艾汤药等法疗诸病（《太素·阴**

阳》）"，提示了无论针灸还是汤药,都要对包括病证部位在内的各种病源进行判断和界定。

3. 冲脉管十二经脉

杨上善在阐述"四海"理论时指出"**冲脉管十二经脉（《灵枢·四海合》）**"。《太素·冲脉》进一步强调:冲脉即是"**血海**""**五脏六腑、十二经脉之海**",并且定位于"**脐下肾间动气……是十二经脉根本（《太素·冲脉》）**"。由此当知,"**冲脉起于胞中,为经脉海。当知冲脉从动气生,上下行者为冲脉也（《太素·冲脉》）**"。《太素·任脉》进一步强调,"**十二经脉、奇经八脉、十五络脉、皮部诸络,皆以任冲二脉血气为大,故为海（《太素·任脉》）**",整个经脉系统皆以"**任冲脉血气**"为大、为海。

在临床病候的认识和诊治中,杨上善也重视"冲脉为经脉之海"的指导。如对于"痿证",杨上善有"**阳明胃脉,胃主水谷,流出血气,以资五脏六腑,如海之资,故阳明称海。从于脏腑流出,行二十八脉,皆归冲脉,故称冲脉为经脉之海（《太素·五脏痿》）**"等诠释。再如"毫毛须发"等,则有"**任冲之血独盛,则澹聚渗入皮肤,生豪及毛。毛,即须发及身毛也（《太素·任脉》）**","**妇人气多血少,任冲少血,故不得营口以生豪毛也（《太素·任脉》）**"等阐述。

由此可见,基于脐下肾间动气,冲脉起于胞中;同时入里走五脏六腑,出表走肌肤腠理。故冲脉为"十二经脉之海""血海""亦表亦里"。

杨上善撰注《太素》,将《素问》《灵枢》经文分类编次并予以注释,初步构成了中医理论体系的雏形,其所具有的原创性思维对中医理论体系框架的形成做出了杰出贡献[1]。其中,对于经络理论体系和结构,有着自己的认识和界定:主要以十二经脉为核心,十二经别、十五络脉、皮部、根结、标本等为归属,奇经八脉为附翼,构成了十二经脉系统。十二经筋与十二经脉有着本质的区分,故而归属于"身度"部分。杨上善对经络理论体系的结构和部分概念的诠释,现今的经络体系与之存在明显差异,对于我们研究经络理论的本质内涵和学术源流,提供了早期的范式。

---

〔1〕 钱会南.《黄帝内经太素》在中医理论体系框架形成中的作用[J].安徽中医药大学学报,2014,33（1）:1-3.

第二章 汉末晋唐：多元发展与理论汇聚

第六节

以脏腑为视角的经脉理论

孙思邈(581 年—682 年),唐朝京兆华原(现陕西铜川市耀州区)人,唐代医药学家,被后人誉为"药王"。隋开皇元年(541 年)至唐永淳元年(682 年)在世,享年 102 岁。

孙思邈一生勤于著书,其中以《备急千金要方》(约 652 年成书)、《千金翼方》(约 682 年成书)影响最大,两部巨著 60 卷,药方论 6500 首。两书是唐及其唐代以前医药学成就的系统总结,被誉为我国最早的一部临床医学百科全书,对后世医学的发展影响很深远。孙思邈汲取《内经》关于脏腑的学说,在《备急千金要方》中第一次完整地提出了以脏腑寒热虚实为中心的杂病分类辨治法;在整理和研究张仲景《伤寒论》方面,创立了从方、证、治三方面研究的方法,开后世以方类证的先河。

一、以脏腑理论为视角

孙思邈重视经脉理论,多次提出要熟悉和掌握经脉理论。如"**凡欲为大医,必须谙《素问》《甲乙黄帝针经》《明堂流注》《十二经脉》……(《备急千金要方·卷一·大医习业第一》)**","**凡欲和汤合药,针灸之法,宜应精思。必通十二经脉,知三百六十孔穴,荣卫气行,知病所在,宜治之法,不可不通……(《备急千金要方·卷一·治病略例第三》)**"。

但是,在《备急千金要方》和《千金翼方》中,是以脏腑立场,阐述经脉理论。孙思邈认为,经脉来自于脏腑而出于手足,故有"**脏腑之脉(《备急千金要方·卷二十九·明堂三人图第一》)**"的论述。"脏腑之脉"提

经络千古裂变——理论演变与临床应用的断代研究

示了经脉的本质与脏腑有关,是属于脏腑的外络部分。脏腑之脉的内涵,至少包括以下几个方面:①脏或腑是主角、是根本;②脏腑之气出于四肢手足和背腹,为经脉的实质;③四肢五输穴和背部背俞穴、腹部募穴,通过经脉的联系,与脏腑相关;④脏腑—经脉—腧穴,具有一体化趋势。

1. 以脏腑为立场,重五脏六腑

孙思邈对于人体躯体的组织结构,有一个总体认识,即"**夫人禀天地而生,故内有五脏六腑、精气骨髓筋脉;外有四肢九窍、皮毛爪齿、咽喉唇舌、肛门胞囊(《备急千金要方·卷十一·肝脏脉论第一》)**"。相对而言,内脏的重要性是不言而喻的,尤其是五脏六腑,故而《备急千金要方》第11~20卷,就是讨论五脏六腑的。《备急千金要方》第十一卷"肝脏",即有"**此之中帙,卷卷皆备述五脏六腑等血脉根源、循环流注与九窍应会处所,并论五脏六腑等轻重、大小、长短、阔狭、受盛多少。仍列对治方法,丸散酒煎、汤膏摩熨、及灸针孔穴,并穷于此矣(《备急千金要方·卷十一·肝脏脉论第一》)**"的记载,充分提示了五脏六腑是孙思邈立论之基础、诊治之前提。而《备急千金要方》第十一卷"肝脏"的第一篇第一段"论曰",也可以认为是这些论述的总纲。

纵观《备急千金要方》第11~20卷全文,分别以"肝脏""胆腑""心脏""小肠腑""脾脏""胃腑""肺脏""大肠腑""肾脏""膀胱腑"为题进行论述。其列举顺序与王叔和《脉经》第六卷整理十一经脉病证相一致,即体现了木("肝脏""胆腑")—火("心脏""小肠腑")—土("脾脏""胃腑")—金("肺脏""大肠腑")—水("肾脏""膀胱腑")的五行原则。其中,"心主"在"心脏"一节讨论,"三焦"在"膀胱腑"一节讨论。

不仅是从正常人体生理结构的视角,而且还从临床疾病诊疗的视角,推崇五脏六腑理论。孙思邈认为,"**夫病源所起,本於脏腑(《备急千金要方·卷二十九·明堂三人图第一》)**",而临床诊治疾病"**夫欲理病,先察其源,候其病机(《备急千金要方论·卷一·论诊候第四》)**",从五脏六腑的视角来探索疾病的源头,成为临床必然之思维,因此也开中医脏腑辨证施治之先河[1]。

〔1〕 甘均权.孙思邈的医学成就及其对后世的影响[J].广西中医药,1984,(2):7-9.

2. 以脏腑为视角，述经脉理论

正是认识到五脏六腑是经脉之根源，因此，孙思邈在《备急千金要方》第11～20卷，分别以脏腑名为题，论述相关脏或腑和对应的经脉。各卷第一节，就分别有对应的"肝脏脉论""胆腑脉论""心藏脉论""小肠腑脉""脾脏脉论""胃腑脉论""肺脏脉论""大肠腑脉论""肾脏脉论""膀胱腑脉论"和"三焦脉论"的论述。呼应了"脏腑之脉"的学术思想，突出了脏腑的医学价值，省却了"手足""阴阳"的名称信息。

进一步研究可以发现，在脏腑脉论的标题下，内容也是多方面的。如：以第十一卷"肝脏"中第一篇"肝脏脉论"为例，除了汇总肝脏病症外，先叙述了肝脏脉证，然后叙述表里经脉（足少阳）之"其脉根本""其筋""其脉〔1〕""足少阳之别"，以及本经的"足厥阴之脉""足厥阴之别""足厥阴之筋"等。

由此可见，孙思邈已经在"脏腑理论"的框架下，构建了"脏腑之脉"的理论逻辑，包括了脉证和经脉理论两个方面。这种学术方式与"仓公脉学"的内涵是一脉相承的。

而对于"脏腑之脉"有出于"手足"和"背腹"的认识，在《千金翼方》"三阴三阳流注法"（图18）一节中，表现得更加明确：

"……上五脏六腑，三阴三阳十二经脉，脏腑出井流荥，注俞过原，行经入合，募前后法。假令肺手太阴为脏，出于少商为井，流于鱼际为荥，注于大泉为俞，过于列缺为原，行于经渠为经，入于尺泽为合，募在中府，俞在第三椎。他皆仿此（《千金翼方·二十六卷·三阴三阳流注法》）。"

具体即有：

"肺手太阴　少商　鱼际　太泉　列缺　经渠　尺泽　募中府　俞三椎

大肠手阳明　商阳　二间　三间　合谷　阳溪　曲池　募天枢　俞十六椎

心主手厥阴　中冲　劳宫　大陵　内关　间使　曲泽　募巨阙　俞五椎

心手少阴　少冲　少府　神门　通里　灵道　少海

---

〔1〕　其脉：这里"其脉"指"足少阳脉"，但是孙思邈在"肝脏脉论"中只有足少阳脉的循行部分，而没有相应的病候。足少阳脉之病候，在下一卷"胆腑"第一篇"胆腑脉论"中记载。

经络千古裂变——理论演变与临床应用的断代研究

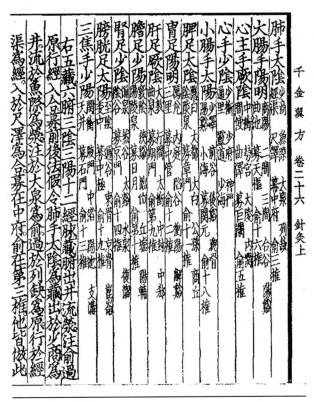

▲ 图18 《千金翼方·卷二十六》书影

小肠手太阳	少泽	前谷	后溪	腕骨	阳溪	小海	募关元	俞十八椎
脾足太阴	隐白	大都	大白	公孙	商丘	阴陵泉	募章门	俞十一椎
胃足阳明	厉兑	内庭	陷谷	冲阳	解溪	三里	募中管[1]	俞十二椎
肝足厥阴	大敦	行间	太冲	中封	中郄	曲泉	募期门	俞第九椎
胆足少阳	窍阴	侠溪	临泣	丘墟	阳辅	阳陵泉	募日月	俞第十椎
肾足少阴	涌泉	然谷	太溪	水泉	复溜	阴谷	募京门	俞十四椎
膀胱足太阳	至阴	通谷	束骨	京骨	昆仑	委中	募中极	俞十九椎
三焦手少阳	关冲	腋门	中渚	阳池	支沟	天井	募石门	俞十三椎"

——《千金翼方·二十六卷·三阴三阳流注法》

上文显示,四肢部的五输穴和背部的背俞穴、腹部的募穴,是五脏六腑出于手足和背腹的部位,这些部位与脏腑的联系即是相应经脉的内涵。

---

〔1〕 中管:即中脘穴。

故孙思邈有"脏腑之脉，并出手足，循环腹背，无所不至（《备急千金要方·卷二十九·明堂三人图第一》）"详细阐述。将相应的腹募穴和背俞穴归入手足三阴三阳，符合"腧穴—经脉—脏腑相关"一致性的原则。此外，手足三阴三阳流注，在四肢都遵循了从远端向心性的顺序，保持了与《灵枢·本输》一致的学术思路。

值得注意的是，孙思邈从脏腑角度论述的经脉理论，并没有出现像《灵枢·经脉》"首尾相接，如环无端"的十二经脉流注模式。而是将十二经脉的内容，分散在各个脏或者腑的框架下进行阐述。并且在脏或腑的框架下，还纳入其标本、根结、经筋、络脉等。

其在处理脏腑经脉表里的时候，采取了与《灵枢·经脉》不一样的学术方式。如：没有将"心主"从心脏中分离出来，独立阐述。在"心脏脉论"中，是将"手心主之别""手心主之脉"与"手少阴之别""手少阴之脉"一起概述。而与之相对，在第20卷"膀胱腑"一章中，除了"膀胱腑脉论第一"外，还有"三焦脉论第四"一节，记载了三焦腑病和"手少阳之脉"的循行、病候等。孙思邈的这一理论设计，也提示了其经脉理论传承，有与《灵枢·经脉》不一样的轨迹，至少更倾向于"十一脉理论模式"的学术轨迹。

二、以临床运用为立场

1. 逐月养胎

孙思邈在《备急千金要方》第二卷"养胎第三"，转载了"徐之才逐月养胎方"（图19）。

具体有：

"妊娠一月，足厥阴脉养，不可针灸其经。足厥阴内属于肝，肝主筋皮及血。一月之时，血行痞涩，不为力事，寝必安静，无令恐畏。"

"妊娠二月，足少阳脉养，不可针灸其经。足少阳内属于胆，主精，二月之时，儿精成于胞里，当慎护惊动也。"

"妊娠三月，手心主脉养，不可针灸其经。手心主内属于心，无悲哀思虑惊动。"

经络千古裂变——理论演变与临床应用的断代研究

徐之才逐月養胎方。

妊娠一月名始胚飲食精熟酸美受御宜食大麥無食腥辛
是謂才正

妊娠一月足厥陰脉養不可針灸其經足厥陰內屬於肝肝
主筋及血一月之時血行否澀不為力事寢必安靜無令恐畏

姙娠一月陰陽新合為胎寒多為痛熱多卒驚舉重腰痛腹
滿胞急卒有所下當預安之宜服烏雌雞湯方

烏雌雞一隻治如食法　茯苓二兩　吳茱萸一升　芍藥
白术三兩　麥門冬五合　人參三兩　阿膠二兩
甘草二兩　生薑三兩

右十味㕮咀以水一斗二升煮雞取汁六升去雞下藥煎
取三升內酒三升并膠烊盡取三升放溫每服一升日三

若曾傷一月胎者當預服補胎湯方。

备急千金要方　卷二　妇人方上

▲ 图19 《备急千金要方·卷二》书影

"妊娠四月，手少阳脉养，不可针灸其经。手少阳内输三焦，四月之时，儿六腑顺成，当静形体、和心志、节饮食。"

"妊娠五月，足太阴脉养，不可针灸其经。足太阴内输于脾，五月之时，儿四肢皆成，无大饥、无甚饱、无食干燥、无自炙热、无劳倦。"

"妊娠六月，足阳明脉养，不可针灸其经。足阳明内属于胃，主其口目，六月之时，儿口目皆成，调五味、食甘美、无大饱。"

"妊娠七月，手太阴脉养，不可针灸其经。手太阴内属于肺，主皮毛，七月之时，儿皮毛已成，无大言、无号哭、无薄衣、无洗浴、无寒饮。"

"妊娠八月，手阳明脉养，不可针灸其经。手阳明内属于大肠，主九窍，八月之时，儿九窍皆成，无食燥物、无辄失食、无忍大起。

"妊娠九月，足少阴脉养，不可针灸其经。足少阴内属于肾，肾主续缕，九月之时，儿脉续缕皆成，无处湿冷，无着炙衣。"

第二章　汉末晋唐：多元发展与理论汇聚

"妊娠十月，五脏俱备，六腑齐通，纳天地气于丹田，故使关节人神皆备，但俟时而生。"

——《备急千金要方·卷二·养胎第三》

徐之才是南北朝时期一代各医，出身于针灸世医。徐氏在前人的基础上，系统阐述了分经养胎的理论和方法，并得到孙思邈的认同和转载，得以流传后世。孙思邈还设置了23首养胎方以及针灸禁忌。

2. 分经辨痈

孙思邈《千金翼方·卷二十三·相五色疽死生法第七》有"肿痈"按脉辨证的记载[1]：

"手心主脉有肿痈，在股胫，六日死，发脓血六十日而死。

胁少阳脉有肿痈，在颈，八日死，发脓血十日死。

腰太阳脉有肿，交脉来于阳明，痈在颈，十日而死，发脓血七日死。

尻太阳脉有肿痈，在足心、少阳脉，八日死，发脓血八十日死。

头阳明脉有肿痈，在尻，六日死，发脓血六十日死。

股太阳脉有肿痈，在足太阳，七十日死，发脓血百日死。

肩太阳、太阴脉有肿痈，在胫，八日死，发脓血四百日死。

足少阳脉有肿痈，在胁，八日死，发脓血六百日死。

手阳明脉有肿痈，在腋渊，一岁死，发脓血二岁死。"

——《千金翼方·卷二十三·相五色疽死生法第七》

3. 分经诊治癫痫

孙思邈在《备急千金要方·卷五·惊痫第三》中记载，癫痫在不同时间的发作与足六经脉有关，并赋予不同经脉的解释。如：

"痫发平旦者，在足少阳；晨朝发者，在足厥阴；日中发者，在足太阳；黄昏发者，在足太阴；人定[2]发者，在足阳明；夜半发者，在足少阴。

---

〔1〕 孙思邈.千金翼方[M].北京:人民卫生出版社,1955:276.

〔2〕 人定：指夜深，人已停止活动、安歇睡眠了，又名定昏、黄夜等，相当于夜里21—23时。

经络千古裂变——理论演变与临床应用的断代研究

上痫发时病所在，视其发早晚，灸其所也。"

——《备急千金要方·卷五·惊痫第三》

《备急千金要方·卷五·惊痫第三》还记载了"五脏痫"的证候，以及选择相关表里经腧穴灸治。如：

"肝痫之为病：面青，目反视，手足摇。灸足少阳、厥阴各三壮。

心痫之为病：面赤，心下有热，短气，息微数。灸心下第二肋端宛宛中，此为巨阙也；又灸手心主及少阴各三壮。

脾痫之为病，面黄腹大，喜痫。灸胃脘三壮，挟胃脘旁灸二壮，足阳明、太阴各二壮。

肺痫之为病，面目白，口沫出。灸肺俞三壮；又灸手阳明、太阴各二壮。

肾痫之为病，面黑，正直视不摇如尸状。灸心下二寸二分三壮；又灸肘中动脉各二壮；又灸足太阳、少阴各二壮。

膈痫之为病：目反，四肢不举。灸风府；又灸顶上、鼻人中、下唇承浆，皆随年壮。

肠痫之为病：不动摇。灸两承山；又灸足心、两手劳宫；又灸两耳后完骨，各随年壮；又灸脐中五十壮。

上五脏痫证候。"

4. 五脏疟分经论治

孙思邈在《备急千金要方》有五脏疟分经诊治的记载："肝疟，刺足厥阴见血。心疟，刺手少阴。脾疟，刺足太阴。肺疟，刺手太阴、阳明。肾疟，刺足少阴、太阳。胃疟，刺足太阴、阳明横脉出血（《备急千金要方·卷十·温疟第六》）。"在此基础上，《千金翼方》进一步有五脏疟证候与四肢经脉诊治的论述[1]。如：

"肝疟，令人色苍苍然，太息，其状若死，刺足厥阴，见血。

心疟，令人心烦，甚欲得清水，寒多，不甚热，刺手[2]少阴，是谓神门。

---

〔1〕 孙思邈.千金翼方[M].北京：人民卫生出版社,1955:201.
〔2〕 手：底本为"足"，按体例和医理当作"手"，即"手少阴"。

脾疟，令人病寒，腹中痛，热则肠中鸣，鸣已汗出，刺足太阴。

肺疟，令人心寒，甚热，间善惊，如有见者，刺手太阴、阳明。

肾疟，令人凄凄，腰脊痛，宛转大便难，目眴眴然，手足寒，刺足太阳、少阴。

胃疟，令人且病寒，善饥而不能食，支满腹大，刺足阳明、太阴横脉出血。"

——《千金翼方·卷第十八·疟第二》

经脉阴阳，各随其类

王焘(约670年—755年)，唐时郿县(今陕西省眉县)人。王氏家族世代为官，家族的影响，对王焘走向医学道路和取得巨大成绩是分不开的。"**余幼多疾病，长好医术，遭逢有道，遂蹑亨衢，七登南宫，两拜东掖，便繁台阁二十余载，久知弘文馆图籍方书等，由是观奥升堂，皆探其秘要（《外台秘要》自序）。**"向医术高明的医生学习和请教、在国家图书馆("弘文馆")大量阅读图籍文献，王焘迅速成才并大量积累医学知识；一边为官，一边行医，也为王焘编撰医著提供了实践的依据。

752年，王焘编撰《外台秘要》书成。《外台秘要》共四十卷1104门，囊括了伤寒、温病、内、外、妇、儿、皮肤等方面论述。除《外台秘要》外，王焘还著有《外台要略》十卷、《外台秘要论乳石方》两卷，此外，《明堂灸法》(或《明堂十二人身图》)《外台伤寒方论》《台秘再集》等亦可能为王焘作品[1]。

《外台秘要》最主要特点之一，就是引用文献资料详实，不仅采录了东汉至唐代的许多医书，也广泛吸收了西域、天竺国等医方，以及佛家医方等而成。据统计[2]，《外台秘要》引用医著多达共有九十余种，除去名异实同者，约71种。尤为可贵的是，所引书目，均一一注明出处。王焘的学术风格，在整理和保存古医书方面，有重要的典范意义。清代医家徐灵胎就充分肯定了王焘的这一贡献："**纂集自汉以来诸方，汇萃成书，而历代之方，于焉大备。……然唐以前之书，赖此以存，其功亦不可泯**

〔1〕 高文铸.《外台秘要方》作者王焘生平著述考[M].天津中医学院学报,1996(2):27-29.

〔2〕 李洪雷.《外台秘要方》文献研究与数字化探讨[D].山东中医药大学硕士研究生学位论文,2004:13.

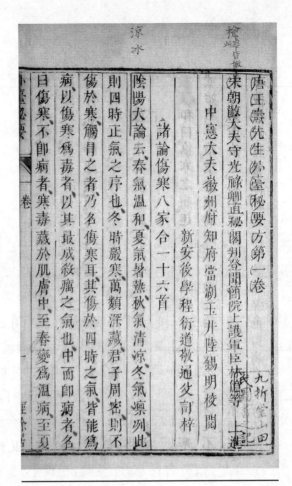

▲ 图20 《外台秘要》书影

（《医学源流论·千金方外台论》）。"

《外台秘要》第三十九卷，即为"明堂灸法"，共分7节："《明堂》序""论邪入皮毛经络风冷热灸法""论疾手足腹背灸之多少及补泻八木火法""不宜灸禁穴及老少加减法""年神傍通并杂忌傍通法""五藏六腑变化流注出入傍通""十二身流注五藏六腑明堂"。其中，王焘首先表达了**"摘孔穴、原经脉、穷万病之所始（《外台秘要·卷三十九·明堂序》）"**的目标和想法，并提出了**"今因十二经而画图，人十二身也。经脉阴阳，各随其类（《外台秘要·卷三十九·明堂序》）"**的学术范式。其次，在"十二身流注五藏六腑明堂"一节，王焘费尽笔墨详细阐述了"十二人身明堂"，并将665个孔穴归属之。其中主要通过"×脏（腑）人"的

经络千古裂变——理论演变与临床应用的断代研究

学术方式,表达十二经脉及其腧穴。通过分析《外台秘要》第三十九卷,可以获知王焘对经络理论的理解、认知和诠释。

一、 以脏腑理论为立场

唐代对于经络理论的理解和诠释,主要通过脏腑经脉和体表经脉两种方式。王焘主要倾向于前者。如在《外台秘要》第三十九卷中有如下记述:

"夫五藏六腑精灵之气,顺脉而出,附经而入,终而复始,如环无端(《外台秘要·卷三十九·论邪入皮毛经络风冷热灸法》)。"

"凡手足内脉,皆是五藏之气所应也;手足外脉,皆是六腑之气所应也。四肢者,身之支干也,其气系于五藏六腑出入(《外台秘要·卷三十九·论疾手足腹背灸之多少及补泻八木火法》)。"

更有:

"五藏经:足厥阴、手少阴、足太阴、手太阴、足少阴。六腑经:足少阳、手太阳、足阳明、手阳明、足太阳、手少阳(《外台秘要·卷三十九·五藏六腑变化流注出入傍通》)。"

并有以"五藏流注傍通""六腑流注傍通"为名,记述五输穴。足以表明,王焘对于经络理论的理解,无不是以五脏六腑为学术起点和视角。

从脏腑的角度,王焘还有"肺藏人"和"大肠腑人","肝藏人"和"胆腑人","脾藏人"和"胃腑人","心藏人"和"小肠腑人","肾藏人"和"膀胱腑人"的表述,体现了他对于脏腑相合关系的认同。其中,"心包络"依附于心脏、"三焦腑"依附膀胱腑,显然,在王焘的视角中,两者可能尚没有建立相合关系,或者是五脏六腑与十二经脉在数量上不统一的另一种理论框架设计。

王焘以"十二人身明堂"名命某脏人、某腑人,把经络、孔穴、脏腑相互连接的关系有机地统一于一体。值得注意的是,王焘记述"十二人身明堂"顺序,与《灵枢·本输》《灵枢·经脉》的顺序都不一样。依次为:"肺藏人""大肠腑人""肝藏人""胆腑人""脾藏人""胃腑人""心藏人""小肠腑人""心包络人""肾藏人""膀胱腑人""三焦腑人"。假如以五脏为考察点,可以发现"肺、大肠→肝、胆→脾、胃→心、小肠、心包络→肾、膀胱、三焦"的顺序,王焘是如何设计和考虑的,尚待进一步探索。

二、 以图文并举为式

《外台秘要》第三十九卷第七节,即为"十二身流注五藏六腑明堂",主要通过"十二人身"表述经络循行及其腧穴归属。如:"**手足十二经,亦皆有俞。手足者,阴阳之交会,血气之流通,外劳肢节,内连藏腑。是以原《明堂》之经,非自古之神解,孰能与于此哉?故立经以言疾之所由,图形以表孔穴之名处……书之与图,不可无也(《外台秘要·卷三十九·明堂序》)。**"图文并举是王焘诠释经络理论的主要方式。

明堂图是古代表述经络穴位理论的一种图像方式。学者靳士英[1]推断,我国明堂图大致出现在晋以后。据《中国医籍考》记载[2],隋代就有多种明堂图,可惜这些图像只留下名称,详细资料已经亡佚。唐初还见有刘宋太医令秦承祖(五世纪)的《明堂图》,以及甄权(540年—643年)于武德中新撰《明堂人形图》、孙思邈(581年—682年)《明堂三人图》。这些明堂图也相继湮没。王焘在继承前人学术方式的基础上,也以图文并举的方式表达他对于经络理论的理解和诠释,即以五脏六腑为立场和视角,绘制了"十二人身明堂图"。虽然王焘绘制的"十二人身明堂图",没有传承下来,但是在《外台秘要》一书中,留下了绘图的方法和依据:

"**今依准《甲乙》正经,人长七尺五寸之身(《千金方》云七尺六寸四分)。今半之,以为图。人长三尺七寸五分(《千金方》云三尺八寸二分)。其孔穴相去亦半之,五分为寸。其尺用古尺,其十二经脉皆以五色作之,奇经八脉并以绿色标记。诸家并以三人为图。今因十二经而画图,人十二身也。经脉阴阳,各随其类。……其穴墨点者,禁之不宜灸;朱点者,灸病为良。其注于《明堂图》,人并可览之(《外台秘要·卷三十九·明堂序》)。**"

〔1〕 靳士英.我国古代明堂图的优良传统[J].广州中医学院学报,1991,(1):46-50.
〔2〕 丹波元胤.中国医籍考[M].北京:人民卫生出版社,1956:236-260.

经络千古裂变——理论演变与临床应用的断代研究

王焘"十二人身明堂图",是以骨度为依据、按 1/2 的比例进行绘制的。其中,还以不同颜色表述十二经脉、奇经八脉及其腧穴。其中,以"五色"表达十二经脉,以"绿色"标记奇经八脉,用墨色表示禁灸腧穴,用红色表示治疗用穴。可惜,这"十二人身明堂图"也在传世中亡佚。当代有学者[1]试图复绘王焘"十二身流注五脏六腑明堂"。

～ 三、 以脉俞会合切入 ～

王焘《外台秘要》共收录腧穴 665 个,包括双穴 308 个、单穴 49 个,总穴数突破了《甲乙经》649 穴。主要在《甲乙经》基础上增加了后腋、转谷、饮郄、应突、胁堂、旁庭、始素及膏肓俞 8 个双穴。其中,前 7 个腧穴出处不详,后世医家也鲜有记述;而"无所不治"的膏肓俞,则出自《备急千金要方》卷三十。王焘基于"脉俞会合"的原理、"以经统穴"的方式,进一步完善腧穴归经。

王焘绘制"十二人身明堂图",将 665 个腧穴分布于十二人身之十二经脉,主要表达腧穴归经,以便进一步指导临床应用。故有"**手足十二经,亦皆有俞……有经而无图则不能明脉俞之会合、有图而无经则不能论百疾之要也(《外台秘要·卷三十九·明堂序》)**"。对于腧穴的归经,王焘有着独特的框架设计和理论安排。

首先,基于五脏六腑流注表达五输穴及其他四肢部腧穴的归经。《甲乙经》是王焘写作"明堂灸经"的主要依据,《甲乙经》第三卷在列举四肢部腧穴的时候,由"**黄帝问曰:愿闻五脏六腑所出之处? 岐伯对曰:五脏五俞,五五二十五俞;六腑六俞,六六三十六俞。经脉十二,络脉十五,凡二十七气上下行。所出为井,所溜为荥,所注为俞,所过为原,所行为经,所入为合。别而言之,则所注为俞;总而言之,则手太阴井也,荥也,原也,经也,合也,皆为之俞。非此六者,谓之间**"的问答开始。对照《外台秘要》第三十九卷第七节"十二身流注五藏六腑明堂",体现了与《甲乙经》"四肢分经"一致的学术思路,即从各经位于四

---

〔1〕 孙忠年.复绘王焘"十二身流注五脏六腑明堂"考[J].针灸临床杂志,1998,14(9):51-54.

肢末端的井穴开始,向心性依序记载各经位于四肢部的腧穴名称和主治。

其次,结合分部划线,对头面躯干部腧穴进行归经。头面躯干部的腧穴,有一部分《甲乙经》只有"脉气所发""……脉会"等表述,王焘依据"经脉所会""脉气所发"进行了腧穴归经的界定;另外一部分《甲乙经》没有表述与脉关系的腧穴,按照纵行线进行归经。此外,对于前后正中线上的腧穴,王焘依据部分和十二经脉的关系,分别归属于肾经和膀胱经。

《外台秘要》记述腧穴的方式,即先明腧穴归属经脉、次论定位取穴方法、再详述各穴主治病证、后述施灸壮数,为唐代以后乃至当代表述腧穴内涵的主要模式,也足见《外台秘要》的学术影响。

四、以经统穴与腧穴归经

《外台秘要》665 穴的归经分布规律是:第一肺脏人孔穴 18 个;第二大肠腑人孔穴 45 个(其中单穴 3 个,双穴 21 个);第三肝脏人孔穴 22 个;第四胆腑人孔穴 104 个;第五脾脏人孔穴 48 个;第六胃腑人孔穴 93 个(其中单穴 1 个);第七心脏人孔穴 16 个;第八小肠府人孔穴 26 个;第九心包络人孔穴 16 个;第十肾脏人孔穴 77 个(其中单穴 23 个);第十一膀胱腑人孔穴 144 个(其中单穴 22 个,双穴 61 个);第十二三焦腑人孔穴 56 个。

具体腧穴如下:

十二人身明堂	腧穴名称(依序列出)	与《腧穴名称与定位》比较
肺藏人一十八穴(9 双穴)	少商、鱼际、太渊、经渠、列缺、孔最、尺泽、侠白、天府	少云门、中府
大肠腑人四十五穴(21 双穴,3 单穴)	商阳、二间、三间、合谷、阳溪、偏历、温溜、下廉、上廉、三里、曲池、肘髎、五里、臂臑、臑会、肩髃、肩髃、巨骨 → 扶突、天鼎→禾髎、水沟、兑端、龈交	少迎香 多臑会、肩髎、龈交、兑端、水沟

十二人身明堂	腧穴名称（依序列出）	与《腧穴名称与定位》比较
肝藏人二十二穴 （11 双穴）	大敦、行间、太冲、中封、蠡沟、中都、膝关、曲泉、阴包、五里、阴廉	少急脉、章门、期门（中都，别名中都）
胆腑人一百四穴 （52 双穴）	窍阴、侠溪、地五会、临泣、丘墟、悬钟、光明、外丘、阳辅、阳交、阳陵泉、阳关、中渎、环跳 → 本神、头维、临泣、目窗、正营、承灵、脑空、风池 → 颅息、悬颅、颔厌、悬厘、阳白、丝竹空、瞳子髎、天冲、蟀谷、曲鬓、浮白、窍阴、完骨 → 渊腋、大包、辄筋、天池、章门、带脉、五枢、京门、维道、居髎 → 后腋、转谷、饮郄、应突、胁堂、旁庭、始素	少风市、肩井、日月、听会、上关 多头维、颅息、丝竹空、大包、天池、章门及后腋、转谷、饮郄、应突、胁堂、旁庭、始素7穴
脾藏人四十八穴 （24 双穴）	隐白、大都、太白、公孙、商丘、漏谷、三阴交、地机、阴陵泉、血海、箕门 → 期门、日月、腹哀、大横、腹结、府舍、冲门 → 云门、中府、周荣、胸乡、天溪、食窦	少大包 多期门、日月、云门、中府
胃腑人九十三穴 （46 双穴，1 单穴）	厉兑、内庭、陷谷、冲阳、解溪、丰隆、巨虚下廉、条口、巨虚上廉、三里、犊鼻、梁丘、阴市、伏兔、髀关 → 承泣、四白、迎香、巨髎、地仓、承浆、颊车、大迎、上关、下关、耳门 → 人迎、水突、气舍、气户、库房、屋翳、膺窗、乳中、乳根、不容、承满、梁门、关门、太一、滑肉门、天枢、外陵、大巨、水道、归来、气冲	少头维、缺盆 多迎香、承浆、上关、耳门
心藏人一十六穴 （8 双穴）	少冲、少府、神门、少阴郄、通里、灵道、少海、极泉	少青灵
小肠腑人二十六穴 （13 双穴）	少泽、前谷、后溪、腕骨、阳谷、养老、支正、小海 → 天窗、秉风、天宗、臑俞 → 睛明	少肩贞、曲垣、肩外俞、肩中俞，天容、颧髎、听宫 多睛明

十二人身明堂	腧穴名称（依序列出）	与《腧穴名称与定位》比较
心包络人一十六穴 （8双穴）	中冲、劳宫、太陵、内关、间使、郄门、曲泽、天泉	少天池1穴
肾藏人七十七穴 （27双穴，23单穴）	涌泉、然谷、太溪、大钟、照海、水泉、复溜、交信、筑宾、阴谷 → 输府、彧中、神藏、灵墟、神封、步郎、幽门、通谷、阴都、石关、商曲、肓俞、中注、四满、气穴、大赫、横骨 → 鸠尾、巨阙、上管、中管、建里、下管、水分、脐中、阴交、气海、石门、关元、中极、曲骨、会阴 → 廉泉、天突、璇玑、华盖、紫宫、玉堂、膻中、中庭	多廉泉至会阴23穴
膀胱腑人一百四十四穴 （60双穴，22单穴，膏肓俞左右）	至阴、通谷、束骨、京骨、申脉、金门、仆参、昆仑、付阳、飞扬、承山、承筋、合阳、委中、委阳、浮郄、殷门、承扶 → 附分、魄户、神堂、噫嘻、膈关、魂门、阳纲、意舍、胃仓、肓门、志室、胞肓、秩边 → 攒竹、曲差、五处、承光、通天、络却、玉枕、天柱、大杼、风门、肺俞、心俞、膈俞、肝俞、胆俞、脾俞、胃俞、三焦俞、肾俞、大肠俞、小肠俞、膀胱俞、中膂内俞、白环俞、上髎、次髎、中髎、下髎、会阳 → 素髎、神庭、上星、囟会、前项、百会、后项、强间、脑户、风府、喑门、大椎、陶道、身柱、神道、至阳、筋缩、脊中、悬枢、命门、腰俞、长强 → 膏肓俞	少睛明、眉冲、厥阴俞、督俞、气海俞、关元俞 多从素髎俞至长强22穴
三焦腑人五十六穴 （28双穴）	关冲、腋门、中渚、阳池、外关、支沟、会宗、三阳络、四渎、天井、清冷渊、消泺 → 和髎、听会、听宫、角孙、瘈脉、翳风、天牖、天容 → 颧髎、肩井、天髎、肩贞、肩外俞、肩中俞、曲垣、缺盆	少臑会、肩髎，丝竹空、耳门、颅息 多听会、听宫、天容、颧髎、肩井、肩贞、肩中俞、肩外俞、曲垣、缺盆

经络千古裂变——理论演变与临床应用的断代研究

126

王焘腧穴归经的特色有:①由四肢末端部腧穴开始,向心性记述;在头面躯干部,又以从上向下的顺序记述。②将前正中线上的腧穴归于肾经、后正中线上的腧穴归于膀胱经。③王焘"明堂图",对经络、腧穴理论的表述,和疾病诊治,都是一大发展,体现了经络与腧穴密不可分的内在关系。④"十二人身明堂"以经分穴、循经取穴,有利临床辨证应用。王焘《外台秘要方》以十二经脉为基础的腧穴重新归经,对后世认识经脉与腧穴的关系、尤其是腧穴归经,有深远的意义。

凡用针，当先明骨节。骨节既定，然后分别经络所在，度以身寸，以明孔穴，为施针灸，观病所在……有余则泻，不足则补，不盛不虚，以经取之，治之大体也。——《圣济总录》

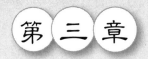

北南两宋：
经络体系与理论重构

北南两宋是我国科技文化发展的一个重要阶段，也是中国医学史上一个高度发展的时期。 960 年，赵匡胤废除了后周恭帝，以汴梁（今开封）为都城建立宋朝。 历经九帝，至 1126 年北宋灭亡。 赵构渡江移都临安（今杭州），又经九帝，至 1279 年为蒙古人所灭，史称南宋。 共计 319 年。

两宋历朝皇帝重视医学，在他们的影响下，一些文臣武将也多关注，如欧阳修、王安石等都参加古医书之整理，苏轼、沈括等都有个人收集医方著述。 由于印刷术的发明和校正医书局的成果能够得到及时刊印，医学著作增多；另一方面宋代医学教育的发展，疾病诊疗水平的提高，促进了临床各科的进步。

医学研究的深化，是两宋时期医学发展的一个显著特点。针灸学在两宋时期有很大发展，创造了针灸学术发展史上一个新的巅峰，除了出现闻名中外的针灸铜人和《铜人腧穴针灸图经》，还有近10部针灸学专著。 在经络腧穴理论的条理化、系统化、规范化方面，也有崭新的观点和发展，如：

- 《太平圣惠方》"一十二人形"图像经穴。

- 《铜人腧穴图经》以经脉统腧穴，进一步发展腧穴归经。

- 《圣济总录》以"经脉统论"方式构建经络系统框架，并影响至今。

两宋时期，官方医学对经络系统进行了框架构建，对宋以后经络学术的发展，起到了助推的作用。

经络千古裂变——理论演变与临床应用的断代研究

《太平圣惠方》：图像经络

王怀隐，河南商丘人，初为道士，精医药，住京城建隆观，太宗即位前，王怀隐以汤剂治疗之。太平兴国初（976年），奉宋太宗诏还俗，充任尚药奉御，为皇室医药保健服务，后晋升为翰林医官使。太平兴国三年（978年），王怀隐奉命与翰林医官院副使王佑、郑奇和医官陈昭遇等，共同编纂《太平圣惠方》。王怀隐与同事们收集、检验并分门别类整理医药验方，经过14年努力，于淳化三年（992年）2月成书。宋太宗亲自写序，赐名为《太平圣惠方》（简称《圣惠方》）。

《太平圣惠方》全书之首，还详述诊脉及辨阴阳虚实诸法，次列处方，用药基本法则，理、法、方、药俱全，全面系统地反映了北宋初期以前医学发展的水平。第99卷以论述针法为主，第100卷又是灸法专论。该书是继《外台秘要》之后内容较好，有一定特色而又比较珍贵的针灸文献。

《太平圣惠方》第99卷有"具列一十二人形，共计二百九十六"。"一十二人形"就是12幅经穴图（图21-1～图21-12）。《太平圣惠方》沿用了《外台秘要》"十二人图"这一名称，一定程度上仍保存了《备急千金要方》三人图原貌，则有1～4图为正面图，5～8图为背面图，9～12图为侧面图。"一十二人形"共记载164穴，其中双穴以2计，故有296穴。

《太平圣惠方》"一十二人形"图中的穴位排列顺序，则与《备急千金要方》《外台秘要》按经脉循行者不同，有的图涉及多条经脉，如第2图12穴即分属于任脉、督脉、膀胱经、肾经、胆经等；同一经脉腧穴又分属于不同的图，如膀胱经腧穴，见于第2、3、7、8、9、10、11等图。这反映了北宋初期在腧穴归经上还没有固化，或者可能是作者对经络理论缺乏重视的倾向。

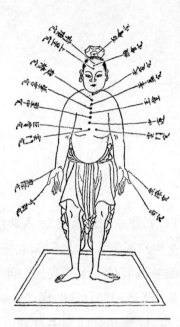

▲ 图21-1 《太平圣惠方·卷九十九》"一十二人形图"之一

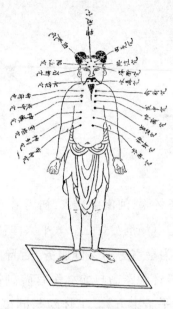

▲ 图21-2 《太平圣惠方·卷九十九》"一十二人形图"之二

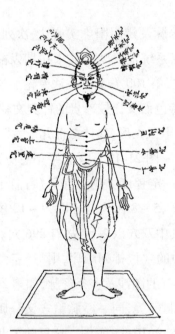

▲ 图21-3 《太平圣惠方·卷九十九》"一十二人形图"之三

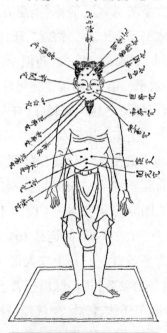

▲ 图21-4 《太平圣惠方·卷九十九》"一十二人形图"之四

经络千古裂变——理论演变与临床应用的断代研究

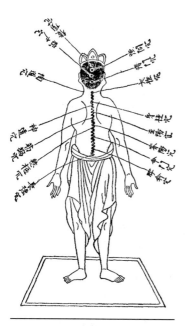

▲ 图21-5 《太平圣惠方·卷九十九》"一十二人形图"之五

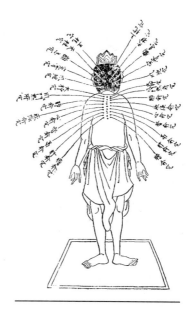

▲ 图21-6 《太平圣惠方·卷九十九》"一十二人形图"之六

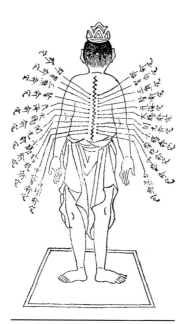

▲ 图21-7 《太平圣惠方·卷九十九》"一十二人形图"之七

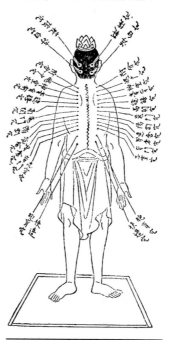

▲ 图21-8 《太平圣惠方·卷九十九》"一十二人形图"之八

第三章　北南两宋：经络体系与理论重构

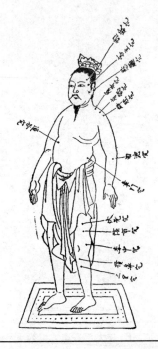

▲ 图21-9 《太平圣惠方·卷九
十九》"一十二人形图"之九

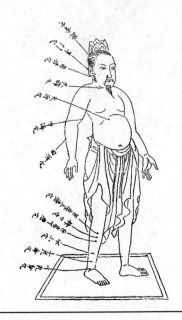

▲ 图21-10 《太平圣惠方·卷九十
九》"一十二人形图"之十

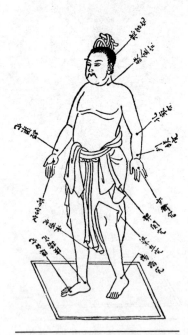

▲ 图21-11 《太平圣惠方·卷九
十九》"一十二人形图"之十一

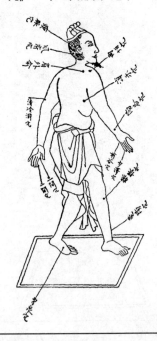

▲ 图21-12 《太平圣惠方·卷九
十九》"一十二人形图"之十二

在我国古代针灸文献中,针灸图在南北朝时期即已较多地出现,迨至隋唐,针灸图像更多,但大多已亡佚。但是像《太平圣惠方》那么早,收载的针灸图又那么多,且完好无缺地保留至今,已不多见,甚至是绝无仅有的。从构图看,清晰工整,形象生动,有站、立、坐等多种体位。这些图像,为我们考察北宋初期针灸学术提供了比较可靠的图像证据。

《铜人腧穴图经》：以经脉统腧穴

宋代以前，针灸经穴标准为唐代修订的《黄帝明堂经》，惜在战乱中遗失。有些针灸书籍，经过长期辗转传抄，图籍、经络、腧穴的内容十分混乱，致使后来的医生失去针灸取穴标准。为了使针灸经穴规范，宋天圣初年（1023 年），宋仁宗下诏命令国家医学最高机构医官院编撰《铜人腧穴针灸图经》以做国家标准。王惟一奉命负责此项工作。

王惟一（约 987 年—1067 年[1]），籍贯无从查考。曾任翰林医官、殿中省尚药奉御。王惟一对针灸理论、明堂图经等有较深入的研究。他参考《内经》《甲乙经》及《千金方》《外台秘要》《太平圣惠方》等的有关论述，对经络循行、腧穴位置、经穴主治、脏腑解剖、人体骨度进行了考订，系统总结历代医家丰富的针灸临床经验，并结合自己及当时许多医生临床实践，经过三年的努力，终于在 1026 年著成了《铜人腧穴针灸图经》一书，共三卷。正如夏竦作序云：**"殿中省尚药奉御王惟一，素授禁方，尤工砭石，竭心奉诏，精意参神，定偃侧于人形，正分寸于腧募，增古今之救验，刊日相之破漏，总会诸说，勒成三篇……名曰《新铸铜人腧穴针灸图经》。"**

《铜人腧穴针灸图经》，简称《铜人经》或《铜人》，亦称《天圣针经》，是对宋代及其以前针灸学成就进行了一次系统的总结。并铸腧穴针灸铜人 2 个，并将文本刻于石碑上，对宋代及后世针灸学的发展具有重要的推

---

　　〔1〕　许建鹏考证："王氏历任宋仁宗、英宗两朝医官。宋天圣四年（1026 年），奉旨编修《铜人腧穴针灸图经》。在制铜人完成后，经过三十余年，又校正《难经》。他的生卒，可以这样推测：宋仁宗在位年为 1023 年—1063 年，宋英宗在位年为 1064 年—1067 年，他在天圣四年编修铜人图经时假定 40 岁，又过 30 多年校正《难经》，假定他活到 80 岁，那么王惟一约生活于公元 987 年—1067 年。

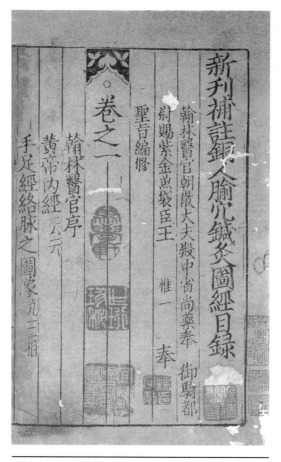

▲ 图22 《铜人腧穴针灸图经》书影(元刻本)

动作用。《铜人腧穴针灸图经》三卷内容分别是:

上卷:①十二经脉气血流注短论,次以正、伏、侧三人载手足经络脉图像(图23-1~图23-3)。②十二经脉气穴经络图,先以短论说明经络的重要性,继述以十四经脉各经的循行、主病及各经穴数、穴名及其部位。其顺序为:手太阴肺经—手太阳小肠经—手阳明大肠经—足厥阴肝经—足少阳胆经—足少阴肾经—手少阴心经—手厥阴心包经—足太阳膀胱经—足阳明胃经—手少阳三焦经—足太阴脾经(图24-1~图24-12),此后有督脉、任脉的循行,继××脉的循行及主病,之后再称相应××脏(腑)经左右凡××穴,继述每个腧穴穴名及其部位。其述及腧穴的方式均为从四肢至头面或胸腹,为向心性顺序的描述。

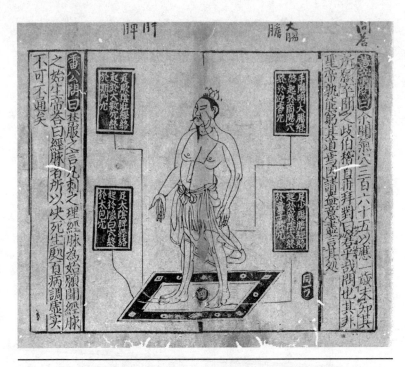

▲ 图23-1　手足经络脉图像之一　斜侧面

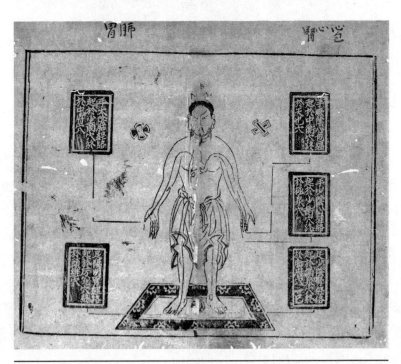

▲ 图23-2　手足经络脉图像之一　正面

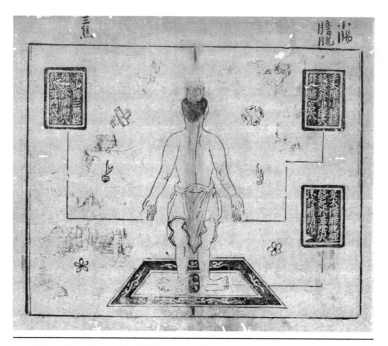

▲ 图23-3 手足经络脉图像之一 背面

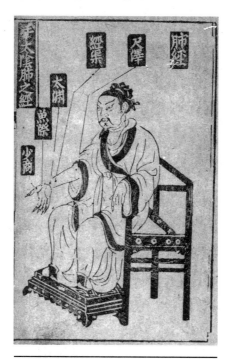

▲ 图24-1 手太阴肺经

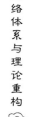

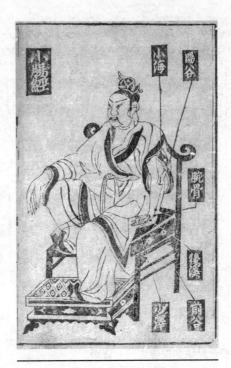

▲ 图24-2　手太阳小肠经

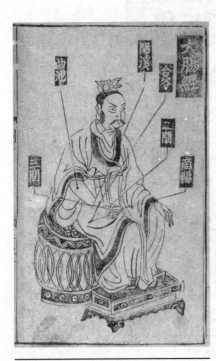

▲ 图24-3　手阳明大肠经

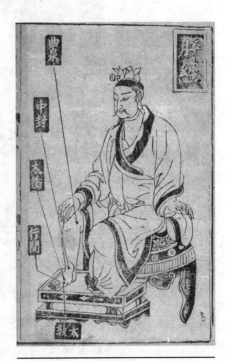

▲ 图24-4　足厥阴肝经

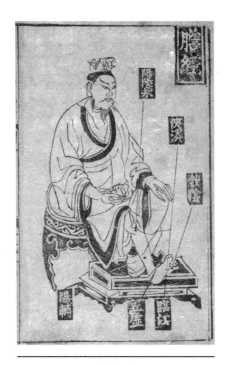

▲ 图 24-5　足少阳胆经

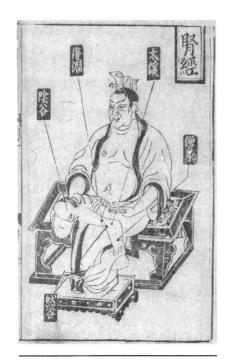

▲ 图 24-6　足少阴肾经

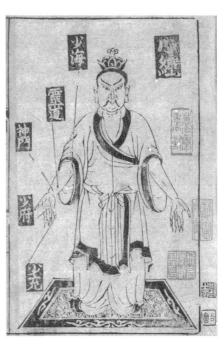

▲ 图 24-7　手少阴心经

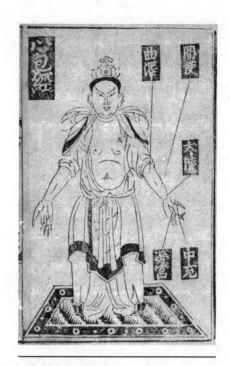

▲ 图24-8 手厥阴心包经

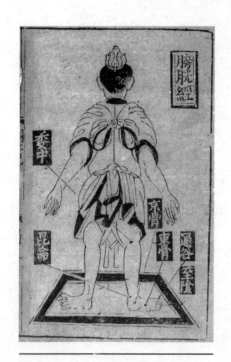

▲ 图24-9 足太阳膀胱经

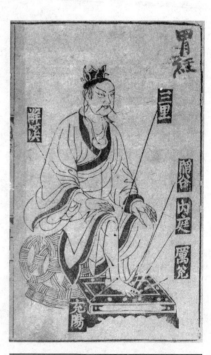

▲ 图24-10 足阳明胃经

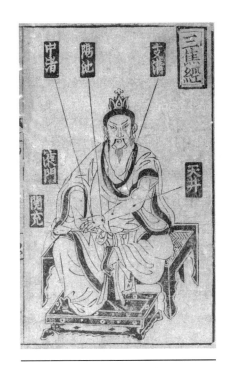

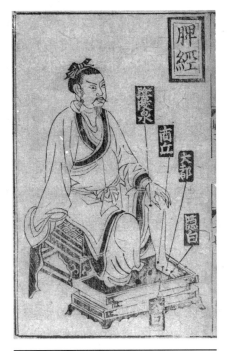

▲ 图24-11　手少阳三焦经　　　　　▲ 图24-12　足太阴脾经

中卷：①"用针之理""针灸避忌之法"的短论和"针灸避忌之图"。②分别论述头面躯干各部位腧穴的名称、部位、脉气所发或经脉交会、主治病症、灸刺法及有关禁忌等。先以目录方式总述各部穴数及穴名，再分别具体论述每穴。其论述顺序为：头部（偃伏、侧、正），肩背部，颈、胸、腋部，腹、胁部。

下卷：①十二经气血多少及浮络色诊的短论，次为"傍通十二经络流注孔穴图"，此标题为图，实为十二经的井、荥、输、（原）经、合的穴名表。②分别论述十二经脉四肢部各腧穴的名称、部位、经脉交会、主治病症，灸刺法及有关禁忌等，其论述顺序是：手太阴肺经—手阳明大肠经—手少阴心经—手太阳小肠经—手厥阴心主经—手少阳三焦经—足厥阴肝经—足少阳胆经—足太阴脾经—足阳明胃经—足少阴肾经—足太阳膀胱经。述及腧穴顺序方向仍为向心性描述。

另附"穴腧都数""修明堂诀式""避针灸诀"各一篇。

《铜人腧穴针灸图经》系统总结了宋代以前的针灸学成就，总结了前人针灸经验,对经络、腧穴、针灸学术的发展起了推动作用。其主要成就为:①考订经穴。比《甲乙经》增加了 3 个双穴(青灵、厥阴俞、膏肓俞)、2 个单穴(灵台、腰阳关),补充了部分腧穴的主治作用。②规范骨度分寸。以中指同身寸法为取穴法,并依据《太平圣惠方》中"手中指第二节内度两横纹相去一寸"确定"中指内纹为一寸",没有沿用《备急千金要方》以"手中指上第一节为一寸"。③确立了以经脉统腧穴的学术方式,如上卷十二经脉气穴经络图,如下卷十二经脉四肢部腧穴及其主治等。

《铜人腧穴针灸图经》成书后,即**幕印颁行,(天圣)五年闰二月乙末,赐诸州**,成为国家统一针灸经穴标准。

同时,王惟一等还将《铜人腧穴针灸图经》全文镌刻于两座石碑上。两座石碑分别由二丈多宽、六尺多高,树立于汴京大相国寺内。以石刻为壁,在大相国寺内建成"针灸图石壁堂",庆历二年(1042 年)改称"仁济殿"。石刻在原书正人、伏人经脉图中新添了人体骨骼、脏腑的线条图,并于卷末新增了"穴腧都数""修明堂诀式""针灸避忌诀"内容。

此外,王惟一等还依据宋仁宗**"传心岂如会目,著辞不若案形"**的指示,王惟一主持设计铸造针灸铜人两具,**"内分腑脏,旁注溪谷,井荥所会,孔穴所安,窍而达中,刻题于侧,使观者烂然而有第,疑者涣然而冰释(夏竦序语)"**,是"教育史上形象实物教学法的重要发明"[1]。两具铜人分别被放置在医官院和大相国寺内的仁济殿。针灸铜人的成功铸造,弥补了《图经》和石碑的不足,使多年的纸上图像变成了直观的立体模型,给学习和临床治疗提供了极大的方便,大大提高了针灸教学和治疗的效果。

元代 1264 年—1294 年间,石刻被从河南汴梁(今开封)移至大都(今北京),放置于皇城以东明照坊太医院三皇庙的神机堂内,即今北京东城灯市东口以北一段地带。至明洪武初年至明正统初仍在神机堂内。明英宗正统八年(1443 年),刻石已四百多年,碑文漫灭不完,英宗令工匠重刻。正统石刻图经幕刻后,置于阙东太医院的药王庙内。旧天圣石刻则在修筑京师城垣和东城垣时被劈充当了修筑城垣的砖石,被埋在明代城

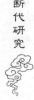

〔1〕 甄志亚,傅维康.中国医学史[M].上海:上海科学技术出版社,1984:66.

墙之下[1]。1965年—1972年间,北京市文物管理处在配合拆除明代北京旧城墙的考古工作中,将宋天圣石刻发掘出土。明正统石刻图经,流传至清末则被毁,1900年八国联军侵略我国,"太医院被焚,针灸图经石刻遂毁于火"[2]。

《铜人腧穴针灸图经》完成后,在宋天圣五年(1027年)初次镂版刊印、碑刻,后经宋复刻、金大定(1186年)改编翻刻、元石刻、明正统石刻及木刻、清刻、民国及现代影印或排印等各代多种形式的刊行;日本、朝鲜等国也有翻刻、影印;在版本形式上,除了碑刻、木刻、影印和排印之外,还有拓本及抄本。

《铜人腧穴针灸图经》确立的以经脉统腧穴的学术方式,对金元医家循经考穴奠定了基础和启发。

〔1〕 于柯.宋《新铸铜人腧穴针灸图经》残石的发现[M].考古,1972(6):19-24.
〔2〕 马继兴.针灸铜人与铜人穴法[M].北京:中国中医药出版社,1993:103.

第三节

《圣济总录》：经脉统论

政和年间(1111 年—1118 年)，宋徽宗赵佶诏令征集当时民间及医家所献大量医方，又将内府所藏的秘方合在一起，由圣济殿[1]御医整理汇编成《圣济总录》(1117 年)一书，共二百卷。

《圣济总录》全书包括内、外、妇、儿、五官、针灸、养生、杂治等 66 门，而把运气内容列于全书之首，这与宋徽宗崇信五运六气学说有关。"运气"之下还有"叙例""治法"等篇，相当于全书的总论部分；自"诸风"起至"神仙服饵"各门，相当于全书的各论部分。每门之中部有论说，词简意赅，总括本门，其下又分若干病证。在理论方面，除引据《内经》《伤寒论》等经典医籍，亦注意结合当时的各家论说，并加以进一步阐述。在方药方面，以选自民间经验良方及医家秘方为主，疗效比较可靠。本书较全面地反映了北宋时期医学发展的水平、学术思想倾向和成就。与《太平圣惠方》(992 年) 分 1000 余门相比，《圣济总录》对疾病归类更加合理，编撰思路更加清晰明了；所录方剂，丸、散、膏、丹、酒剂等明显增加。

《圣济总录》镂板后未及刊印，即被金兵掠运北方，南宋反未见此书。较早的刊本有金大定年间(1161 年—1189 年)和元大德四年(1300 年)刊本。大德重校本为存世最早版本，惜现存各本皆残。日本文化十三年(1814 年)东都医学活字印本，即依此本排印。

《圣济总录》第 191～194 卷为"针灸门"，主要讨论了针灸理论、操作和疾病诊疗三部分内容。按照第三卷 **"凡针灸腧穴，并根据《铜人经》及《黄帝三部针灸经》参定，各随经络编次，复撮其疗病要穴，分门**

---

〔1〕 圣济殿：相当于"太医院"。

开具，又禁忌报针法，附于卷末，庶临病易于讨论（《圣济总录·叙例》)"的记载，针灸部分的内容，主要依据《甲乙经》《铜人腧穴针灸图经》的内容，多属于文献整理而少原创。但是，在理论框架结构上，较之前的针灸学著作，有明显的进步——**"各随经络编次"**，突出了经络理论在针灸理论框架中的骨干作用，结构上更加合理、逻辑分类上更加条理。为后世医学中突出和强调经络学术，起到了先导的作用。

《圣济总录》对经络理论的界定和阐述，有着独特的视角：

第一，以骨度定经络所在。《圣济总录》第 191 卷，首先论述《骨度统论》与《骨空穴法》，并提出 **"凡用针，当先明骨节。骨节既定，然后分别经络所在，度以身寸，以明孔穴，为施针灸，观病所在……有余则泻，不足则补，不盛不虚，以经取之，治之大体也（《骨度统论》)"**。在《内经》以《骨度》定《脉度》的基础上，《圣济总录》详细补充了全身各骨节的内容，对于提高经络腧穴的认识，是有帮助的。

第二，以经脉统论腧穴、病证等。《圣济总录》以"经脉统论"概述经络理论。基于"营气之序"而有 **"经脉者，其气始从中焦，注手太阴阳明，阳明注足阳明太阴，太阴注手少阴太阳，太阳注足太阳少阴，少阴注手心主少阳，少阳注足少阳厥阴，厥阴复会于中焦，注手太阴（《经脉统论》)"** 的阐述；并指出 **"营气之行，常循其经，周身之度一十六丈二尺，一日一夜行八百一十丈，计五十度周于身（《经脉统论》)"**。营卫之外，还有"浮络""经筋""别络"，故而《圣济总录》"逐脉之下，载其经穴，与其病证，兼及浮络、经筋之病，共为一编（《经脉统论》)"。

由此可见：《圣济总录》按照营气流注顺序，将十二经脉按序罗列，并且将经穴、络脉、经筋及其病证等归属于十二经脉。

> 至此，一个有别于《内经》时代主要阐明循行和病候的经脉理论、内涵扩大了许多的经络系统理论框架出世。
> 当代经络理论阐述和系统框架构建，大多源出于此。

第三，统一了经穴排列顺序。经穴排列顺序，宋以前一直没有统一，直到 992 年问世的《太平圣惠方》，仍然存在着比较混乱的状况。1026 年王惟一编著《铜人腧穴针灸图经》时，得到了初步的改变。其时经穴排列情况主要是:①把头面躯干与四肢腧穴割裂开来叙述,头面躯干穴分正人、侧人、伏人按部划线排列;四肢腧穴则是按 12 经从肢末向上依次排列。②有的文献,如《外台秘要》,虽把穴位全部归入 12 经脉,但把任脉归属足少阴经,把督脉归属足太阳膀胱经,甚至将少数经外奇穴归入足少阳胆经。

为了统一以上诸说,突出经络理论在针灸学中的地位,密切经络与腧穴的关系,《圣济总录》不仅将 354 个腧穴全部归属十四经脉,并根据《灵枢·经脉》的记述,依据经脉行走方向作了重新排定,对奇经八脉除任脉、督脉以外的六脉所属穴位也逐一作了说明,这就为经穴理论的进一步条理化、系统化、规范化奠定了基础,成为后世经穴排列的楷模。从元代忽泰必烈、滑伯仁,直到今天全国中医学院的通用针灸学教材,多是以此为准则的。

《圣济总录》调整腧穴排列顺序,具有划时代意义,它结束了长期以来的混乱局面,对后世产生了深远影响,对人们理解和掌握经穴理论,也提供了有利条件[1]。

第四,脉分奇常。《圣济总录》在经络理论部分,主要分为十二经脉与奇经八脉两部分,并有"脉有奇常,十二经者,常脉也,奇经八脉,则不拘于常,故谓之奇经(《奇经八脉》)"的阐述。十二经脉理论与奇经八脉理论,分别在《内经》《难经》中得到系统和完善,此后一直没有在理论上进行"统一"。《圣济总录》的作者,将两者"完美"组合,"脉有奇常"提示了两者的互补性和不可或缺性。《圣济总录》按照《灵枢·经脉》中记载的十二经脉顺序,分别阐述了十二经脉循行及其病候、络脉、经筋、相关其他病候、归经腧穴等;然后按照督脉、任脉、阳跷脉、阴跷脉、冲脉、阳维脉、阴维脉、带脉之顺序,分别记述奇经八脉的循行、病候和腧穴,其中督脉和任脉腧穴,如同十二经脉,一一罗列,其他六脉只载"脉气所发"及其穴名。以经统穴、循经考穴的学术思路呼之欲出。

第五,病生于血脉,治宜灸刺。《圣济总录》还认为,针刺、艾灸治疗,主要针对血脉之病,故而提出"人之血气寒则脉凝泣,热则血淖泽,皆为

〔1〕 魏稼.《圣济总录》的针灸学成就[J].中国针灸,1983,(3):33-35.

经络千古裂变——理论演变与临床应用的断代研究

血脉之病,故其治以灸刺为宜(《灸刺统论》)",遂罗列了50多种病证的针灸治疗及其处方。处方内容,主要搜集了《内经》《甲乙经》《肘后方》《千金》《外台秘要》《太平圣惠方》《铜人经》等文献,以及当时流传的一些"遗法"和一些已经亡佚的专著,如《普济针灸经》等。

从其处方中,还能发现当时存在不同于"经脉统论"的其他经穴理论。如《治心腹灸刺法》中有:

肾心痛,先取京骨、昆仑,针不已,取然谷。

胃心痛,取大都、太白。

脾心痛,取然谷、太溪。

肝心痛,取行间、太冲。

肺心痛,取鱼际、太渊。

上述腧穴与脏腑、经脉的关系,似乎与腧穴归经理论存在差异。假如说"肾心痛"先取相表里的足太阳膀胱经腧穴"京骨、昆仑",无效后用本经足少阴腧穴"然谷"尚可理解;而"脾心痛"取用"然谷、太溪","胃心痛"取用"大都、太白",提示了脾胃在五脏归属、经脉联系、腧穴归经等方面存在有别于"正统"的理论体系。

总体来说,《圣济总录》对经络理论的界定和阐述,是以**"各随经络编次"**的方式展开的,突出了经络理论在中医学框架中的骨干作用和纲目地位,为后世医学中突出和强调经络学术,起到了先导的作用;尤其是促进和推动了金元医家在临床上进一步发挥经络学术。

夫治病，当先识经络。——张子和

经络不明，则不知邪之所在。——滑伯仁

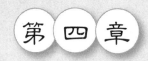

第四章

金元共识：
治病当先识经络

　　深受两宋文化影响，金元时期（1115 年—1368 年：金 1115 年—1234 年，元 1206 年—1368 年）医家一方面从研习《内经》入手，另一方面突破了"述而不作"的禁锢，结合自己临证实践经验，用新的思想来阐发《内经》的传统理论，提出独立的学术见解，开创了医学发展的新局面。在中国医学史上，首次促进了中医学术流派的形成，因此，《四库全书总目》指出："儒之门户分于宋，医之门户分于金元。"这一时期，涌现了一大批具有独特学术主张的著名医家，如刘完素、张元素、张从正、张璧、李东垣、王好古、朱丹溪等，形成了河间学派、易水学派、丹溪学派等中医学术流派，促进了中医学的发展。

　　尽管金元医家流派纷呈，但是他们有一个基本共识：

即"治病当先识经络"。 基于共识，金元医家对于经络理论的阐释、运用和发展，有了各自不同的突破和发挥，如：

- 刘完素引领经络理论的临床运用。

- 张元素提出经络辨治模式和药物归经理论。

- 张子和直言"治病当先识经络"。

- 朱丹溪提出"十二经见证""合生见证"，补充经脉病候。

- ……

金元医家对经络的阐述和发挥，对后世产生了深远的影响。 以至于元末明初，就出现了"**经络不明，则不知邪之所在（《十四经发挥》自序）**""**医而不知经络，犹人夜行无烛，业者不可不熟（《医学入门·卷一·经络》）**"等警句格言。

刘完素引领经络理论的临床运用

　　刘完素(约 1110 年—1200 年),字守真,金代河间人(今河北省河间县人),后人尊为"河间先生"。他自幼聪慧,二十五岁起开始研究《内经》,**"日夜不辍,殆至六旬(《素问病机气宜保命集》自序)。"**正是连续研读 35 年之久,刘氏深得《内经》之玄机,在医理上也不断有进步和创新,成为金元时期医界之翘首和领航者。

　　刘完素一生著述较多,主要有《黄帝素问宣明论方》15 卷、《素问玄机原病式》《内经运气要旨论》1 卷、《伤寒直格》3 卷、《伤寒标本心法类萃》2 卷,以及《三消论》《素问药注》(已佚)、《医方精要》(已佚)。1186 年,刘完素总结其毕生医药理论和临床心得,撰有《素问病机气宜保命集》3 卷,其中,在经络辨证及其临床运用方法上,颇多发挥和创新。

一、病症辨治与经络分类

　　刘完素在《素问病机气宜保命集》一书中,总结了中风、伤寒、疟疾、泄泻、心痛、疮疡、瘰疬等 10 余种病的证指,均强调用经络理论进行辨证施治,并有具体治疗方案。

1. 中风病与六经辨治

　　对于中风一病,刘完素在《中风论》一文中强调:**"凡觉中风,必审六经之候"**,**"凡中风,不审六经加减,虽治之,不能祛其邪也。"**按六经辨治中风病,一方面受伤寒六经之影响,另一方面又发挥经络和腧穴理论。具体来说,即依据病邪所中不同经脉,及其表现出的不同症状而分经选穴治疗。如：

"中风无汗恶寒……宜针太阳至阴出血，并刺昆仑、阳跷；中风有汗恶风……宜针风府。二证，皆属太阳中风也。"

"中风无汗、身热，不恶寒。……中风有汗、身热，不恶风。……宜针陷谷、刺厉兑。针陷谷者，去阳明之贼；刺厉兑者、泻阳明经之实也。以上二证，阳明经中风也。"

"中风无汗，身凉。……宜刺隐白穴，去太阴之贼也。此一证，太阴经中风也。"

"中风有汗无热。……针太溪。此证，少阴经中风也。"

"中风六证混淆，系之于少阳、厥阴。或肢节挛痛，或麻木不仁。……今各分经治疗，又分经针刺法。厥阴之井大敦，刺以通其经；少阳之经绝骨，灸以引其热。"

依据伤寒六经的学术模式，刘完素发展了"中风六经辨治"。依据中风病的特征证候，归为六经，分经诊治，并给出了具体的"分经针刺法"。并进一步结合临床指出："中风，外无六经之形证，内无便溺之阻格，知血弱不能养筋，故手足不能运动、舌强不能言语，宜养血而筋自荣。大秦艽汤主之"，"中风，外有六经之形证，先以加减续命汤，随证治之。内有便溺之阻格，复以三化汤主之"，"中风证，内邪已除，外邪已尽，当服此药（注：愈风汤），以行导诸经。久服大风悉去，纵有微邪，只从此药加减治之。"

中风病的诊治，当内外诸症皆消除已尽，还需服愈风汤"**行导诸经**"。刘完素"**行导诸经**"的诊疗思路，既指导针灸，也指导方药。不惟如此，刘完素还观察到中风病有先兆，且也与经脉有关。如："**凡人如觉大拇指及次指麻木不仁，或手足不用，或肌肉蠕动者，三年内必有大风之至。经曰：肌肉蠕动，名曰微风……故手大指次指，手太阴阳明经，风多着此经也。先服祛风涤热之剂，辛凉之药，治内外之邪。**"应该说，刘完素诊治中风之症，既重外风，也重内风。其中，手太阴经和手阳明经，又是容易受风之经，当从此二经治内外之邪，预防性治疗中风病。

2. 伤寒表里与“脏腑输应”

刘完素在《解利伤寒论》一文中指出，伤寒病的各种症状和体征，都是与体内脏腑及其经脉有关，即“脏腑之输应也”。因此，临床上除了分辨“表里”“缓急”之外，尤其需要分辨脏腑经脉。

故有“表之表”之五证：“假令得肝脉：其外证善洁、面青、善怒，其三部脉俱弦而浮，恶寒里和，谓清便自调也。麻黄汤内加羌活、防风各三钱。谓肝主风，是胆经受病，大便秘或泄下赤水无数，皆里不和也。假令得心脉：其外证面赤、口干、善笑，其尺寸脉俱浮而洪，恶寒里和，谓清便自调也。麻黄汤内加黄芩、石膏各三钱。谓主心热，是小肠受病也。假令得脾脉：其外证面黄、善噫、善思、善味，尺寸脉俱浮而缓，里和恶寒。麻黄汤内加白术、防己各五钱。谓脾主湿，是胃经受病也。假令得肺脉：其外证面白、善嚏、悲愁不乐欲哭，其尺寸脉俱浮而涩，里和恶寒。麻黄汤内加桂枝、生姜各三钱。谓肺主燥，是大肠受病也。假令得肾脉：其外证面黑、善恐，其尺寸脉俱浮，而里和恶寒。其麻黄汤内加附子、生姜。谓肾主寒，是膀胱受病也。以上各五证，皆表之表。谓在皮者，急汗而发之也，皆腑受病。”

及有“里之表”之五证：“假令得肝脉：其内证满闭淋、溲便难、转筋，其尺寸脉俱沉而弦，里和恶寒。肝经受病，麻黄附子细辛汤内加羌活、防风各三钱。假令得心脉：其内证烦心、心痛、掌中热而哕，其尺寸脉俱沉，里和恶寒。心经受病，加黄芩、石膏各三钱。假令得脾脉：其内证腹胀满、食不消、怠惰、嗜卧，其尺寸脉俱沉，里和恶寒。脾经受病。加白术、防己各三钱。假令得肺脉：其内证喘咳、洒淅寒热，其尺寸脉俱沉，里和恶寒。肺经受病，加生姜、桂枝各三钱。假令得肾脉：其内证泄如下重、足胫寒而逆，其尺寸脉俱沉，里和恶寒。肾经受病，更加附子、生姜各三钱。以上五证，里之表也。宜渍形以为汗，皆脏受病也。”

由此可见，无论是“表之表”证，还是“里之表”证，都当依据临床证候特点和脉象特点，进行分类，并断为腑受病或脏受病。

<h2 align="center">伤寒表里与脏腑输应对照表</h2>

五脏脉	外证	脉象	受病	内证	脉象	受病
肝脉	善洁、面青、善怒	三部脉俱弦而浮	胆经	满闭淋、溲便难、转筋	其尺寸脉俱沉而弦	肝经
心脉	面赤、口干、善笑	其尺寸脉俱浮而洪	小肠	烦心、心痛、掌中热而哕	其尺寸脉俱沉	心经
脾脉	面黄、善噫、善思、善味	尺寸脉俱浮而缓	胃经	腹胀满、食不消、怠惰、嗜卧	其尺寸脉俱沉	脾经
肺脉	面白、善嚏、悲愁不乐欲哭	其尺寸脉俱浮而涩	大肠	喘咳、洒淅寒热	尺寸脉俱沉	肺经
肾脉	面黑、善恐	其尺寸脉俱浮	膀胱	泄如下重,足胫寒而逆	尺寸脉俱沉	肾经

此外,还有一种通治方法,可以不需要分经辨证,即"**通解利伤寒,不问何经所受,皆能混然解之。谓不犯各经之受病,虽不解尽,亦无坏证。**"也就是患者虽有伤寒之患,但是没有上述外证或内证,也没有浮沉之脉,可以"混然解之",而不必诊"何经所受"。

3. 疟病与"三阳""三阴"

刘完素《诸疟论》一文指出,疟病"**大抵经中邪气,其证各殊,同伤寒论之也**"。因此,按照《内经》"**五脏皆有疟,其治各别**"的学术思路,进行分经辨治,即有:"**在太阳经者,谓之风疟,治多汗之。在阳明经者,谓之热疟,治多下之。在少阳经者,谓风热疟,治多和之。……在阴经则不分三经,总谓之湿疟,当从太阴经论之。**"

刘完素认为,疟病有"中三阳"和"中三阴"的不同。三阳经受病,则疟"发在夏至后处暑前",病情具有"浅""暴"的特点;三阴经受病,则疟"发在处暑后冬至前",病情具有"重""痎"的特点。此外,前者可以进一步分为"在太阳经""在阳明经""在少阳经"之不同,后者"总谓之湿疟,当从太阴经论之"。

除了"三阳经受病"和"三阴经受病"外,刘完素还总结有多经"合病",如"治疟寒热大作,不论先后,皆太阳、阳明合病也","寒热转大者,

经络千古裂变——理论演变与临床应用的断代研究

知太阳、阳明、少阳三阳合病也"等。多经合病,符合临床认病思维规律。

4. 六经泻痢与"五泄"

在《泻痢论》中,刘完素首先按照"六经"辨证,将"泻痢"分为六类,即有:"**太阳为胁热痢,凉膈散主之。阳明为痼瘕,进退大承气汤主之。珍珠囊中有。少阳风气自动,其脉弦,大柴胡汤主之。太阴湿胜濡泻,不可利而可温,四逆汤主之。少阴蛰封不禁固,可涩,赤石脂丸、干姜汤主之。厥阴风泄,以风治风,小续命汤、消风散主之。**"

此外,还按照脏腑泄泻进行分类诊治。有"五泄"之病:"**夫五泄者之病。其治法各不同者。外证各异也。胃泄者,饮食不化,色黄,承气汤下。脾泄者,腹胀满,泄注,食即呕,吐逆,建中及理中汤。大肠泄者,食已窘迫,大便色白,肠鸣切痛,干姜及附子汤。小肠泄者,溲便脓血,少腹痛,承气汤。大瘕泄者,里急后重,数至圊而不能便,足少阴是也。茎中痛,急利小便。此五泄之病也。胃、小肠、大瘕三证,皆清凉饮子主之,其泄自止。后厥阴、少阴二证,另有治法。**"

泄泻之病,除了与脾、胃、大肠、小肠有关外,还与足少阴肾经、足厥阴肝经有关。

5. 心痛与分经辨治

首先,刘完素将各种"心痛",责之于足少阴"厥气上逆"。并在"**诸心痛者,皆少阴厥气上冲也**"认识的基础上,分为"**热厥心痛**""**寒厥心痛**",前者"**当灸太溪及昆仑……灸毕服金铃子散**",后者"**急以术附汤温之**"。针药结合治疗心痛,彰显了刘完素务实的临床经验。

其次,将"心痛"分属于足三阴和手太阴病候,并选择相应经脉进行针灸治疗。如有:"**刺心痛诸穴于后:真心痛,手足青至节,痛甚,旦发夕死,夕发旦死。心痛腹胀,啬啬然,大便不利,取足太阴。心痛,引腰脊欲呕,取刺足少阴。心痛,引小腹满,上下无常处,便溺难,刺足厥阴。心痛,短气,刺手太阴。心痛,九节刺之当,立已。不已,上下求之,得之则已。**"从治疗来看,主要与足太阴、足少阴、足厥阴和手太阴四脉有关。

再次,依据症状,辨为"**肾心痛**""**胃心痛**""**脾心痛**""**肝心痛**"

"肺心痛"，分别选用足太阳经、足太阴经、足少阴经、足厥阴经和手太阴经相关腧穴进行针刺治疗。如："**心痛，与背相接，善恐。如从后触其心，伛偻者，肾心痛也。先刺京骨、昆仑；不已刺合谷**"，"**心痛，腹胀、胸满，心尤痛者，胃心痛也。刺大都、太白二穴**"，"**心痛，如锥刺，乃脾心痛也。刺然谷、太溪**"，"**心痛，苍然如死状，终日不得休息，乃肝心痛。取行间、太冲**"，"**心痛，卧若徒居。心痛间，动作益痛甚者，其色不变，此肺心痛也。刺鱼际、太渊。**"

最后，刘完素还指出，治疗"心痛"，当以"**宣通气行，无所凝滞**"为总的目标和原则，则疾病就能得到治愈。

6. 疮疡与经络辨证

在《疮疡论》一文中，刘完素首先指出了疮疡病的性质为"火之属"，临床诊治"**须分内外，以治其本**"。其次，就疮疡病来说，是病源"在里"、表现"在表"的一个疾病。当特定经脉或者体表部位虚弱时，就容易在该经脉部位出现疮疡——"**受持如虚**"，"**言内结而发诸外，未知从何道而出，皆是从虚而出也**"。最后，病邪由内而外的过程中，由于特定经络的虚弱，就可能造成邪气在局部的壅遏，出现痈疽疮疡——"**有内外之中者，邪气至甚，遏绝经络，故发痈肿**"。基于这样的学术思考，临床诊治疮疡病时，就需要判断是什么部位的疮疡？来自哪里？与哪些经脉有关？

因此，"**凡疮疡，可灸刺者，须分经络部分、血气多少、俞穴远近**"。如："**假令太阳经虚，从背而出；少阳经虚，从鬓出；阳明经虚，从髭而出；督脉经虚，从脑而出。**"疮疡生于不同部位，应分属不同经脉。疮疡病的经络辨证，成为一种临床模式，指导治疗。

7. 瘰疬与经络辨证

在《瘰疬论》一文中，刘完素指出"瘰疬"和"马刀""结核"，是属于同一类疾病，只不过它们出现的部位或者形态有差异："**或在耳前后，连及颐颔，下连缺盆，皆为瘰疬；或在胸及胸之侧，下连两胁，皆为马刀**"，"**独形而小者，为结核；续数链接者，为瘰疬；形表如蛤者，为马刀**"。但总体来说，瘰疬和马刀都是"**手足少阳主之**"。

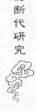

经络千古裂变——理论演变与临床应用的断代研究

但是，瘰疬也可能发生于其他经脉，即有"瘰疬生在别经，临时于铜人内，随其所属经络部分，对证之穴灸之。并依经内药，用之"。

除了依据部位分经辨治外，也有依据脉象来分经辨治瘰疬病。如"故脉浮者，从太阳经，根据前选用。脉长者，从阳明经，根据前选用。脉弦者，从少阳经，根据前选用"。

✿ **二、药性认识与经络指导** ✿

在《药略》中，刘完素有用经络理论表述部分药性的论述。如：

羌活（治支节痛，太阳经风药也）

麻黄（发太阳、太阴经汗）

白芷（治正阳明头痛）

石膏（泻肺火，是阳明大凉药）

柴胡（治少阳、厥阴寒热往来）

芍药（止腹痛，安太阴）

白茯苓（止渴，利小便，太阴经药）

当归（补三阴血不足）

川芎（太阳头痛）

细辛（少阴头痛不足）

升麻（阳明经和解药）

泽泻（治少阴不渴而小便不利，及膀胱中有留垢）

刘完素运用经络理论，或补充阐述病症及其分类，如"**正阳明头痛**""**太阳头痛**""**少阴头痛**"等；或者直接阐述与经络相关的药性，如"**太阳经风药**""**发太阳、太阴经汗**""**阳明大凉药**""**太阴经药**""**补三阴血不足**""**阳明经和解药**"等。显然，按照经络分辨和分类病症，是经络药性认识的前提和基础。也体现了经络理论在从诊断到治疗过程中的一贯性。

✿ **三、针灸治疗与经络指导** ✿

刘完素经络辨证的诊疗思路，在针灸临床表现得尤为深刻。如有

"中风……今各分经治疗，又分经针刺法"，"瘰疬……随其所属经络部分，对证之穴灸之"，"肿胀……各随其经络，分其内外，审其脉证而别之"等记载，提示这些病症的治疗，首先要按照经络辨证分型。

一般来说，刘完素在经络辨证的基础上，多会选择相应经脉的"五输穴"治疗。如"疮疡"一病，依据不同经脉，选择远部五输穴治疗，即有："若从背而出，当从太阳五穴随证选用，或刺或灸，泄其邪气。凡太阳多血少气，至阴、通谷、束骨、昆仑、委中。从鬓而出者，当从少阳五穴选用。少阳少血多气，窍阴、侠溪、临泣、阳辅、阳陵泉。从髭而出者，当从阳明五穴选用。阳明多血多气，厉兑、内庭、陷谷、冲阳、解溪。从脑而出者，初觉脑痛不可忍，且欲生疮也。脑者髓之海，当灸刺绝骨，以泄邪气。"在五输穴中，具体穴位选择哪一个腧穴，刘完素也有自己的思考和总结："诸经各有井荥俞经合。井主心下满及疮色青，荥主身热及疮赤色，俞主体重节痛疮黄色，经主咳嗽寒热疮白色，合主气逆而泄疮黑色。随经病而有此证者，或宜灸宜针，以泄邪气。"通过针对经络的辨治，从而可以起到标本兼治的作用，故"如此内外皆通，荣卫和调，则经络自不遏绝矣"。

刘完素还将五脏原穴运用于临床。如"流注针法"中"心痛"一症有："脉沉，肾经原穴；弦，肝经原穴；涩，肺经原穴；浮，心经原穴；缓，脾经原穴。""腰痛"一症有："身之前足阳明原穴（冲阳），身之后足太阳原穴（京骨），身之侧足少阳原穴（丘墟）。"其他还有如"两胁痛，针少阳经丘墟"，"心痛，针少阴经太溪、涌泉，及足厥阴原穴"，"腰痛不可忍，针昆仑，及刺委中出血"，"太阳喘满痰实，口中如胶，针太溪穴"，"哕呕无度，针手厥阴大陵穴"，"头痛不可忍，针足厥阴、太阳经原穴"，"小肠疝痛，当刺足厥阴肝经太冲穴"等。

其他一些病症，也彰显了刘完素经络辨证施治的思路。如"前板齿干燥，当灸百会、大椎"，与督脉循经入上齿有关。"血不止，鼻衄，大小便皆血，血崩，当刺足太阴井隐白"，与脾不统血有关。"喉闭，刺手足少阳井，并刺少商，及足太阴井"，与手足少阳经、手足太阴经经过咽喉有关。"眼大眦痛，刺手太阳井穴少泽。小眦痛，刺少阳井穴关冲"，与手太阳、少阳与不同眼眦联系有关。"阴头中痛不可忍者卒疝也，妇

经络千古裂变——理论演变与临床应用的断代研究

人阴中痛，皆刺足厥阴井大敦穴"，与足厥阴经"绕阴器"有关。

刘完素经络辨证的思想和临床诊疗思路，是与《内经》经络辨证一脉相承的，同时也继承了《伤寒杂病论》六经辨证的模式，并有一定发挥。刘完素将经络辨证与脏腑辨证结合起来，达到内外一体，标本兼治。应该说，刘完素运用经络理论认识病症、指导用药和针灸治疗的思考和创新，对金元医家有深远的影响，他们各自在刘完素临床经络辨证的基础上，又有进一步的发挥和创新。

张元素提出经络辨治和药物归经

张元素(1131年—1234年),字洁古,金比易水(今河北省易县)人。他自幼聪敏,8岁应"童子举",27岁试"经义"进士,因犯"庙讳"而落榜,遂弃仕从医。初医术不精,经深入研究《内经》等医学经典,医术大进。张元素较刘完素年轻二十岁左右,因仰慕刘完素之名,一方面学习他的学术思想,另一方面又有新的发展,成为中医学术史"易水学派"的创始人。两人不仅有学术的传承和交流,而且还有"医患关系"。据《金史》记载:刘完素伤寒八日,头痛脉紧、呕逆不食,张元素前往诊治,一剂而愈。由此医名大显。

学术上,张元素进一步完善经络辨证学说,发展了以经络脏腑为核心的中医辨证论治理论体系。在药学方面,创新性运用和发展经络理论,提出了药物归经和引经报使等学说。

一、以经络脏腑为核心的临床辨治模式

经脉理论和脏腑理论体系都肇始于《内经》,两者有相互融合,在《灵枢·经脉》中达到理论上"完美"表述,后世医家如王叔和、孙思邈等将两者互用。而张元素在精研前人理论经验的基础上,综合《内经》、华佗《中藏经》和王叔和《脉经》等文献,再结合自己的临床实践,进一步完善了经脉的辨证学说,发展了以经络脏腑为核心的中医辨证论治理论体系。其中,最明显突出了经脉病候及其治疗原则的引用。

如《医学启源》卷上第三节,即是"**五脏六腑(除心包络)十一经脉证法**"。基于"**五脏六腑,虚实寒热,生死逆顺,皆见形证脉气**"的认

识,张元素认为只有把握相应的"形证脉气",有了这个前提和基础,然后给予相应的治疗——"**虚则补之,实则泻之,寒则温之,热则凉之,不虚不实,以经调之**",才是"良医之大法"。因此,张元素首先按照肝、胆、心、小肠、脾、胃、心包络、三焦、肺、大肠、肾、膀胱的顺序,对于每一脏腑(除心包络之外),均从生理病理、临床证候以及方药治疗等方面进行阐述,形成了各脏腑"寒热虚实"的"生死逆顺之法",自成体系;其次,在每一脏腑经脉中,将各经经脉病候(包括"心包络"),例入"主治备要"中,并指出了相应的方药。以足厥阴肝经为例,有:

"**肝之经,肝脉本部在于筋,足厥阴,风,乙木也。经曰:肝与胆为表里,足厥阴、少阳也。……其脉弦长曰平,反此曰病。脉实而弦……虚而微……凡肝实则……虚则……其气逆则……其脉……肝之积气……虚梦……实梦……肝病旦慧、晚甚、夜静。肝病……又肝中寒……肝中热……肝虚冷……此寒热虚实,生死逆顺之法也。**

《主治备要》云:**是动则病腰痛,甚则不可俯仰;丈夫癩疝,妇人小腹肿,甚则嗌干,面尘脱色,主肝所生病者,胸中呕逆,飧泄狐疝,遗溺闭癃病。肝苦急,急食甘以缓之,甘草。肝欲散者,急食辛以散之,川芎。补以细辛之辛,泻以白芍药之酸。肝虚,以陈皮、生姜之类补之。经曰:虚则补其母。水能生木,水乃肝之母也。苦以补肾,熟地黄、黄柏是也。如无他证,惟不足,钱氏地黄丸补之。实则芍药泻之,如无他证,钱氏泻青丸主之,实则泻其子,心乃肝之子,以甘草泻之。**"

张元素借鉴《灵枢·经脉》的治疗原则——"**虚则补之,实则泻之,寒则温之,热则凉之,不虚不实,以经调之**",以"寒热虚实"为目标,以"经脉病候"线索,构建了以经络脏腑为核心的临床辨治模式。《医学启源》"卷上"专有"五脏六腑十一经脉证法"一节,而《脏腑标本虚实寒热用药式》即是张元素的传世之作。如"肝部",分生理、所主病证和疾病用药三节。而所主病证又分为本病和标病:本病,即脏腑病;标病,即经络病。具体为:肝之本病有"**诸风眩晕,僵仆、强直、惊、痫,两胁肿痛,胸胁满痛,呕血、小腹疝痛,癥瘕,女人经病**"诸症;肝之标病有"**寒热症状,头痛,吐涎,目赤,面青,多怒,耳闭,颊肿,筋挛、卵**

缩，丈夫癫疝，女人少腹肿，阴病"诸症。

张元素把各经络脏腑病候进行了归类分析，至此，以经络脏腑为核心的临床辨证论治模式框架基本完备。

二、基于经络理论创新药物理论

不仅在病证的分辨方面重视经络理论，而且在方药的运用方面，张元素也有了新的发展。首先，重视药物归经理论，认为不同的药物对于不同脏腑的效用所以不同，是因为其各归于某一经的缘故。因此，把握药物归经，就可以掌握其药效特点。同时，在归经理论的启示下，进而又提出来引经报使学说。任应秋[1]分析认为："中药的气味用五行的概念来进行归类，由此来确定中药究竟是入某经、入某脏、入某腑，所谓归经就是归脏腑，这是张元素的第二个创新点。事实上临床所用的中药，分别对不同的脏腑起作用，如麻黄只对肺气发挥作用，它不入脾，它也不入肾。"

《医学启源》第九篇"主治心法"及卷下"用药备旨"中，较集中体现了张元素随证治病用药、引经报使选药、君臣佐使配方、辨病与证选方用药、依据药物气味厚薄寒热阴阳升降及五脏虚实寒热特点补泻选方用药、依据药物气味厚薄升降补泻主治之法对药物进行分类等多种识方选药原则[2]。《医学启源》药物归经和引经报使的药物，较为集中在"用药备旨"一节的**"去脏腑之火""各经引用"**和**"药类法象"**三段中。其中：

"去脏腑之火"中有："黄连泻心火，黄芩泻肺火，白芍药泻肝火，知母泻肾火，木通泻小肠火，黄芩泻大肠火，石膏泻胃火。柴胡泻三焦火，须用黄芩佐之；柴胡泻肝火，须用黄连佐之，胆经亦然；黄柏泻膀胱火，又曰龙火，膀胱乃水之府，故曰龙火也。以上诸药，各泻各经之火。"

〔1〕 任应秋著，任廷革等整理.任应秋中医各家学说讲稿[M].北京：人民卫生出版社，2008：112-117.

〔2〕 吕金山.古代"药物归经"的经络理论运用研究[D].中国中医科学院硕士研究生学位论文，2010：21.

经络千古裂变——理论演变与临床应用的断代研究

"各经引用"中有："太阳经：羌活，在下者黄柏。小肠、膀胱也。少阳经：柴胡，在下者青皮。胆、三焦也。阳明经：升麻、白芷，在下者石膏。胃、大肠也。太阴经：白芍药。脾、肺也。少阴经：知母。心、肾也。厥阴经：青皮，在下者柴胡。肝、包络也。以上十二经之的药也。"

　　"药类法象"中有："防风……太阳经本药也……羌活……手足太阳经风药也……升麻……足阳明胃、足太阴脾引经药。若补其脾胃，非此为引用不能补。若得葱白、香芷之类，亦能走手阳明、太阳，能解肌肉间热，此手足阳明经伤风之的药也……柴胡……此少阳、厥阴引经药也……葛根……通行足阳明之经……威灵仙……去太阳之风……细辛……治少阴经头痛如神……独活……足少阴肾引经药也，若与细辛同用，治少阴经头痛……香白芷……治手阳明头痛……阳明经引经之药……桔梗……肺经之药也……川芎……少阳经本药……秦艽……去手足阳明经下牙痛、口疮毒，及除本经风湿。麻黄……发太阳、太阴经汗。"

　　被认为是"药物归经"第一部本草文献的《洁古珍珠囊》，论述113种药物，其中有30余种谈到了归经和类似归经的药性[1]。因此，张元素被后世学者认为是药物归经理论，特别是引经报使理论的创立者，对中药归经理论的研究具有突出的成就。归经理论的发明，是对中药学理论的重大发展，它说明了为什么不同的药物在临床上取得不同疗效的道理，既是临床经验的很好总结，又为辨证施治、遣药处方提供了中药效用的理论依据，推动了中药学的发展。而张元素提出的引经报使理论，现已被广泛应用于方剂学，对临床有着积极的意义。

　　〔1〕 高晓山.中药药性论[M].北京:人民卫生出版社,1992:212.

张子和提出"治病当先识经络"

张子和(约1156年—1228年),名从正,号戴人,睢州考城(今河南兰考)人。出生于医学世家,自幼在长辈指导下读医书、习医术,二十岁左右独立应诊。兴定年间(1217年—1221年),被召补为太医,但不久就辞归故里。主张祛邪以扶正,其法宗刘完素,偏用寒凉药,治病善用汗、吐、下三法,后世称其为"攻下派"创始人。张子和的学术传人有:麻知几、常仲明、常德、赵君玉、张仲杰、栾企、张伯全、阎玙等弟子,以及私淑者李子范等[1]。

张子和一生著述甚多,约于公元1220年前后著成《儒门事亲》五卷,寓意为"习儒者能明事理、事亲者当明医道"。此外,尚有《心镜别集》1卷、《张氏经验方》2卷、《张子和治病撮要》1卷、《秘传奇方》2卷等,可惜都已亡佚。

一、治病当先识经络

充分认识到经络理论的临床价值和指导意义,张子和因此提出"**夫治病,当先识经络**",并认为"**《灵枢》十二经中,有'是动之病',有'所生之病'。大经有十二,奇经有八脉。言十二经之外,复有此八道经脉也。十二经与八道经脉,通身往来。经络共二十道,上下流走,相贯周环,昼夜不息,与天同度**(《儒门事亲·卷一·证妇人带下赤白错分寒热解六》)"。故而临床,无论是识别人体气血,还是判断病症,都需要依赖于经络理论,尤其是十二经脉理论中的"是动之病"和"所生之病"。《儒门事亲》现通行本卷十即有:"**肝之经,足厥阴,风,乙木**",

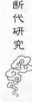

〔1〕 董尚朴,张暖,李会敏.张子和学术传人考[J].天津中医药,2004,21(4):296-298.

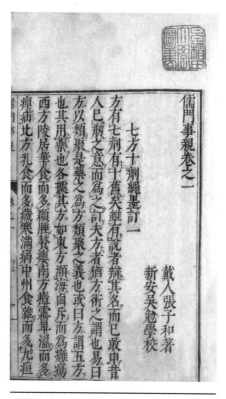

▲ 图25 《儒门事亲》书影

"胆之经，足少阳，风，甲木"，"心之经，手少阴，暑，丁火"，"小肠经，手太阳，暑，丙火"，"脾之经，足太阴，湿，己土"，"胃之经，足阳明，湿，戊土"，"心包络，手厥阴，为母血"，"三焦经，手少阳，为父气"，"大肠经，手阳明，燥，庚金"，"肺之经，手太阴，燥，辛金"，"肾之经，足少阴，寒，癸水"，"膀胱经，足太阳，寒，壬水"等十二节，分别详细记述了十二经脉"**是动病**"和"**所生病**"，也是张子和传授弟子的主要内容之一。

　　而对于经脉循行，"**其知十二经所出所入、所循所环、所交所合、所过所注、所起所会、所属所络、所上所下、所侠所贯、所布所散、所结所绕、所抵所连、所系所约、所同所别，千万人中或见一、二名明，可谓难其人矣！……此十二经及受病之处也，非为病者也（《儒门事亲·卷二·证口眼㖞斜是经非窍辩十八》）**"。故经脉病候是支持经络理论临床运用最为关键的部分。

另外，就治疗理论来说，无论是针灸还是方药，也需要依凭经络理论。如有"或言《黄帝内经》多论针而少论药者，盖圣人欲明经络。岂知针之理，即所谓药之理（《儒门事亲·卷二·汗下吐三法该尽治病诠十三》）"等论述。

张子和阐悟《内经》后指出："其寡学之人，不察病患脉息，不究病患经脉，妄断寒热，信用群方暴热之药，一旦有失，虽悔何追？（《儒门事亲·卷一·证妇人带下赤白错分寒热解六》）。""究病患经脉"，是临床诊治过程中的重要环节，故而明代医家李梴，在《医学入门·卷首集例·运气》中引张子和语"不诵十二经络，开口动手便错"，进一步强调在临床上经络辨证的重要性。

二、疾病部位与经络联系

临床上，对于病变部位及其经络联系的细辨，是临床诊治过程中的重要环节。即"究病患经脉"，张子和是非常用心的。

如《儒门事亲·卷三·喉舌缓急砭药不同解二十一》"喉痹"一症，张子和首先认识到"咽与喉，会厌与舌，此四者，同在一门，而其用各异"。其次，认识到咽喉是人体的重要部位，是"气与食出入之门户，最急之处"。故张子和依据《灵枢·经脉》整理了与咽喉相关的经脉，有"夫足少阴，循喉咙，挟舌本，少阴上挟咽……足阳明，下人迎，循喉咙；足太阴，挟咽连舌本；手太阳，循咽下膈；足厥阴，循喉咙之后"等。但这是不全面的，他还依据《灵枢·经别》补充了"足少阳之正……以上挟咽……手心主之正……出循喉咙。手少阳三焦之气与手心主少阴之气相合，而行于喉咙也"，并归纳出"十二经，惟足太阳别项下，其余皆凑于喉咙"。

除了经脉循行与咽喉的关系外，张子和同样关注经脉病候，"故十二经中，言嗌干、嗌痛、咽肿、颔肿、舌本强，皆君火为之也。唯喉痹急速，相火之所为也。夫君火者，犹人火也；相火者，犹龙火也。……《内经》之言喉痹，则咽与舌在其间耳。以其病同是火，故不分也。后之医者，各详其状，强立八名，曰单乳蛾、双乳蛾、单闭喉、子舌胀、木舌胀、缠喉风、走马喉闭。……此八种之名虽详，若不归之火，则相去远矣"。

经络千古裂变——理论演变与临床应用的断代研究

由经脉病候和《内经》记载归纳出"喉痹"的病机为"君相二火独胜，则热结正络"，并提出"其最不误人者，无如砭针出血，血出则病已"的治疗原则和方法。

同样《儒门事亲·卷三·嗽分六气毋拘以寒述二十五》讨论"咳嗽"一症，也有"**嗽与咳，一证也。……嗽之为病，自古归之肺，此言固不易也。《素问》言：肺病，喘咳逆。又曰：咳嗽上气，厥在胸中，过在手太阴、阳明。《灵枢》十二经，惟太阴肺经云：肺胀满，膨膨而喘咳，他经则不言。《素问·咳论》虽言五脏六腑皆有咳，要之止以肺为主。《素问》言：皮毛者，肺之合也。皮毛先受邪气。注云：邪为寒气。《经》又曰：邪气以从其合也。其寒饮食入胃，从脾脉上至于肺则肺寒，肺寒则内外合邪，因而客之，则为肺咳**"。"咳嗽"一症，病位在肺，但也可以由其他经络脏腑病变影响而来，临床当然不能不细辨。

三、针灸治疗与经络理论

除了病变部位的经络辨治外，对于针灸治疗选穴等，也以经络理论为指导。尤其是张子和临床擅长用的刺络放血疗法，也不例外[1]。首先依据各经气血多少，确定是否适宜刺络放血。如根据《内经》经脉"气血多少"的理论以及《素问·血气形志》篇"刺阳明出血气，刺太阳出血恶气，刺少阳出气恶血"，提出"**宜太阳阳明出血，盖二经血多故也……少阳一经不宜出血，血少故也**"。其次，依据病变部位及其经络联系，选择相应经脉循行所过部位或腧穴。如"**呕血**"一症，病位在胃，与足阳明经脉有关。由于手足阳明经交鼻中，阳明热盛，刺鼻中出血可以急泻之，故有"**初病呕血……以草茎鼻中出血半升**"；再如"**见一夫病一瘤，正当目之上网内眦，色如灰李、下垂，覆目之睛、不能视物……刺委中出血。先令以手撮其目，瘤上亦刺出雀粪，立平**"。上眼睑内侧部位，为足太阳膀胱经起始处，故张子和选择足太阳膀胱经之委中穴刺络放血，局部瘤之形态顿消。

总体来说，张子和临床强调经络辨证，具体包括分脏腑按经取穴、分经辨证循经取穴、辨经脉气血多少而刺络行补泻等几种。

---

[1] 张建斌，王玲玲.张从正刺络放血的理论和实践[J].中国针灸,2001,21(4):247-249.

经络理论与病候认识

基于金元早期医家"治病当先识经络"思想的引领,后期医家在经脉病候,以及病候的分经诊治方面,有进一步的阐述,如胡元庆、朱丹溪等。

一、胡元庆:痈疽分经诊治

胡元庆,元代医生。鹤溪(今浙江青田)人。提出痈疽、疔疖系经血阻滞、气血不通所致,遂辑十二经通滞之穴,撰成《痈疽神秘灸经》一卷,后经明薛己校补行世。明代彭用光(约为明弘治末年至明嘉靖年间)曾将《痈疽神秘灸经》收入他的《简易普济良方·卷五》中,并在序中有"**昔年用光在京偶得此书,遇患疮疽者,按图灸之,多获神效**"的说法。可见其影响。

胡元庆在《痈疽神秘灸经》一书中叙述了十四经脉循行路线及经穴附近所生痈疽之灸治法,薛氏复于所取穴位之定位和主治予以说明,并论述内痈之诊察法:即"**生于脏腑之背则看俞穴;生于腹则看募穴。于是穴处或有隐痛,或微凸起**"。此书重视灸法治疗痈疽,对痈疽的病因病机,以及痈疽的治疗有独到之处。体现了重视气血、分经论治、结合治疗的观点。在治疗中最具特色的是它的选穴特点,于现代临床治疗选穴有指导意义。《痈疽神秘灸经》认为,治疗痈疽,当审其何经所发,何穴所滞。根据统计,全文共涉及 45 个穴位。其中有 28 个特殊穴位,近穴位总数的一半。具体为:

1. 手太阴肺经

①**胃疽、胃痈:发在胃脘部,偏于右为胃痈,偏于左为胃疽,症见**

先寒后热，引脐走疼，欲吐不吐，甚则咳嗽脓痰，当灸曲池穴 7 壮，毒左灸右，毒右灸左。②肺疽、肺痈：症见战寒，鼻塞，咳嗽，口臭，咽干，胸闷，气短，当灸合谷穴 7 壮；如吐痰如米粒者，当灸肾俞壮 21 壮。其症由心火克肺金所致，故治疗取肾俞以水克火。③肩痈：发在肩上，当灸太渊穴 21 壮。

2. 手阳明大肠经

①蜂窝疽：发在左肩下二寸，症见先热后寒，皮赤四十九窍为蜂窝，灸二间穴 21 壮。②乳痈、乳疽、乳岩、乳毒：灸足三里、肩髃穴各 7 壮。③颧疔：灸偏历穴 14 壮。

3. 足阳明胃经

①发疽、唇痈、牙痈：灸神授穴 14 壮。穴在"随人大指上，直去骨罅处"，即在孔最穴附近。②发疽：灸缺盆穴 7 壮。③鬓疽：灸伏兔穴 7 壮。④唇疽：灸犊鼻穴 7 壮。⑤牙疽：灸足外踝骨尖上 3 壮。

4. 足太阴脾经

①胁痛：发在胁下，灸冲门穴 14 壮。②阴疽：发在足内股，灸商丘穴 7 壮。③腹痛：发在脐下，灸箕门穴 7 壮。④鱼口疽（横痃）：灸足大指端 3 壮。穴在"指甲后三毛间"。⑤鹤膝风：灸三阴交穴 7 壮，甚则 14 壮，再甚则当灸膝顶穴 7 壮。⑥穿骨疽：发在内踝骨中，灸患足大指端 3 壮。

5. 手少阴心经

①喉痛：灸少冲穴 7 壮。②气痛：发在胸间乳上二寸，灸灵道穴 7 壮。③臑疽：发在臂上连肩，灸小海穴 7 壮。④腋疽：灸少海穴 7 壮。⑤穿骨疽：发在正手掌后三寸许，灸神门穴 7 壮。⑥兑疽：灸神门穴 7 壮。⑦喉风、喉闭：灸少商、少冲二穴 7 壮。⑧喉毒悬痈：灸心俞穴，不拘壮数。

6. 手太阳小肠经

①侵脑：发在太阳穴，灸支正穴 7 壮，甚则 21 壮。②凤眉：发在

面目之间，灸阳谷穴 7 壮。③黑疗：发在耳中连腮，灸后溪穴 7 壮。④鼻疗：灸腕骨穴 7 壮。⑤项疽：灸天突穴 7 壮。⑥肩风：发在肩上，灸肩贞穴 7 壮。⑦马口疮：发在鼻下，灸掌后五寸半 70 壮。

7. 足太阳膀胱经

①玉枕：发在枕后，灸风门穴 21 壮。②发疽：发在背脊膏肓穴处，灸心俞 7 壮。③背疽：用骑竹马法灸 14 壮，委阳穴 14 壮。④搭手：灸会阳穴 14 壮。⑤肾疽：灸合阳穴 5 壮。⑥附阴疽：灸昆仑穴 14 壮。

8. 足少阴肾经

①心口疽：发在当心两乳之中，灸阴谷穴 21 壮。②幽痈：发脐上五寸许，灸筑宾穴 14 壮。③赫痈：发在当脐，灸阴谷穴 7 壮，筑宾穴 7 壮。

9. 手厥阴心包络经

①胸疽：发在两乳上二寸许，灸郄门穴 14 壮。②肘痈：发在肘尖上，灸间使穴 14 壮。③蛇头疗：发在中指甲，灸内关穴 14 壮，甚者 21 壮。④鱼肚：发在中指中节，灸合谷穴 14 壮。⑤合疗：发在大指丫中，灸内关、间使穴各 21 壮。

10. 手少阳三焦经

①颊疗：灸外关穴 14 壮。②鱼腮：发在耳下平腮中，灸四渎穴 21 壮。③瘰：发在耳前半寸，灸天井穴 21 壮。④肩疽：发在肩上引背，灸会宗穴 21 壮。⑤胶疽：发在肩下腋相连，灸会宗穴 7 壮。⑥渌痈：发在臂内，灸腋门穴 21 壮。⑦石榴疽：发在臂者，灸天井穴。

11. 足厥阴肝经

①咬骨疽：发在里股，灸阴包穴 21 壮。②透脑疽：发在当鼻上，灸膝关穴 14 壮。③阴疽：发在阴器之左，灸中都穴 14 壮。④玄疽：发在阴器之右，灸蠡沟穴 21 壮。⑤裆疽：发在阴器之底，灸三阴交穴 21 壮。⑥气癖：发在腹皮里腹外，灸章门穴 14 壮。⑦坐马痈：发在阴前后中间，灸膝下外廉横骨尽处。

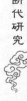

12. 足少阳胆经

①马刀：发在耳后侵入发际，灸剑巨穴 14 壮。穴在"掌后三寸二分"。②挟瘿：发在耳后下连项，灸肘尖穴 14 壮。穴在"臂内侧小尖骨间"。③瘰疬：发在项耳之间，灸金门穴 2 壮。穴在"掌后三寸半"。④渊疽：发在肋下，灸阳陵泉穴 14 壮。⑤附骨疽：发在大腿之侧，灸悬钟穴 7 壮占。⑥鹤膝风：灸膝眼穴 14 壮。

13. 任脉

①龙泉疽：发在人中处，灸百会穴 7 壮。②虎须毒：发在承浆穴处，灸百会穴 7 壮。

14. 督脉

对口疽：灸神关穴 14 壮。穴在阳溪穴附近。

由此可见，胡元庆艾灸治疗痈疽等外科病症，首先辨析其部位，然后依据经络选择相关腧穴进行灸治。选穴精简，操作明了，疗效卓著，值得当代临床借鉴。

二、朱丹溪：十二经见证、合生见证

朱丹溪(1281 年—1358 年)，名震亨，字彦秀，因世居丹溪，故人称朱丹溪，尊称丹溪翁。元时婺州义乌(今浙江义乌)人。30 岁时，因母病而粗习医。44 岁又拜罗知悌(1243 年—1327 年)为师学医，受金代刘完素、李东垣影响，提出了"阳常有余而阴常不足"论和"阴虚相火"病机学说，善用滋阴降火之法，被尊为"滋阴派"创始人。著有《格致余论》1 卷、《局方发挥》1 卷、《伤寒辨疑》(佚)、《外科精要发挥》(佚)、《本草衍义补遗》1 卷；门人及私淑弟子著述有《金匮钩玄》3 卷(1358 年)。另有其弟子整理而成的《脉因证治》2 卷、《丹溪心法》3 卷、《丹溪手镜》3 卷、《丹溪治法心要》8 卷、《活法机要》1 卷等。

朱丹溪对于经络理论的认识和理解，主要体现在《丹溪心法》一书中。此书开篇即是"十二经见证"和"手足阴阳经合生见证"，虽然文字篇

幅较少,但内容却很精要,主要体现了朱丹溪对十二经脉病候的研究和思考。

1. 补充了十二经脉病候

朱丹溪按照足太阳膀胱经、足阳明胃经、足少阳胆经、手太阳小肠经、手阳明大肠经、足太阴脾经、足少阴肾经、足厥阴肝经、手太阴肺经、手少阴心经、手厥阴别脉经(心主)的顺序,记载了十一条经脉[1]的病候。值得注意的是,朱丹溪的这一记载顺序,与《灵枢·经脉》的十二经脉流注顺序不同,而是具有先阳脉后阴脉、先足脉后手脉的特点,**与当代出土文物《阴阳十一脉灸经》相一致**。由此推测,朱丹溪所依据和承继的经脉病候内容,可能非祖于《灵枢·经脉》,而应当有其他的传承脉络。与《灵枢·经脉》十二脉病候相比较,丹溪"十二经见证"中,多出的病候,需要重视。如:

足太阳膀胱经见证,多有**"小腹胀痛、按之欲小便不得""肌肉痿"**等症状,前者与膀胱气化失司有关;后者是对"脾主肌肉"和"治痿独取阳明"的突破。

足阳明胃经见证,多有**"不能言""癫疾""惊""呕""身前热,身后寒栗"**等症状,前三者与足阳明脉"是动病"中的精神症状相一致,后两症体现了胃腑的症状。此外,还有**"胻内臁胕痛,髀不可转、腘似结、腨似裂"**等症状,当与循经性疼痛有关。

足少阳胆经见证,多有**"寝寒憎风"**等症状,可能与外风侵入足少阳经脉有关。

手太阳小肠经见证,多有**"面白""耳前热""苦寒""腰似折""臑臂内前臁痛"**等症状。**"腰似折""臑臂内前臁痛"**的出处,有待于进一步考证。

手阳明大肠经见证,多有**"耳聋辉辉焞焞,耳鸣嘈嘈,耳后、肩、臑、肘、臂外背痛,气满,皮肤壳壳然,坚而不痛"**等症状,病候也与手少阳三焦经有关。

足太阴脾经见证,多有**"五泄注下五色,大小便不通""怠惰嗜卧,**

经络千古裂变——理论演变与临床应用的断代研究

---

〔1〕 十一脉:原书缺"手少阳三焦经见证"的记载。

抢心"善饥善味""不嗜食，不化食""心下若痞""肠鸣""足胕肿若水"等症状，这与脾主运化、升清功能异常导致脾虚不运，气滞湿聚有关。其后有"尻、阴股、膝、臑胻、足背痛"诸症，有待进一步考证。

足少阴肾经见证，多有"大小腹病，大便难""下痢""腰冷如冰及肿""足痿，厥""脐下气逆，小腹急痛""下肿，足胕寒而逆""四指正黑，手指清，厥""嗜卧""冻疮""四肢不收，四肢不举"等症状，这与肾阳不足，失于温煦有关。其后有"脐左、胁下、背、肩、髀间痛""眇中清"诸症，有待进一步考证。

足厥阴肝经见证，多有"头痛""耳无闻""肝逆颊肿""目赤肿痛""胁下痛引小腹""睾疝，暴痒""胻善瘈，节时肿""眩冒""阴缩，两筋挛""善恐，胸中喘""骂詈"等症状，这与足厥阴肝经循行，以及肝开窍于目、主筋、藏血、主疏泄的功能异常有关。

手太阴肺经见证，独有"善嚏""脐上、肩痛，肩背痛""脐右、小腹胀引腹痛，小便数，溏泄""皮肤痛及麻木""颊上气见""悲愁欲哭，洒淅寒热"等症状，这与肺主气，司呼吸，外合皮毛，肺与大肠相表里的功能异常有关。

手少阴心经见证，多有"消渴""两肾内痛，后廉、腰背痛""善笑、善恐、善忘""上咳吐，下气泄""眩仆""身热而腹痛，悲"等症状，这与心主神志的功能异常有关。

手厥阴心包经见证，多有"心中大热"等症状。

《丹溪心法》书中题目虽标明"十二经见证"，但所载只有十一条经脉的病候，尚缺手少阳三焦经病候。

2. 提出"合生见证"

《丹溪心法》提到"手足阴阳经合生见证"，总共33条。所谓"合生见证"，就是同一症状，可能与几条经脉有关。进一步解析"合生见证"，多数出现在关系密切的经脉上，由数条经脉循行通过某一部位而出现相关病证；部分合生见证则与相应脏腑的功能失调有关，或者与经脉循行、脏腑功能都有密切的关系。有：

"头项痛：足太阳、手少阴。

黄疸：足太阴、少阴。

面赤：手少阴、厥阴、手足阳明。

目黄：手阳明、少阴、太阳、厥阴、足太阳。

耳聋：手太阳、阳明、少阳、太阴、足少阳。

喉痹：手足阳明、手少阳。

鼻鼽衄：手足阳明、太阳。

目䀮䀮无所见：足少阴、厥阴。

目瞳人痛：足厥阴。[1]

面尘：足厥阴、少阴。

咽肿：足少阴、厥阴。

嗌干：手太阴、足少阴、厥阴、手少阴、太阳。

哕：手少阳、足太阴。

膈咽不通不食：足阳明、太阴。

胸满：手太阴、足厥阴、手厥阴。

胸支满：手厥阴、少阴。

腋肿：手厥阴、足少阳。

胁痛，手少阴、足少阳。

胸中痛：手少阴、足少阳。

善呕苦汁：足少阳、足阳明，逆。

少气，咳嗽，喘渴：手太阴、足少阴。

喘：手阳明、足少阴、手太阴。

臂外痛：手太阳、少阳。

掌中热：手太阳、阳明、厥阴。

肘挛急：手厥阴、太阴。

肠满胀：足阳明、太阴。

心痛：手少阴、厥阴、足少阴。

痔：足太阳、手足太阴热。

凄然振寒：足阳明、少阳。

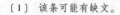

〔1〕 该条可能有缺文。

如人将捕：足少阴、厥阴。

疟：足太阴、足三阳。

汗出：手太阳、少阴、足阳明、少阳。

身体重：手太阴、少阴。"

由此可见，朱丹溪提出的"十二经见证"，即在《灵枢·经脉》十二经脉病候的基础上，作了大量的增补。朱丹溪对十二经脉病候的增补，既符合中医脏腑经络理论，又切合临床实际，进一步充实了经脉病候的内容，对于临床经络辨证论治有更好的指导作用。由于多个经脉脏腑受病后可以导致同一症状，临床针对某一具体症状，就需要进一步分辨。朱丹溪提出的"手足阴阳经合生见证"，为临床的分经辨证论治提供了有效的思路和借鉴。如**"少气、咳嗽、喘渴"**，可见于**"手太阴""足少阴"**经脉病候，那么临床就可以从"手太阴肺经"和"足少阴肾经"入手，针对性分辨经络脏腑受病，进一步加以辨治。应该说，朱丹溪"十二经见证"和"手足阴阳经合生见证"，为进一步拓展和完善经络理论的临床运用，提供了基础。

经络理论与临床治疗

一、李东垣：分经随病制方

李东垣(1180年—1251年),原名李杲,字明之,河北真定(今河北省正定)人,因真定汉初称为东垣国,故李杲晚年自号东垣老人。学医于张元素,尽得其传而又独有发挥,通过长期的临床实践积累了一定的经验,提出"内伤脾胃,百病由生"的观点,形成了独具一格的脾胃内伤学说。李东垣著述甚丰,故在易水学派中,影响较大。主要有《内外伤辨惑论》《脾胃论》《兰室秘藏》《医学发明》《东垣试效方》《活法机要》等。其中,唯《内外伤辨惑论》,为其生前手定。余皆由门人校定,或据其有关资料所整理。

李东垣的临床诊疗过程中,也重视经络理论的运用,主要有"分经随病制方"和"经禁"等。

1. 分经随病制方

"分经随病制方"即是依据病候的部位归经,进行随症加减,当属于临床经络辨证论治的一种。李东垣在《脾胃论》"卷上"专有"分经随病制方"一节,主要讨论"通气防风汤"的随症加减。如:"……**如肩背痛,不可回顾者,此手太阳气郁而不行,以风药散之。如脊痛项强,腰似折,项似拔,上冲头痛者,乃足太阳经之不行也,以羌活胜湿汤主之。**"

手太阳和足太阳病候不同,所用药物也大相径庭。"羌活胜湿汤"加减,也体现了经络辨证的思路:"……**如卧而多惊,小便淋溲者,邪在**

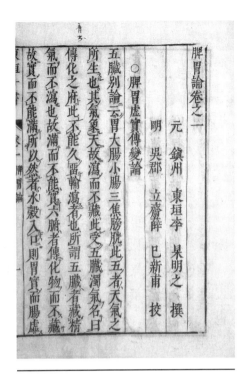

▲ 图26 《脾胃论》书影

少阳、厥阴，亦用太阳经药，更加柴胡半钱；如淋，加泽泻半钱，此下焦风寒二经合病也。"

同样的思路，在"补脾胃泻阴火升阳汤"的制方中体现的更加明显："补脾胃泻阴火升阳汤……胃为十二经之海，十二经皆禀血气，滋养于身，脾受胃之禀，行其气血也。脾胃既虚，十二经之邪，不一而出。假令不能食而肌肉削，乃本病也。其右关脉缓而弱，本脉也。而本部本证脉中兼见弦脉，或见四肢满闭，淋溲便难，转筋一二证，此肝之脾胃病也。当于本经药中，加风药以泻之。本部本证脉中兼见洪大，或见肌热、烦热，面赤而不能食，肌内消一二证，此心之脾胃病也。当于本经药中，加泻心火之药。本部本证脉中兼见浮涩，或见气短、气上、喘咳、痰盛，皮涩一二证，此肺之脾胃病也。当于本经药中，兼泻肺之体，及补气之药。本部本证脉中兼见沉细，或见善恐欠之证，此肾之脾胃病也，当于本经药中，加泻肾水之浮，及泻阴火伏炽之药。"

第四章 金元共识：治病当先识经络

179

2. 用药"经禁"

李东垣在《脾胃论》"卷上"还专有"用药宜禁论"一节。其中提到，治病服药时，需要把握"时禁、经禁、病禁、药禁"等四种禁忌。"经禁"即是基于经络理论而提出的用药禁忌：

"经禁者，足太阳膀胱经为诸阳之首，行于背，表之表，风寒所伤则宜汗，传入本则宜利小便；若下之太早，必变证百出，此一禁也。足阳明胃经，行身之前，主腹满胀，大便难，宜下之，盖阳明化燥火，津液不能停，禁发汗、利小便，为重损津液，此二禁也。足少阳胆经，行身之侧，在太阳、阳明之间，病则往来寒热，口苦胸胁痛，只宜和解；且胆者，无出无入，又主发生之气，下则犯太阳，汗则犯阳明，利小便则使生发之气反陷入阴中，此三禁也。三阴非胃实，不当下，为三阴无传，本须胃实得下也。分经用药，有所据焉。"

"经禁"，即是从反面强调**"分经用药"**的依据。

二、张壁：经络顺逆

张壁，又称云歧子，金代易州（今河北省易县水口村）人，医学家。中医易水学派创始人张元素之子，在继承父亲学术的基础上，对于经络逆顺等理论及其应用，有进一步发挥。对针灸造诣颇深，因而形成了历史上著名的"洁古云歧针法"[1]；并首次提出的针芒迎随补泻法，即针向补泻[2]：

"能知迎随，可令调之。调气之方，必别阴阳。阴阳者，知荣卫之流行逆顺，经脉往来终始。凡用针，顺经而刺之，为之补；迎经而夺之，为之泻。故迎而夺之，安得无虚；随而取之，安得无实。此谓迎随补泻之法（《济生拔萃·卷二·云歧子论经络迎随补泻法》）。"

张壁对脉法研究也颇为精当，系以《内经》《脉经》为本，参以仲景及后世诸家脉论，并阐以己见，著成《云歧子脉法》《脉谈》，以七表八里九道

〔1〕 魏稼."洁古云歧针法"探析[J].上海针灸杂志,1984,(3):39-42.
〔2〕 王雨.针芒迎随法之我见[J].新中医,1982,(1):32.

经络千古裂变——理论演变与临床应用的断代研究

脉为纲,论述各脉之主证及方治。尚有《伤寒保命集》(又称《云岐子保命集论类要》),为论述伤寒证之著作,对针灸造诣颇深,著有《洁古云岐针法》,后都收入《济生拔萃》。另有《脉谈》《医学新说》等行于世。

1. 大接经法与十二经脉流注

"大接经"针法首见于张壁的《云岐子学医新说》,可惜此书已亡佚,该针法被收录在罗天益的《卫生宝鉴》中。"大接经"的具体操作,据《卫生宝鉴》卷七转载《云岐子学医新说》中的《中风刺法》,即针刺十二井穴以治疗中风偏枯之法。其中包括"从阳引阴"与"从阴引阳"两个方法。"从阴引阳"法首刺手太阴肺经井穴少商,然后依次针刺商阳、隐白、少冲、少泽、至阴、涌泉、中冲、关冲、厉兑、窍阴、大敦,适用于阳病在阴证;"从阳引阴"法,首刺足太阳膀胱经井穴至阴,然后依次针刺涌泉、中冲、关冲、窍阴、大敦、少商、商阳、厉兑、隐白、少冲、少泽,适用于阴病在阳证。

"大接经"体现了十二经脉流注顺序。张壁《古法流注》有**"经云:其气始从中焦注手太阴、阳明,注足阳明、太阴,太阴注手少阴、太阳,太阳注足太阳、少阴,少阴注手心主、少阳,少阳注足少阳、厥阴,厥阴注还于手太阴。如环无端,周流不息;昼夜行流,与天同度。此法如气血所生之经络,于一经中井荥经合,迎随补泻之法"**的记载,提示了对十二经脉流注的重视。其中"大接经""从阴引阳"以手太阴肺经为起点,而"从阳引阴"以足太阳膀胱经为起点,然后按照十二经脉流注顺序针刺各脉井穴。

2. 经脉与本经原穴

十二经脉在腕、踝关节附近各有一个原穴,合为十二原穴。原穴是脏腑的原气经过和留止的部位。张壁依据原穴的特点以及补泻原则,认为不考虑经络逆顺和子母补泻的时候,可以选择本经的原穴,即"经络取原法"。具体为:

"本经原穴者,无经络逆从、子母补泻。凡刺原穴,诊见动作来应手而纳针;吸则得气,无令出针;停而久留,气尽乃出。此拔原之法也。"

第四章　金元共识:治病当先识经络

181

拔原，即选用原穴去其病原之意思。张璧在《云歧子论经络迎随补泻法》[1]一节作了详细说明，认为原穴可应用于五脏六腑所有虚实诸证，但是不同于五输的子母迎随补泻取穴法。针刺时，加上一定辅助动作，使之得气，按得气情况而出针。该方法强调刺激时间留针的应用，很具特色。而其理论指导，即是十二经脉与五脏六腑的特定联系。

三、王海藏：经络拔原

王海藏（约1200年—1264年），即王好古，字进之，号海藏，赵州（今属河北）人。与李东垣同时师事张元素（洁古老人），后又从学于东垣，他承袭了张、李二家学说，又对阴证有独特见解，他撰有《阴证略例》《此事难知》《医垒元戎》等著作。

除发挥经络学说外，在针灸方面，还注重原穴的临床应用，留有"王海藏拔原法"于世：

"假令针肝经病，于本经原穴针一针。如补肝经来，亦于本经原穴补一针；如泻肝经来，亦于本经原穴泻一针。如余经有补泻，针毕仿此例，亦补泻各经原穴。

手太阴之原出于太渊，手少阴之原出于神门，手厥阴之原出于大陵，手太阳之原出于腕骨，手阳明之原出于合谷，手少阳之原出于阳池，足太阴之原出于太白，足少阴之原出于太溪，足厥阴之原出于太冲，足太阳之原出于京骨，足阳明之原出于冲阳，足少阳之原出于丘墟。凡此十二原穴，非泻子补母之法，虚实通用。故五脏六腑有病，皆取其原是也。"

王海藏拔原法，即为治疗脏腑病症的取穴法之一，而且是"虚实通用"的方法，原穴的运用与五输穴"井主心下满，荥主身热，俞主体重节痛，经主喘嗽寒热，合主逆气而泄"的主治特点存在差异，前者更加突出

〔1〕《云歧子论经络迎随补泻法》：又名《洁古云歧针法》，一卷，金代张璧撰。本书主要论述针法补泻和部分针刺治疗经验，文字简略。内容有：论迎随补泻、经络取原法、王海藏拔原、经络腧穴配合法，以及针刺伤寒、热痛诸法、洁古刺诸痛法等短论。现有涵芬楼影印本，《济生拔粹》本，1955年人民卫生出版社影印本。

经络千古裂变——理论演变与临床应用的断代研究

与脏腑的联系,直接治疗五脏六腑的病症。应该指出的是,"王海藏拔原法"与张璧"拔原法"还是不太一样。故《济生拔萃》在收载该拔原法时,特意命名为"王海藏拔原法",以示区别。

四、何若愚：经络流注

何若愚(1153年前后在世),金代医家,行唐县(今属河北石家庄市)人[1],其生平不详。长于针灸,著有《流注指微针赋》一卷和《流注指微论》三卷(已散佚),以"探经络之赜、原针刺之理、明荣卫之清浊、别孔穴之部分"。《流注指微针赋》乃是根据《流注指微论》内容概括写成,现存于《子午流注针经》之首篇,标有"何若愚撰,阎明广注"。

何若愚精心研究《素问》《难经》,阐述经络理论的深奥幽微之理,并有诸多创新。如基于《素问·针解》中"补泻之时者,与气开阖相合"的原则,应用临床,发明了子午流注配穴法;基于《难经》"一呼脉行三寸,一吸脉行三寸"的理论,结合经脉长度,创造了"接气通经"法。阎明广在称赞其撰《流注指微论》时说"非得《难》《素》不传之妙,熟能至此哉?"

1. 强调经脉往来之逆顺

《流注指微针赋》有 **"迎随逆顺,须晓气血而升沉"**,指出了经脉气血的流注,具有方向性;依据方向就有逆顺和补泻的差别。故阎明广注解有"迎随者,要知荣卫之流行,经脉之往来也,随其经逆顺而取之"。

按照《灵枢·经脉》的记载,十二经脉存在"手之三阴从脏走至手;手之三阳从手走至头;足之三阳从头下至足;足之三阴从足上走至腹"的规律,因此,气血在经脉中流注就能够周流不息,经脉"行血气、通阴阳"的功能才能维持正常。而在治疗疾病的时候,也必须知晓经脉的流注方向,"随之""迎之",依据补不足、泻有余的原则,发挥调和气血的作用。这些,都是以"经络逆顺"为基础的。

〔1〕 李鼎.《子午流注针经》作者里籍略考[J].上海针灸杂志,1990,(1):32.

2. 阐明经络流注与开阖

何若愚在《流注指微论》中说："**流者，行也。注者，往也。流谓气血之流行也。一呼脉行三寸，一吸脉行三寸，呼吸定息，脉行六寸，如流水走蚁，涓涓不息，不可暂止**"，"**注者，往也。谓十二经络各至本时，皆有虚实邪正之气，注于所括之穴。所谓得时谓之开、失时谓之阖；气开当补泻、气闭忌针刺。**"十二经脉、十五络脉，共二十七气，周流于身。按照时间，气血流注所止，皆有一定度数。

何若愚认为总的规律是"**阴日血引，值阳气流**"。每逢阴日则血先脉外，气后脉内；阳日则气先脉外，血后脉内。交贯而行于脏腑之间，然后各输注于肘膝关节以下的五输穴内。"子午流注针法"即是根据人体内的气血周流盛衰随时间先后不同而变化的规律，择时选穴刺灸的方法。

3. 创制"接气通经"法

何若愚还依据"呼吸多少，经脉长短，各有定数之法"的原理，创制"接气通经"法，用于治疗偏枯等疾病。这类疾病可以反复发作，是由于"客气胜真"，"气不接而经不通流"，故而需要"上接而下引"。具体为："**手三阳接而九呼，过经四寸，手三阴接而七呼，过经五寸；足之三阳接而一十四呼，过经四寸；足之三阴接而一十二呼，过经五寸。重者倍之，吸亦同数。此接气通经，呼吸长短之法也。**"

因此，针刺时需要配合一定次数的呼吸，才能达到"使阴阳气行流上下，经历五脏六腑"的效果。但万事皆有度，"**若针刺妄行呼吸，阴阳交错，则针昏闭血，气不行也**"，何若愚认为过犹不及也。

4. 要求"逐时旺气注穴"

何若愚《流注指微针赋》有"**养子时克注穴，必须根据**"的论述，即是"逐时于旺气注脏腑井荥之法"。具体来说：

"**每一时辰，相生养子五度，各注井、荥、输、经、合五穴。昼夜十二时，气血行过六十俞穴也。每一穴，血气分得一刻六十分六厘六毫六丝六忽六秒，此是一穴之数也。六十穴共成百刻。**"

经络千古裂变——理论演变与临床应用的断代研究

"要求日下井荥，用五子建元日时取之。设令甲日甲戌时，胆经气初出窍阴穴为井木、流至小肠为荥火、气过前谷穴注至胃为俞土，气过陷谷穴又并过本原丘墟穴。但是六腑各有一原穴，则不系属井荥相生之法，即是阴阳二气出入门户也。行之大肠为经金，气过阳溪穴，所入膀胱为合水，气入委中穴而终。此是甲戌时木火土金水相生五度，一时辰流注五穴毕也。他皆仿此。"

基于"五子建元日时"，何若愚建立了"五行相生养子时纳甲法"子午流注开穴模型。

由此可见，何若愚基于《内经》《难经》的相关理论，诠释了经络理论，尤其是气血在经脉中流注及其与呼吸关系，气血输注于五输穴的开阖等方面，有新的发展，也为临床进一步开发"接气通经""子午流注"等方法，提供了理论支撑。

五、窦汉卿：奇经八穴

窦汉卿（1186 年—1280 年），初名杰，字汉卿，后更名窦默，字子声，金元广平肥乡人（属今河北省）。早年师承王翁、李浩，学习"铜人针法"。元世祖时，任昭文馆大学士、太师等职，故又有"窦太师"之称。除去政绩和为官之道外，窦汉卿对于针灸理论及其临床都做出了突出贡献。

据王飞[1]考证，窦汉卿的学术传承主要有清流河王氏（授以方脉之书，使业医）、山人宋子华（授"少室隐者"所传之"交经八穴"，并教授针术针法）、李浩父子（授穴之秘者四十有三，《铜人》及针刺补泻法）三方面；主要著述有《流注通玄指要赋》《针经标幽赋》两种，其他如《流注八穴》《铜人针经密语》《六十六穴流注秘诀》《窦太师针灸》《疮疡经验全书》等为窦氏所整理。其编撰的《标幽赋》的，短短的 79 句赋文，1318 字，却先后有元代王开、王国瑞，明代徐凤、高武、杨继洲、吴昆，以及清代李学川等诸多针灸名家为其作注，足见此赋的学术价值和地位。

---

〔1〕 王飞.窦汉卿针灸学术研究[J].上海中医药大学学报,1999,13(4):34-36.

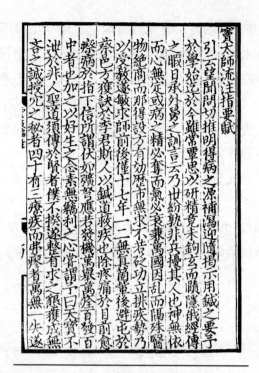

▲ 图27 《窦太师流注赋》书影（济生拔萃本）

1. 继承前贤之述，强调经络之理

窦汉卿与金元医家一样,重视经络理论的研读和阐悟,并有"**不穷经络阴阳,多逢刺禁……原夫起自中焦,水初下漏,太阴为始,至厥阴而方终……正经十二,别络走三百余支……足三阳,手走头而头走足;手足三阴,足走腹而胸走手。要知迎随,须明逆顺;况乎阴阳,气血多少为最。厥阴太阳,少气多血;太阴少阴,少血多气;而又气多血少者,少阳之分;气盛血多者,阳明之位。先详多少之宜,次察应至之气……观部分而知经络之虚实,视沉浮而辨脏腑之寒温**(《标幽赋》)","**观二十七之经络,一一明辨;据四百四之疾证,件件皆除**(《流注通玄指要赋》)"等论述,强调经络理论在针灸临床的运用。其中,经络阴阳,包括十二经脉起止、流注及其逆顺(流注方向)、气血多少、经络虚实和病候等内容,都是需要"一一明辨"的,这是临床诊疗的基础。并基于此,提出了自己对经络内涵的见解,如"脉者,陌也,魂魄之生、气血之府也,天地之祖,万物之宗","经者,气血经历之路也","交经八

经络千古裂变——理论演变与临床应用的断代研究

穴（流注八穴）"等。

2. 诠释奇经八脉，倡用交经八穴

"**八脉始终连八会，本是纪纲；十二经络十二原，是为枢要**"是窦汉卿《标幽赋》的一段文字,阐述了奇经八脉和十二经脉在针灸临床的指导意义。另外,窦汉卿在《针经指南》"流注八穴"序中首先提出:"**交经八穴者，针道之要也**。"这里的"八脉",当是"奇经八脉";"八穴",即公孙、内关、足临泣、外关、后溪、申脉、列缺、照海。

奇经八脉的内容,最早散见于《内经》,《难经》作者进行了系统归纳和总结,提出了"奇经八脉"概念,并作了集中阐述。对于奇经八脉,窦汉卿有自己的认识——"**阳跷阳维并督脉，主肩背腰腿在表之病；阴跷阴维任带冲，去心腹胁肋在里之疑（《标幽赋》）**"。一体由表里,奇经分两说,窦汉卿将人体病证分成表证("**肩背腰腿在表之病**")和里证("**心腹胁肋在里之疑**")两大类,分别由奇经八脉中不同经脉主治,故"八脉"是"纲纪"。

而另一方面,窦汉卿分别从山人宋子华处获得"少室隐者之所传"之"交经八穴";后从"铜台碑字王氏家"获得所藏"图籍"。验之于临床——"**以此术行于河淮间四十一年。起危笃患，随手应者，岂胜数哉……一一捷精，疾莫不瘳（《流注八穴》序）**。"遂加以整理,名之曰"流注八穴",并公之于世。《针经指南》中还有"定八穴所在"部分,不仅描述了八穴的定位与取穴方法,而且列出了八穴的配合使用与各穴的主治症。后世王国瑞、徐凤、杨继洲又作了进一步的补充和发挥,使八穴八法的理论更加丰富完善。因为窦氏最早倡用此法,后人也称之为"窦氏八穴"。

八穴与奇经八脉的联系,除了申脉通阳跷、照海通阴跷的内容直接见于《内经》《难经》等记载外,其余六穴未见称述。现通行刊本《针灸四书》所收窦汉卿《针经指南》中,也没有奇经八脉与八穴关系的明确论述,似乎窦氏并未确定八穴交会八脉。但《标幽赋》"**八脉始终连八会，本是纪纲**"的断语,可推测窦氏已把八穴与八脉联系起来了。需要指出的是,《针经指南》原"八穴主治症"后载脏腑经络名,是指该证的相关经。

而"交经"的分经界不甚严密,从所治病症看,仍以各穴所属经脉为主;所称"交经",只是指其主治范围有所扩大,进而说"通八脉",意指八穴通过本经通向八脉,从而用八脉来说明八穴的主治范围。此后,明初刘纯将有关内容改编成"八脉交会八穴歌"(见于《医经小学》),《针灸聚英》《针灸大成》又相继转载,"八脉交会穴"的概念进一步固化。

第六节

滑伯仁与十四经模式

滑寿(约 1304 年—1386 年),字伯仁,自号撄宁生。元末明初著名的医家。享年 83 岁,死后葬于余姚黄山九枝松。祖籍襄城(今河南省襄城),出生仪真(今江苏省仪征市)。曾为乡举,后来对做官从政失去兴趣,转而攻读医籍。师从京口(今江苏镇江)名医王居中,对《内经》《难经》作了深刻研究,深得要旨,并根据读书体会著述了《难经本义》《读素问钞》等书。还根据研习古书的心得和诊治病人的经验,撰写了《诊家枢要》一卷,强调脉学。滑寿不仅精通内科疾病的诊治,还师从东平(今山东东平县)高洞阳学习针灸,曾经用针灸治疗难产等多种病症,对经络理论很有研究,著有《十四经发挥》三卷,考订腧穴六百五十七个,详加训释,有所发挥;并重视脉的分布及其与脏腑的关系;提升奇经八脉中任督二脉的重要性,提出"十四经学说"。

滑寿一生著作很多,除上述主要作品以外,还有《麻疹全书》《医韵》《伤寒例钞》《本草发挥》《五脏补泻心要》《医家引彀》《滑寿脉诀》《痔瘘篇》等,可惜大多都已佚失。滑寿治学严谨,博览群书,并参会了张仲景、刘完素、李杲三家之说,贯通古今,医术大长,在江浙一带负有盛名,凡有得大病的,以得到他断定生死的一句话才不会遗憾。

一、提出十四经模式

滑寿对于经络理论发展最大的贡献,莫过于提出了"十四经模式"。

第四章　金元共识：治病当先识经络

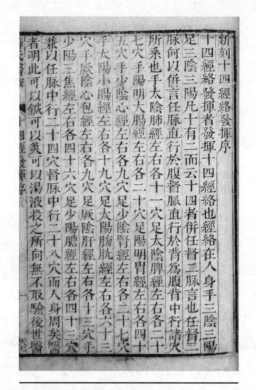

▲ 图28 《十四经发挥》书影

　　滑寿悉心研究经络理论。鉴于**"针道微而经络为之不明，经络不明则不知邪之所在（《十四经发挥》自序）"**，滑寿在《金兰循经》和《圣济总录》等书的基础上，编著了《十四经发挥》3卷。《十四经发挥》也是滑寿**"重兴针灸，昌明经络"**的代表著作。宋濂在《十四经发挥》"序"中提到：**"学医道者，不可不明乎经络……濂之友滑君，深有所见于此，以《黄帝内经》骨空诸论及《灵枢》本输篇，所述经脉辞旨简严，读者未易即解，於是训其字义，释其名物，疏其本旨，正其句读，釐为三卷，名曰《十四经发挥》。"**滑寿自觉**"远古之书，渊乎深哉！於初学者或未易也"**，乃由是而作的注释之作，以期**"且以示初学者，於是而出入之向方也"**。

　　《十四经发挥》提高任督二脉的地位，将督、任二脉与十二经合论，构建十四经模式。元代以前的经络学说，十二正经为主，奇经八脉为辅。滑氏认为督、任二脉既有经有穴，有别于其他奇经，应与十二正经相提并论。故在编写《十四经发挥》时将任、督二脉附十二经之后,创立了十四经模式。自此,督任二脉之重要性被揭示,并列于十二正经而合称为十四经。

❧ 二、循 经 考 穴 ❧

《十四经发挥》最大的特色与成就在于进一步发展了《金兰循经》"循经考穴"的学术方法,将腧穴归经、排列次序与经络循行的方向、线路紧密联系,对后世针灸腧穴书产生了深远的影响。

在滑寿之前,王惟一《铜人腧穴针灸图经》已完成所有 354 穴的归经工作,并将十二经穴全部按自下而上排列;《圣济总录》又据《灵枢·经脉》重新规定了十四经脉的排列顺序及经穴终始方向,将手三阴、足三阳经穴的排列方向改作自上而下,但各经腧穴仍保持由上而下,或由下而上的单向排列。滑寿为了加强经络与腧穴的联系,在腧穴的排列上作了重大的变动,使同一经腧穴连线出现随经络循行而改变的折返点,从而突出了经络学说的重要地位。这一变化为针灸基本理论的推广奠定了理论基础,至今针灸临床和科研仍以此为圭臬。

❧ 三、释 物 图 章 ❧

滑寿自幼习儒,工于文辞,故对身体腑脏、穴位部位等名物训释得通俗准确、深入浅出,方便了初学者,使其不惑于艰涩经文,明了经旨。滑寿绘制的经穴图(图 29-1～图 29-14),是一经一图、穴从经注,使后学习医有章可循,有矩可依,诵习更加快捷。此外,滑寿循经考订穴位,还把每一经的经穴编成歌诀,联成韵语,列于各经之前,有利于记诵。滑寿的这些工作都为经络腧穴理论的普及作出了贡献。

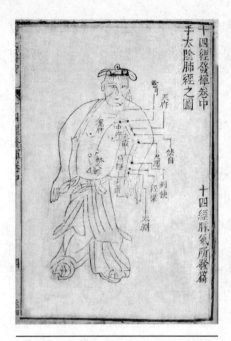

▲ 图 29-1 《十四经发挥》经穴图：手
太阴肺经

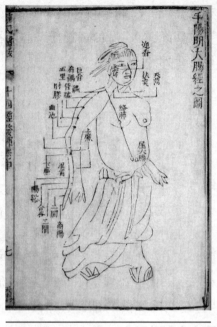

▲ 图 29-2 《十四经发挥》经穴图：手阳
明大肠经

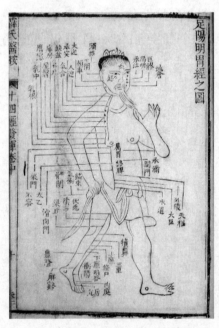

▲ 图 29-3 《十四经发挥》经穴图：足阳
明胃经

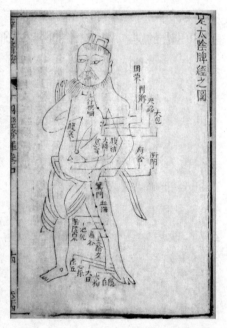

▲ 图 29-4 《十四经发挥》经穴图：足太
阴脾经

经络千古裂变——理论演变与临床应用的断代研究

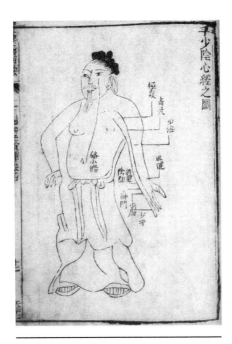

▲ 图 29-5 《十四经发挥》经穴图：手少
阴心经

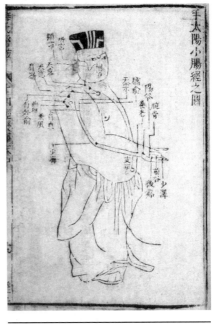

▲ 图 29-6 《十四经发挥》经穴图：手
太阳小肠经

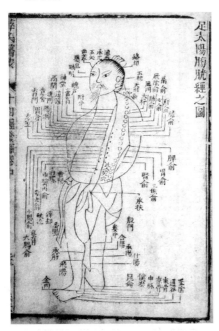

▲ 图 29-7 《十四经发挥》经穴图：足
太阳膀胱经

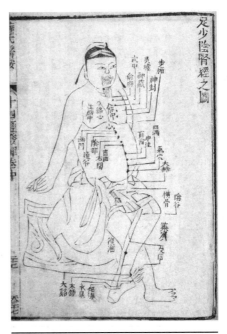

▲ 图 29-8 《十四经发挥》经穴图：足少
阴肾经

第四章　金元共识：治病当先识经络

193

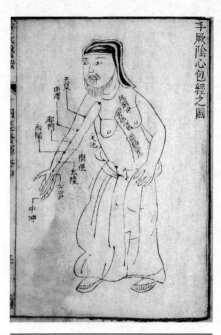

▲ 图29-9 《十四经发挥》经穴图:手
　　厥阴心包经

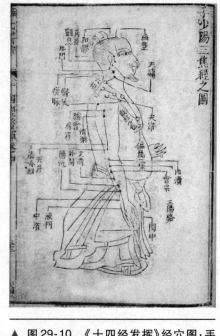

▲ 图29-10 《十四经发挥》经穴图:手
　　少阳三焦经

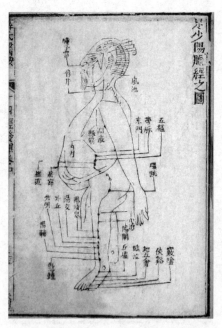

▲ 图29-11 《十四经发挥》经穴图:足
　　少阳胆经

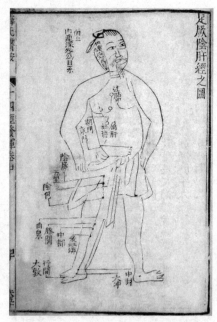

▲ 图29-12 《十四经发挥》经穴图:足
　　厥阴肝经

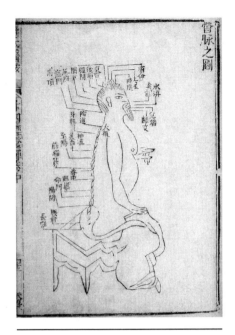
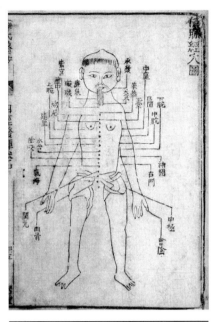

▲ 图 29-13　《十四经发挥》经穴图：
　　督脉

▲ 图 29-14　《十四经发挥》经穴图：
　　任脉

　　由此可见，滑寿在经络理论及其应用方面的成就，是具有划时代意义的。除了编撰穴歌、循经考穴、训释名物外，最主要的突出学术贡献是提出十四经模式，即将奇经八脉中的任、督脉与十二正经并说合论。此前的经络学说，或者偏说十二经脉，或者将十二经脉与奇经八脉分述，滑伯仁认为，任脉和督脉自有经穴，与其他六经有别，应与十二经脉相提并论。十四经模式的提出，对后世针灸学术产生了很大的影响。如张景岳著《类经》，采用滑氏之说注解"经脉篇"，高武《针灸聚英》和杨继洲《针灸大成》均按照十四经的顺序排列经穴，现代针灸大家承淡安先生有"十四经络，传于《内》《难》，滑伯仁先生论而发挥其旨，针灸遂盛行于元代，皆滑氏之功也"。至今仍是经络腧穴并举的楷模。

十二经为病，通表里而言。若其病或见于表，或为疼痛，或为痈疖者，但当于其所痛之分野，求其经脉属何经而针灸之也。——楼英

人身之有脉络，流注以充其内外。非圣人莫能知，何以然？脉络，人皆不可得而见者，虽析其肌、剖其肤，莫之能有也。惟圣人能探其所从来，谙其所攸止。是以《灵枢·经脉》明着其实，以开后学，其功博哉！——夏英

第五章

明清两季:
运用深化与理论诠释

　　明代（1368 年—1644 年）是历史上政治比较稳定、经济高度发展的王朝，也推动着科学技术和文化发展，从理论观点、方法技术以及资料等，都对医学有重大影响。另一方面，官方尊崇儒学，倡导孝悌，医学被视为行孝悌之重要手段。"不为良相，便为良医"，一批科举失意的知识分子，涌入医学领域，改善了医生的文化素质和知识结构，使医生的社会地位相应提高。

　　明代交通发展，医学家向大城市集中，再加上相对稳定的政治环境，为医学经验积累和传播，医学理论深化，创造了有利条件。明代医家中世代业医甚多，或父子相继、或翁婿相传，极利于医学专门化。累世传承，著书立说，也有利于形成专门性、独特性和权威性的著作。活字技术、套板印刷，也为医学著作出版和普及创造了方便条件。 明到前清时期，经络学术无论在理论方面、还是在临床运用方面，都有了新的拓展：

- 楼英《医学纲目》集成明初临床经络辨治。

- 赵宜真等进一步拓展临床经络运用的范围。

- 夏英等对经络理论进行系统研究。

面对明清医家经络理论及其临床运用的深入和积累，清代医家徐灵胎有了对"治病必分经络脏腑"还是"治病不必分经络脏腑"的反思。

明初分经诊疗集大成者——以楼英《医学纲目》为例

明清医家延续金元医时期经络理论在临床的阐发和运用,不仅在认病识病、阐述病机方面有进一步的深化,而且在临床经络治疗病症方面有进一步的拓展。

楼英(1322年—1389/1400/1401年),一名爽,字全善,号全斋,浙江萧山楼家塔村人,元末明初著名医家,里称"神仙太公"。生于医学世家,对经史、天文、地理、历法颇有造诣。精究名家医说和历代名方,结合临床经验,积三十年之功,编著完成《医学纲目》一书(明洪武十三年,1380年)。

《医学纲目》共40卷,分为十部。每部之中,于病证、治法、方药,各有区别;治法皆以正门为主,支门为辅,如心痛为正门,卒心痛等则为支门;凡门分上下者,其上皆《黄帝内经》之原法,其下则为后贤之续法,诸家之异同得失,得以触类旁通、了如指掌,实为医学类书中之最有法度者。据统计[1],《医学纲目》直接引用文献达140余种,还收录了历代名方验方2919条。可以说,《医学纲目》总结了明代以前的各家学说,也是对金元时代中医学术的一次大汇集、大归纳;全书以纲统目,条理井然,对后世影响极大。

受金元医家的影响,一方面楼英积极响应金元医家"治病当识经络"的共识,另一方面又集成金元各家之说,有了自己独立的思考,提出了自己独特的观点,对于经络理论有了进一步的发挥。

〔1〕 李敏.明代医学家楼英的学术渊源与治学方法[J].广州中医学院学报,1995,12(4):54-56.

一、临床经络辨证模式

楼英在继承金元医家"治病当求经络"的基础上,进一步阐述了经络辨证的临床思维模式。如有:

"故诊病者,必先分别血气表里上下脏腑之分野,以知受病之所在,次察所病虚实寒热之邪以治之。务在阴阳不偏倾,脏腑不胜负,补泻随宜,适其病所,使之痊安而已。……始悟千变万化之病态。皆不出乎阴阳五行。盖血气也,表里也,上下也,虚实也,寒热也,皆一阴阳也。五脏也,六腑也,十二经也,五运六气也,皆一五行也(《医学纲目·自序》)。"

在临床诊疗中**"知受病之所在"**,即迅速诊查和正确判断病变部位,是关键环节之一。其中,症状和(或)体征出现的部位,以及所属部位与远隔部位的经络联系,成为诊查和判断"受病之所在"的依据。故有:

"十二经为病,通表里而言。若其病或见于表,或为疼痛,或为痛疟者,但当于其所痛之分野,求其经脉属何经而针灸之也(《医学纲目·卷七·刺虚实》)。"

十二经脉内属于脏腑、外络于肢节,沟通了内外表里、上下左右的联系,故而经络辨证的意义不仅在诊查和判断病变部位,而且更有效地了解和判断全身各部的联系及其在疾病中的性质。故而楼英进一步阐述了脏腑经络之间的关系:相对于脏腑病症,十二经脉与十五络脉病症,存在浅表与深里的关系,即:

"刺脏腑经络,四病各不同。十五络病至浅在表也,十二经病次之,六腑病又次之,五脏病至深在里也。故治法有难易焉(《医学纲目·卷七·刺虚实》)。"

从临床诊治疾病的思路和程序,楼英首先提出要辨明脏腑经络,即知疾病之浅深、治法之难易;其次是知受病之所在,即病痛之分野;然后是疾病的寒热虚实等性质。而病变部位所在,以及病变组织的深浅,是临床诊疗关注的焦点之一。其中经络理论,为临床认识和解析这一焦点提供了支撑。

经络千古裂变——理论演变与临床应用的断代研究

二、相关病症的经络诊疗

楼英在《医学纲目》中不仅表述了经络辨证的临证模式,而且在具体病症的诊疗中,也处处体现分经诊疗的思想。《医学纲目》从第十一卷开始,按照"肝胆部(11～15卷)""心小肠部(16～20卷)""脾胃部(21～25卷)""肺大肠部(26～27卷)"和"肾膀胱部(28～29卷)"共收载了86类疾病,此外还有"伤寒部(30～33卷)""妇人部(34～35卷)"和"小儿部(36～39卷)"等专科病症论述。

在各脏腑部的病症归属上,也主要遵循经络联系的原则。如:11～15卷"肝胆部"有19类病症:包括了诸风,中风(**卒中之初、中分浅深、中浅半身偏痛舌能言、中深半身不收舌难言、产后中风、口噤、口眼㖞斜、痒**),眩(**癫痫、子痫**),痉(**室风、胎前痉、产后痉**),破伤风(**瘛疭、颤振、产后瘛疭**),疬风,诸痹(**行痹、痛痹、着痹、鹤膝风、挛、一身尽痛、产后身痛、风痹杂合病**),惊悸怔忡(**产惊悸、心憺憺动**),怒,善太息,目疾门(**目赤肿痛、外障、内障、能远视不能近视 能近视不能远视、雀目、目泪不止、风沿烂眼、倒睫拳毛、胬肉攀睛、飞丝尘垢入目、视歧乱见、目闭不开、睊目直视、目上视**),胁痛(**腋肿、腋臭**),诸疝(**癫疝、狐疝、产后少腹痛**),闭癃遗溺(**闭癃分二病、小便不通、淋、胎前淋闭、产后淋闭、小便数、溺赤、遗溺、妊娠遗尿、产后遗尿**),前阴诸疾(**阴缩阴纵、阴痿阴汗阴冷阴痒、阴臭阴肿阴痛阴吹**),筋(**转筋、霍乱转筋、爪**),头风痛(**产后头痛、偏头痛、雷头痛、大头痛、眉痛、头重、头风屑**),多卧、不得卧(**不得卧、多卧**),咽喉(**喉痹、咽嗌痛、乳蛾、咽中介介如梗状、诸物梗喉、颈项强痛**)等。其中目疾、胁痛、诸疝、前阴病等病症归属于肝胆部,无不与足厥阴肝经、足少阳胆经循行有关。

此外,大量病症也都采用分经诊疗,归纳如下:

1. 中风病类的分经诊疗

中风病的诊治,金元医家张元素有 **"治中风,外有六经之形症,先**

以加减续命汤随证治之"的经验并有具体论述,楼英进一步阐述有:"古之续命,混淆无经,今立分经治疗,又各分经针刺,无不愈也。治法,宜刺厥阴之井大敦以通其经,灸少阳之经绝骨以引其热,是针灸同象,治法之大体也(《医学纲目·卷十·中深半身不收舌难言》)。"

在"口眼㖞斜"一症,也用手足阳明经理论分析病情、指导用药:"风中血脉治验……或曰:世医多以续命等药治之,今君用升麻汤加四味,其理安在?对曰:足阳明经,起于鼻交頞中,循鼻外,入上齿中。手阳明之经,亦贯于下齿中。况两颊皆属阳明,升麻汤乃阳明经药,香白芷又行手阳明之经,秦艽治口噤,防风散风邪,桂枝实表而固荣卫,使邪不能再伤,此其理也(《医学纲目·卷十·口眼㖞斜》)。"并有"夫病有标本经络之别,药有气味浓薄之殊,察病之源,用药之宜,其效如桴鼓之应。不明经络所过,不言药性所主,徒执一方,不惟无益,而又害之者多矣,学人宜细思之(《医学纲目·卷十·口眼㖞斜》)"的临床感悟。

基于对病症部位的认识,楼英还有"凡癫痫,及中风、中寒、中暑、中湿、气厥、尸厥而昏眩倒仆,不省人事者,皆由邪气逆上阳分,而乱于头中也。癫痫者,痰邪逆上也。中风寒暑湿及气厥尸厥者,亦风寒暑湿等邪气逆上也。邪气逆上,则头中气乱,头中气乱,则脉道闭塞,孔窍不通,故耳不闻声,目不识人,而昏眩无知,仆倒于地也。以其病在头巅,故曰癫疾。治之者,或吐痰而就高越之,或镇坠痰而从高抑之,或内消痰邪使气不逆,或随风寒暑湿之法用轻剂发散上焦,或针灸头中脉络而导其气,皆可使头巅脉道流通,孔窍开发,而不致昏眩也。是知癫痫之癫,与厥成癫疾,眩冒癫疾之巅,一疾也。王太仆误分癫为二疾,独孙真人始能一之,今特冠此气乱头巅等经文于癫痫篇首,使人知疾有所归,而治有所据也(《医学纲目·卷十一·癫痫》)"的归纳和总结。

2. 痛症的分经诊疗

"臂痛"一症,楼英在李东垣的基础上,阐述"臂痛"与手三阴三阳经的关系,并归纳了相关归经的中药,以"行其气血"。如:

经络千古裂变——理论演变与临床应用的断代研究

"东垣云：臂痛有六道经络，以行本经药行其气血者，盖以两手伸直，其臂贴身垂下，大指居前、小指居后而定之。则其臂臑之前廉痛者，属阳明经，以升麻、白芷、干葛行之。后廉痛者，属太阳经，以藁本、羌活行之。外廉痛者，属少阳，以柴胡行之。内廉痛者，属厥阴，以柴胡、青皮行之。内前廉痛者，属太阴，以升麻、白芷、葱白行之。内后廉痛者，属少阴，以细辛、独活行之。并用针灸法，视其何经而取之也（《医学纲目·卷十二·痛痹》）。"

此外，楼英还依据《灵枢·经脉》中十二经脉病候的记载，解析和归纳了"刺灸诸痛法，先明经脉"的具体内容：

"刺灸诸痛法，先明经脉……盖经脉者，为手足十二经脉也。手前廉痛，属阴明。经云：手阳明脉所生，病者肩前臑痛，大指次指痛不用。后廉痛，属太阳。经云：手太阳脉是动，则病肩似拔，臑似折。所生病者，肩臑肘臂外后廉痛。外廉痛，取少阳。经云：手少阳脉所生病者，耳后肩臑肘臂外皆痛，小指次指不用。又云：邪客手少阳之络，令人臂外痛，手不及头，刺手中指次指爪甲上去端如韭叶各一痏，左取右，右取左。内廉痛，取厥阴。经云：手厥阴脉是动，则病手心热，肘臂挛急腋肿。内前廉痛，属太阴。经云：手太阴脉所生病者，臑臂内前廉厥，掌中热。内后廉痛，属少阴。经云：手少阴所生病者，臑臂内后廉痛厥，掌中热痛。足前廉痛，属阳明。经云：足阳明脉所生病者，膝膑肿痛，循膺乳气街股伏兔骭外廉足跗上皆痛，中指不用。后廉痛，属太阳。经云：足太阳脉是动，则病头痛，目似脱，项似拔，脊痛，腰似折，髀不可以曲，腘如结，腨如裂，是谓踝厥。所生病者，项背腰尻腘腨脚背痛，小指不用。外廉痛，属少阳。经云：足少阳所生病者，胸胁肋髀膝，外至胫绝骨，外踝前及诸节皆痛，小指次指不用。又云：足髀不可举，侧而取之，在枢合中以员利针，大针不可刺。又云：邪客于足少阳之络，令人留于枢中，痛髀不可举，刺枢中以毫针，寒则久留针，以月死生为数，立已。内廉痛，属太阴。经云：足太阴脉所生病者，股膝内肿厥，足大指不用。内后廉痛，属少阴。经云：足少阴脉所生病者，脊股内后廉痛，足下热而痛，内前廉痛，属厥阴。经云：足厥阴脉是动，则病腰痛，不可以俯仰。此十二经手足脉痛，皆视虚实寒热陷下，而施补泻疾留灸之法也（《医学纲目·卷十二·痛痹》）。"

人体疼痛部位所归属的经脉，为分经诊疗疼痛性疾病提供了理论支撑。楼英在许多疼痛性疾病中应用经络理论：

"王检正患鼻额间痛，或麻痹不仁，如是数年。忽一日，连口唇颊车发际皆痛，不开口，虽言语饮食，亦妨，在额与颊上常如糊，手触之则痛。予作足阳明经络受风毒，传入经络，血凝滞而不行，故有此症。或者以排风、小续命、透髓丹之类与之，皆不效。制此犀角升麻汤赠之，数日而愈。……胃之中，腥膻五味，无所不纳，如市廛无所不有也。六经之中，血气俱多，腐熟饮食，故饮食之毒，聚于胃。此方以犀角为主，解饮食之毒也。阳明经络环唇挟舌，起于鼻合頞中，循颊车上耳前，过客主之，循发际至额颅。王公所患，皆一经络也，故以升麻佐之。余药皆涤除风热，升麻、黄芩，专入胃经，稍通者自能晓（《医学纲目·卷十二·痛痹》）。"

3. 目疾的分经诊疗

虽然楼英将目疾归为肝胆部，但首先引用《黄帝内经》文字阐述眼部各组织与脏腑经脉的关系："**五脏六腑之精气，皆上注于目，而为之精，精之窠为眼，骨之精为瞳子，筋之精为黑眼，血之精为络，其窠气之精为白眼，肌肉之精为约束，裹撷筋骨气血之精，而与脉并为系，上属于脑，后出于项中，此则眼具五脏六腑也。后世以内外眦属心，上下两睑属脾，白眼属肺，黑眼属肝，瞳子属肾，谓之五轮，盖本诸此也。又有八廓之说，无义无据，今不得删入焉（《医学纲目·卷十三·目疾门》）。**"并着重指出与肝、心、脾三脏的关系："脏腑主目有二：一曰肝。经云：东方青色，入通于肝，开窍于目，藏精于肝。又云：人卧血归于肝，肝受血而能视。又云：肝气通于目，肝和则目能辨五色也。二曰心。经云：心合脉，诸脉者，皆属于目是也。至东垣又推之而及于脾（《医学纲目·卷十三·目疾门》）。"

而对于目疾的具体诊治，也贯彻分经诊疗的临床模式：

白眼痛："灸刺白眼痛，有四法：其一取足太阳。经云：目痛赤脉从上下者，太阳病，故知取之也。其二取足阳明。经云：目痛赤脉从下上者，阳明病，故知取之也。其三取足少阳。经云：目痛赤脉从外走内者，少阳病，又手足少阳之脉，所生病者，皆目锐眦病，故知取之也。其四取跷脉。经云：邪客足阳跷之脉，令人目痛从内眦始，刺外踝之下半寸所，左刺右，右刺左。又云：目中赤痛从内眦始，取之阴跷也（《医学纲目·卷十三·目赤肿痛》）。"

黑珠痛："灸刺黑珠痛，有三法：其一取足太阳，经云：足太阳有过项入于脑者，正属目本，名曰眼系，头目若痛，取之在项中两筋间是也。其二取足厥阴。经云：肝足厥阴之脉，上入颃颡，连目系，故取之也。其三取少阴。经云：手少阴之别，名曰通里，属目系，取之掌后一寸也。又足少阳之正阳明之正，皆系目系，经无取法也（《医学纲目·卷十三·目赤肿痛》）。"

内障："内障先患一目，次第相引，两目俱损者，皆有翳在黑睛内遮瞳子而然。今详通黑睛之脉者，目系也。目系属足厥阴、足太阳、手少阴三经，盖此三经，脏腑中虚，则邪乘虚入经中郁结，从目系入黑睛内为翳。……上四方，皆羚羊角、玄参、细辛、羌活、防风、车前子为君。盖羚羊角，厥阴经药也。丹溪云：羚羊角入厥阴经甚捷是也。玄参、细辛，行少阴经药也。海藏云：玄参治空中氤氲之气，无根之火，为圣药也。羌活、防风、车前子，行太阳经药也。如筋脉枯涩者，诸方中更加夏枯草，能散结气，有补养厥阴血脉之功，尝试之有验（《医学纲目·卷十三·内障》）。"不仅指出与内障相关的三条经脉，而且还分析各经用药及其特点，并强调自己的临床验证。

4. 胁痛腋肿的分经诊疗

胁肋部和腋下都属于足少阳胆经分布的区域，故而楼英将此二病症归属于"肝胆部"。其中：

胁痛："灸刺胁痛有三法：其一取肝。经云：肝病者，两胁下痛引小腹，善怒，取其经，厥阴与少阳。又云：邪在肝，则两胁中痛，寒中，恶血在内，行善掣节，时脚肿，取之行间以引胁下，补三里以温胃中，取血脉以散恶血，取耳间青脉以去其掣是也。其二取胆络。经云：邪客足少阳之络，令人胁痛，不得息，咳而汗，刺足小指次指爪甲上与肉交者各一痏，不得息立已，汗出立止。咳者，温衣饮食一日已。左刺右，右刺左。其病不已，复刺如法是也。其三取心。经云：心手少阴脉所生病者，目黄胁痛，视虚实热寒陷下，施补泻疾留灸之法也（《医学纲目·卷十四·胁痛》）。"

腋肿："针灸刺腋肿，有二法：其一取胆。经云：胆足少阳之脉所生病者，缺盆中肿痛、腋下肿是也。其二取心。经云：心主手厥阴脉是动，则病手心热腋肿，皆视虚实寒热陷下，施补泻疾留灸也（《医学纲目·卷十四·腋肿》）。"

5. 疝病的分经诊疗

疝是足厥阴肝经病候之一，主要以小腹部和前阴疼痛为主要证候特征，故而楼英有"疝痛，属足厥阴肝经也。小腹，亦属肝经也。故疝痛与小腹痛同一治法（《医学纲目·卷十四·诸疝》）"的归类和论述。并有以下经验总结：

小腹痛："刺灸小腹痛共四法：一曰肝。经曰：肝病者，两胁下痛引小腹，取其经，厥阴小肠。又曰：邪客厥阴之络，令人卒疝暴痛，刺足大指爪甲上与肉交者各一痏，男子立已，女子有顷已，左取右，右取左者是也。二曰小肠。经云：小肠病者小腹痛，腰脊控睾而痛，时窘之后，取巨虚下廉。又云：小肠控睾引腰脊，上冲心，邪在小肠，取之肓原以散之，刺太阴以予之，取厥阴以下之，巨虚下廉以去之，按其所过之经以调之是也。又云：疝暴痛，取足太阴、厥阴，尽刺去其血络。三曰膀胱。经云：膀胱病者，小腹偏肿而痛，以手按之，即欲小便而不得，取委中央。又云：小腹痛肿，不得小便，邪在三焦，约取之足太阳大络者是也。四曰督任冲脉（《医学纲目·卷十四·诸疝》）。"

癫疝："刺灸癫疝共四法：其一即此篇文，所谓铍石，取睾囊中水液者是也，其法令世人亦多能之。睾丸囊大如斗者，中藏秽液，必有数升，信知此出古法也。其二取肝。经云：足厥阴之脉，是动则病丈夫癫疝，妇人小腹肿是也，是于足厥阴肝经，视盛虚热寒陷下，而施补泻留疾与灸也。其三取肝之络。经云：足厥阴之别，名曰蠡沟，去内踝五寸，别走少阳，其别者，径胫上睾，结于茎。其病气逆则睾肿卒疝，取之所别是也。是于内踝上五寸贴腔骨后近肉处，蠡沟取之也。其四取足阳明筋。经云：足阳明之筋，聚于阴器上腹。其病转筋，髀前肿癀疝腹筋急，治在燔针劫刺，以知为数，以痛为输是也，是于转筋痛处，用火针刺之也（《医学纲目·卷十四·癀疝》）。"

狐疝："刺灸狐疝，但取足厥阴一经。经云：肝足厥阴之脉，所生病者狐疝是也。随其经盛虚寒热陷下取之也（《医学纲目·卷十四·狐疝》）。"

6. 闭癃遗尿的分经诊疗

遗尿闭癃都是排尿障碍的病症，与前阴和膀胱有关，楼英总结认为"惟肝与督脉、三焦、膀胱主之"。具体的经络联系有："肝脉督脉主之者，经云：肝足厥阴之脉，过阴器。所生病者，遗溺闭癃。又云：督脉者，女子入系廷孔，其孔溺孔之端也；其男子循茎下至篡，与女子等。其生病癃痔遗溺。故遗溺闭癃，皆取厥阴俞穴及督脉俞穴也。三焦主之者，经云：三焦下脉，在于足太阳之前，少阳之后，出于腘中外廉，名曰委阳，足太阳络也。三焦者，足太阳少阳之所将，太阳之别也，上踝五寸，别入贯腨肠，出于委阳，并太阳之正，入络膀胱，约下焦，实则闭癃，虚则遗溺。遗溺则补之，闭癃则泻之是也。膀胱主之者，经云：膀胱不利为癃，不约为遗溺是也。然遗溺闭癃，不取膀胱腧穴者，盖膀胱但藏溺，其出溺皆从三焦及肝督脉也（《医学纲目·卷十四·闭癃遗溺》）。"具体病症有：

小便不利："刺灸小便不利法有五：其一取肝。经云：肝足厥阴之脉所生病者，癃闭。又云：小腹满，身寒热，小便不利，取足厥阴。又云：癃取阴跷及三毛，上及血络出血是也。其二取三焦。经云：三焦病者，腹气满，小腹丸坚，不得小便，窘急，溢则水流即为胀候，在足太阳之外大络，大络在足太阳少阳之间，亦见于脉，取委阳。又云：小腹痛肿，不得小便，邪在三焦，约取之太阳大络，大络，委阳。视其络脉，与厥阴小络结而血者当有取之二字。是也。其三取肾络。经云：足少阴之别，名曰大钟，当踝后绕跟，别走太阳。其病实则癃闭，取之所别也。其四取脾。经云：足太阴之脉所生，病者溏瘕泄水闭，视虚实寒热陷下，而施补泻疾留灸也。其五杂取。经云：内闭不得溲，刺足少阴太阳与骶骨上，以长针，气逆则取其太阴、阳明、厥阴，甚则取少阴、阳明，动者之经也（《医学纲目·卷十四·小便不通》）。"

小便黄："脏腑小便黄有四：一属肝热。经云：肝热病者，小便先黄是也。二属胃实。经云：胃足阳明之脉气盛，则身以前皆热，其有余于胃，则消谷善饥，溺色黄是也。三属肺虚。经云：肺手太阴之脉气虚，则肩背痛寒，少气不足以息，溺色变故耳。四属肾虚。经云：冬脉者，肾脉也。冬脉不及，则令人胁清，脊痛，小便变是也（《医学纲目·卷十四·溺赤》）。"

遗尿："针灸遗溺法有四：其一取肝，其二取督脉，其三取三焦，并见遗溺闭癃门，其四取肺。经云：手太阴之别，名曰列缺，其病虚则欠㰦，小便遗数，取之去腕一寸，别走阳明者是也（《医学纲目·卷十四·遗溺》）。"

7. 前阴病的分经诊疗

楼英总结前阴相关的经脉主要是肝经和督脉："前阴所过之脉有二：一曰肝脉，二曰督脉。经云：肝足厥阴之脉，入毛中过阴器，抵少腹，是肝脉所过也。又云：督脉者，起于少腹，以下骨中央，女子入系廷孔，循阴器，男子循茎下至篡，与女子等，是督脉所过也（《医学纲目·卷十四·前阴诸疾》）。"而前阴部疾病的分经诊疗有：

前阴挺长："刺灸前阴挺长之法有一。经云，足厥阴之别，名曰蠡沟，去内踝五寸别走少阳，其病实，则挺长，取之所别是也（《医学纲目·卷十四·阴缩阴纵》）。"

阴暴痒痛："针灸阴暴痒痛，足厥阴之别，名曰蠡沟，上内踝五寸是也（《医学纲目·卷十四·阴痿阴汗阴冷阴痒》）。"

8. 筋病的分经诊疗

"肝主筋"，楼英将筋病归属于"肝胆部"。并首先引用《灵枢·经筋》原文，然后进行阐述：

"以知为数，以痛为输者，言经筋病用燔针之法，但以知觉所针之病应效为度数，非如取经脉法有几呼几吸几度之定数也。但随筋之痛处为输穴，亦非如取经脉法有荥俞经合之定穴也（《医学纲目·卷十四·筋》）。"

"以知为数，以痛为输"是《灵枢·经筋》提出的经筋病治疗原则，楼英指出这是"**以知觉所针之病应效为度数**"，与"**取经脉法有几呼几吸几度之定数**"有差异；而且从操作部位来说，也不是"**取经脉法有荥俞经合之定穴**"，而是"**随筋之痛处为输穴**"，具有一定的不确定性，一方面需要临床把握这种经筋病"痛处"出现的规律，另一方面需要在实际运用时加强诊查和揣穴。当然，经筋病"痛处"出现的规律，是与十二经筋的联系和分布部位分不开的。

"**经筋之病，寒则反折筋急，热则筋弛纵不收，阴痿不用。阳急则反折，阴急则俯不伸。焠刺者，刺寒急也。热则筋纵不收，无用燔针。艾灸亦然，今世不分寒急热纵，皆用艾灸者，未知此理也（《医学纲目·卷十四·筋》）。**"

楼英认为，经筋病总体有"筋急"和"筋纵"两类，分别对应寒性和热性，故而提出，在实际治疗中对于热纵慎用燔针和艾灸。

9. 咽喉部疾病的分经诊疗

楼英将咽喉疾病归入"肝胆部"，是因为"**肝者，中之将也，取决于胆，咽为之使。故以喉咽入肝胆部（《医学纲目·卷十五·咽喉》）**"。

对于咽喉部位与经络联系，楼英主要有从"**经脉所过咽喉**""**他病相干而致喉痹**"两方面进行总结。如：

喉痹："刺灸喉痹法有四。今以经脉所过，咽喉取之验者，及他病相干，而致喉痹取之者，通六经也。其一，取手足阳明。经云：喉痹不能言，取足阳明。能言，取手阳明。又云：胃足阳明脉，从大迎前下人迎，附循喉咙。所生病者颈肿喉痹视盛虚热寒陷下取之。又云：足阳明之别名曰丰隆，去踝八寸，别走太阴。其病气逆则喉痹卒喑，取之所别也。又曰：大肠手阳明脉，所生病者喉痹，视盛虚热寒陷下取之也。其二，取手少阳。经云：三焦手少阳之脉，出缺盆，上项系耳后，是动则病嗌肿喉痹，视盛虚热寒陷下取之。又曰：邪客手少阳之络，令人喉痹，刺手中指次指爪甲上，去端如韭叶各一，壮者立已，老者顷已，左取右，右取左是也。其三，以经络所过喉咽者有二。经云：肝足厥阴之脉，循喉咙之后，故喉之后疼者，取之累验也。又云：肾足少阴之脉，上贯肝膈，循喉咙，窦汉卿所谓必准者，照海治喉中之闭塞是也。其四，他病相干致喉痹者有一。经云：心咳之状，喉中介介如梗状，甚则咽肿喉痹，取心之俞，盖大陵穴是也（《医学纲目·卷十五·喉痹》）。"

咽嗌痛："灸刺咽喉有二。其一，取足少阴。经云：肾足少阴之脉，所生病者，咽肿上气，嗌干痛。又云：嗌中肿，不能内，唾时不能出唾者，刺然骨之前出血，立已，左刺右，右刺左。又云：邪客足少阴之络，令人嗌痛，不可纳食，无故善怒，气上走贲上。刺足下中央之脉各三痏，凡六刺立已，左刺右，右刺左是也。其二，取手太阳。经云：小肠手太阳之脉，是动则病嗌痛颔肿，视虚实寒热陷下取之也（《医学纲目·卷十五·咽嗌痛》）。"

咽嗌介介如梗状："灸刺咽嗌介介如梗状有二。其一，取阳陵泉。经云：胆病者，善太息，口苦呕宿汁，嗌中介介然数唾，取阳陵泉是也。其二，取大陵。经云：心咳之状，喉如阶阶然，如梗状，取心之俞是也（《医学纲目·卷十五·咽中介介如梗状》）。"

项颈痛："刺灸项颈痛有二。其一，取足手太阳，治项后痛。经云：足太阳之脉，是动则病项如拔，视虚盛寒热陷下取之。又云：项痛不可俯仰，刺足太阳；不可以顾，刺手太阳。又云：大风项颈痛，刺风府，风府在上椎。又云：邪客于足太阳之络，令人头项肩痛，刺足小指爪甲上与肉交者各一痏，立已。不已则刺外踝下三痏，左取右，右取左，如食顷是也。其二，取足手阳明，治颈前痛。经云：足阳明之脉，所生病者颈肿。又云：手阳明之脉，是动则病颈肿，皆视盛虚寒热陷下取之也（《医学纲目·卷十五·项颈强痛》）。"

此外，楼英在"心小肠部"有心痛引背、心痛兼胀、胸痛、胸满、烦心、喜笑不休、噫、衄血、吐血、咳唾血、肠澼下血、汗出、痈疽等病症，在"脾胃门"有饥不欲食、口渴咽干、消谷善饥为中消、黄疸、目黄、腹痛、肠鸣、呕吐、膈食、泄泻、飧泄、滞下、大便不通、水肿、胀、面颊肿痛、面尘、面赤、面黑、狂癫、独闭户牖而处、口苦、身重等病症，在"肺大肠部"有五脏六腑咳、喘满、少气、悲、鼻衄、肩背痛、肩痛、皮肤痛、皮肤索泽、舌暗、喉喑、痔等病症,在"肾膀胱部"有脊痛脊强、腰痛、痿厥、耳聋、耳鸣、恐等病症,都有分经诊疗的记载。

由此可见,楼英是以五脏为中心,结合经络理论进行疾病归类;而对于同一部位的病症,由于侧重不同,楼英也会有不同的归属,如"二阴",属于"肾膀胱部",但还是有"**前阴缩纵等疾,属肝经,病见肝部。后阴痔脱肛等疾,属大肠腑,病见肺部(《医学纲目·卷二十九·二阴》)**"等指示。其次,大量病症的临床诊疗,体现了经络辨证的临床思维模式。这种临床思维模式,在其临床实践中,也处处体现,如:

"有人患此证(项颈痛),自午后发至黄昏时定。予曰:此患先必从足起。经言足十二经络各有筋,惟足太阳之筋,自足至项。大抵筋者肝之合也,日中至黄昏天之阳,阳中之阴也。又曰,阳中之阴肺也,自离至兑,阴旺阳弱之时。故《灵宝毕法》云:离至干,肾气绝而肝气弱,肝肾二脏受阴气,故发于是时。予授此方三服而愈(《医学纲目·卷十五·项颈强痛》)。"

"予一亲戚,患项筋痛连背髀,不可转移,服诸风药皆不效,予尝忆《千金》髓有肾气攻背强一证,予处此方(椒附散)与之,一服顿瘥。自尔与人,皆有验。盖肾气自腰夹脊上至曹溪穴,然后入泥丸宫。曹溪一穴,非精于搬运者不能透,今逆行至此不得通,用椒以引归经则安矣。气上达,椒下达,故服之愈(《医学纲目·卷十五·项颈强痛》)。"

"予思《素问》热论云:治之各通其脏腑。故仲景述《伤寒论》云:六经各异,传变不同。《活人》亦云:凡治伤寒,先须明经络。其义一也。昧者不学经络,不问病源,按寸握尺,妄意病症,不知邪气之所在,动致颠覆,真盲医哉(《医学纲目·卷三十·续伤寒通论》)。"

"夫病热中症者,冲脉之火附二阴之里,传之督脉。督脉者,第二十一椎下长强穴是也,与足太阳膀胱寒气为附经。督脉其盛也如巨川之水,疾如奔马,其势不可遏。太阳寒气细细如线,督脉逆太阳,寒气上行,冲顶入额,下鼻尖,入手太阳,传于胸中。手太阳者,丙,热气也。足太阳膀胱者,壬,寒气也。壬能克丙,寒热逆于胸中,故脉盛大。其手太阳小肠热气不能交入膀胱经,故十一经之盛气积于胸中,故其脉盛大。其膀胱逆行盛之极，子能令母实，手阳明大肠金即其母也，故燥旺。其燥气挟子之势，故脉涩而大便不通。以此言之，脉盛大以涩者，手阳明大肠脉也（《医学纲目·卷六·治恶寒》）。"从冲脉之火，传入督脉；从督脉与足太阳膀胱经相互依附；从手太阳热与足太阳寒逆于胸中；以及膀胱水令大肠金燥，而出现手阳明大肠经脉病候。

当然，对于一些特殊的病症，楼英也继承前贤之说，强调不必求诸于分经诊疗。如针对李东垣"假令治病，无问伤寒、蓄血、结胸、发黄等诸证，并一切杂证等，各当于六经中求责之"的说法，楼英认为"**不独六经中求责，五脏求责，尤急务也。假令面青、脉弦、善怒、淋溲便难、转筋，即有肝证也；或面赤、脉洪、善笑、口干、身热、烦心、心痛、掌中热而哕，即有心证也；余仿此（《医学纲目·卷三·阴阳脏腑部》）**"。

"**百合病者，谓无经络，百脉一宗，悉致病也（《医学纲目·卷三十二·百合病》）。**"

"**一身受邪，难分经络，无热可发，温补自解，此气大虚，不急治则死矣（《医学纲目·卷三十三·四时伤寒不同》）。**"

三、基于临床，发展经络理论

1. 提出"经脉分野"

基于这一思想，楼英还提出了"经脉分野"的概念，并在《医学纲目·卷七·刺虚实》对人体12个分部的经络联系，进行了系统整理和归纳：

头部：巅（足太阳厥阴、督脉），头角直耳上（中是少阳），中行（前直鼻上巅、后直鬓中上巅、督脉），第二行（足太阳一寸五分各开两傍为头第三行），第三行（足少阳）。

面部：额（足少阳阳明），鼻（手阳明太阳、足阳明、督脉），人中（督脉、手足阳明），唇（足阳明），唇内（足厥阴），承浆（足阳明、任脉），上齿（足阳明），下齿（手阳明），舌（足太阴少阴），目内眦（手足阳明、手足太阳），目锐眦（手太阳、手足少阳），眉至额（直鼻而上督脉、直目内眦而上足太阳、直目瞳子而上足少阳、直锐眦而上手足少阳），颧（直目内眦而下足阳明、直目瞳子而下足阳明），颊车（足少阳阳明），耳（手足少阳、手太阳），目系（手少阴、足太阳）。

颈项部：项中间 拔项大筋中（足太阳），当完骨下（手少阳、项大筋之前耳之后也），当耳下（足少阳），当曲颊下（手太阳），曲颊前一寸（手阳明），挟喉两旁动脉（足太阳阳明），缺盆中（任脉），咽（手太阴少阴、足太阴），喉咙（足少阴阳明），喉咙后（足厥阴）。

肩：前廉（手阳明），后廉（手太阳），上廉（手足少阳）。

背部：中行（督脉），第二行（足太阳），第三行（足太阳）。

膺输部：中行（任脉），第二行（足少阴），第三行（足阳明），第四行（足太阴）。

腹部：中间行（任脉），第二行（足少阴），第三行（足阳明），第四行（足太阴）。

腋下：中间（手厥阴），前（手太阳），后（手太阴）。

胁部：腋直下髀枢（足少阳）。

臑部(自肩至肘曰臑)：前廉（手阳明），后廉（手太阳），外廉（手太阳），内廉（手少阴），内前廉（手太阴），内后廉（手少阴）。

臂部：上廉（手阳明），下廉（手太阴），外廉（手少阳），内廉（手厥阴），内上廉（手太阴），内下廉（手少阴）。

股胫部：前廉（足阳明），后廉（足太阳），外廉（足少阳），内廉（足厥阴），内前廉（足太阴）。

楼英提出的"经脉分野"，对后世医家产生了深远的影响。明代中后期的沈子禄进一步诠释了全身88个部位的经络联系，著有《经络分野》一书。

2. 提出"三分络脉"

楼英将络脉分成三大类，即"十五络之络""缪刺之络""血络之络"：

"至于络又各不同，十五络之络，乃阴经别走阳经，阳经别走阴经，而横贯两经之间。所谓横者，为络与经相随上下者也。缪刺之络，乃病邪流溢大络，不得入贯经俞，而其痛与经脉缪也，乃络病经不病者也。血络之络，及皮肤所见或赤或青或黑之络，而小者如针，大者如筋也。以浅深言之，血络至浅，缪刺者次之，十五络近里而贯经俞也（《医学纲目·卷七·刺虚实》）。"

3. 总结通入十二经脉之药物

《医学纲目·卷三·药性不同》在"东垣引经药"的基础上，总结了十二经脉引经药，尤其还归纳和总结了"通入手足同名经"的药物：

"**手太阴肺**：南星、款冬花、升麻、桔梗、山药、檀香、粳米、五味子、白茯苓、天门冬、麦门冬、阿胶、桑白皮、葱白、杏仁、麻黄、益智、丁香、白豆蔻、砂仁（檀香、豆蔻为使）、知母、栀子、黄芩、石膏。

足太阴脾：草豆蔻、茱萸、砂仁（人参、益智为使）、防风、当归、益智、黄芪、苍术、白术、胶饴、代赭石、茯苓、麻子、甘草、半夏。

通入手足太阴肺脾：升麻、芍药、木瓜、藿香、白芍药、玄胡索、砂仁。

手阳明大肠：升麻、白芷、麻子、秦艽、薤白、白石脂、砂仁（白石脂为使）、肉豆蔻、石膏。

足阳明胃：丁香、草豆蔻、砂仁、防风、石膏、知母、白术、神曲、葛根、乌药、半夏、苍术、升麻、白芷、葱白。

通入手足阳明：麻黄（酒）、大黄（酒）、连翘、升麻、白术、葛根、石膏、檀香（佐以他药）、白芷。

手少阳三焦：川芎、大黄（酒）、柴胡、青皮、白术、熟地、黄芪、地骨皮、石膏、细辛、附子。

足少阳胆：半夏、草龙胆、柴胡。

通入手足少阳：青皮、川芎、柴胡、连翘。

手厥阴心包络：沙参、白术、柴胡、熟地、牡丹皮、败酱。

足厥阴肝：草龙胆、蔓荆子、阿胶、瞿麦、桃仁、山茱萸、代赭石、紫石英、当归、甘草、青皮、羌活、吴茱萸、白术。

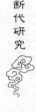

通入手足厥阴:青皮、熟地、柴胡、川芎、皂角、苦茶、桃仁。

手太阳小肠:白术、生地黄、羌活、赤茯苓、赤石脂、砂仁(赤石脂为使)。

足太阳膀胱:蔓荆子、滑石、茵陈、白茯苓、猪苓、泽泻、桂枝、黄柏、羌活、麻黄。

通入手足太阳:防风、羌活、藁本、蔓荆子、茴香、黄柏、白术、泽泻、防己、大黄(酒)。

手少阴心:麻黄、桂心、当归、生地、黄连、代赭石、紫石英、栀子、独活、赤茯苓。

足少阴肾:知母、黄柏、地骨皮、阿胶、猪肤、牡丹皮、玄参、败酱、牡蛎、乌药、山茱萸、天门冬、猪苓、泽泻、白茯苓、檀香、甘草、五味子、吴茱萸、益智、丁香、独活(或用梢)、桔梗(或用梢)、砂仁(黄柏、茯苓为使)。

通入手足少阴:细辛、熟地、五味子、泽泻、地榆、附子、知母、白术。

命门:附子、沉香、益智、黄芪。

方剂配伍和组方中,尤其是在引经药的使用上,楼英特别指出"**如不愈,各加引经药(《医学纲目·卷三·随症用药》)**",强调常规用药如有不愈,则一定要考虑使用引经药;而具体运用引经药时,需要"**看何部分,以引经药导使之行则可(《医学纲目·卷三·随症用药》)**"。另外,药物的不同炮制方法,也影响药物入经脉,如"**咀之药,取汁,易行经络故也**","**细末者,不循经络,止去胃中及脏腑之积**","**炼蜜丸者,取其迟化,而气循经络也**"等。

4. 人体生长与十二经脉的关系

除了古代医家提出的分经养胎理论外,楼英还指出,小儿变蒸(婴幼儿的发育过程)也与十二经脉有关:

"**变蒸者,阴阳水火蒸于血气,而使形体成就,是五脏之变气,而七情之所由生也。盖儿生之日,至三十二日一变,每变蒸毕,即觉性情有异于前。何者?长生脏腑意智故也。何谓三十二日长骨添精神? 人有**

三百六十五骨，以象天数，以应期岁，以分十二经络。故初生至三十二日一变生癸，属足少阴肾，藏精与志；六十四日二变一蒸生壬，属足太阳膀胱，其发耳与䯂冷；至九十六日三变生丁，属手少阴心经，心藏神，其性为喜；一百二十八日四变二蒸生丙，属手太阳小肠，其发汗出而微惊；一百六十日五变生乙，属足厥阴肝，肝藏魂，喜哭；一百九十二日六变三蒸生甲，属足少阳胆，其发目不闭而赤；二百二十四日七变生辛，属手太阴肺，肺藏魄，生声；二百五十六日八变四蒸生庚，属手阳明大肠，其发肤热而汗，或不汗；二百八十八日九变生己，属足太阴脾，脾藏意智；至三百二十日十变五蒸生戊，属足阳明胃，其发不食，肠痛而吐乳。又手厥阴心包络、手少阳三焦，此二经俱无形状，故不变而不蒸也。前十变五蒸，乃天地之数以生成之，然后始生齿，能言，知喜怒，故云始全也（《医学纲目·卷三十七·变蒸热》）。"

婴幼儿发育过程中生理变化,也与特定经脉的生理特征有对应。

5. 六经病传

外感病是由背部受邪开始的,故《伤寒论》从"太阳病"开始论述。外感病的传变,也是从太阳经开始。但是,传变的路径和规律,也是多样的,楼英概括有 **"传本""巡经传""越经传""误下传""表传里""巡经得度传"** 六种传变方式,故有"六经病传"。

"太阳六传：太阳者，巨阳也，为诸阳之首，膀胱经病。若渴者，自入于本也，名曰传本。太阳传阳明胃土者，名曰巡经传。为发汗不尽，利小便，余邪不尽，透入于里也。太阳传少阳胆木者，名曰越经传也。为元受病，脉浮自汗，宜用麻黄汤而不用故也。太阳传太阴脾土者，名曰误下传。为元受病，脉缓不汗，当用桂枝而反下之所致也，当病腹痛，四肢沉重。太阳传少阴肾水，名曰表传里。为病急当下，而反不攻不发，所以传里也。太阳传厥阴肝木者，为阴不至于首，惟厥阴与督脉上行太阳相接，名巡经得度传（《医学纲目·卷三十·续伤寒通论》）。"

楼英的六经病传,是在《伤寒论》六经模式基础的进一步诠释,也是对王海藏六经传变与预后关系的进一步阐释。

6. 以十二经脉阐述病机

运气学说在金元时期得到进一步发挥。楼英在此基础上,结合病机十九条和十二经脉病候特点,进行诠释:

"天有五行御五位,以生寒暑燥湿风,人有五脏化五气,以生喜怒忧思恐。故五运之气,内应人之五脏。诸风掉眩,皆属于肝;诸寒收引,皆属于肾;诸湿肿满,皆属于脾;诸气愤郁,皆属于肺;诸痛痒疮,皆属于心。诸厥固泄,皆属于下,谓下焦肾肝之疾也。诸痿喘满,皆属于上,谓上焦心肺之疾也。此皆五脏之疾,病机由于内动者也。天之三阴三阳化六气,以生寒暑燥湿风火,内应人之六腑,外引十二经络。诸热瞀瘛,皆属于火,手少阳三焦经也;诸禁鼓栗,如丧神守,皆属于火,手少阴心经也;诸逆冲上,皆属于火,手厥阴心包经也;诸痉项强,皆属于湿,足太阳膀胱经也;诸腹胀大,皆属于热,足太阴脾经也;诸躁狂越,皆属于火,足阳明胃经也;诸暴强直,皆属于风,足厥阴肝经也;诸病有声,鼓之如鼓,皆属于热,手太阴肺经也;诸病胕肿,疼酸惊骇,皆属于火,手阳明大肠经也;诸转反戾,水液混浊,皆属于热,手太阳小肠经也;诸病水液,澄澈清冷,皆属于寒,足少阴肾经也;诸呕吐酸,暴注下迫,皆属于热,足少阳胆经也。此皆十二经络之邪,病机由于外入者也。刘河间以此着书,漫然不分所属,殊不深考,何也?楼氏但纠其治法之偏,而未及乎此,故并为正之云尔(《医学纲目·附录·释病机十九条》)。"

假如说,《灵枢·经脉》等从经脉循行和病候的关系上阐述经脉理论,而楼英则从病机为视角,阐述十二经脉受邪为患。这里,楼英以五运六气为桥梁,从"内应人是五脏六腑""外引十二经络"的枢纽,探讨了感受病邪到出现病症的病机变化,在中医理论发展上,有一个全新的框架。

经络理论临床运用——以外科为例

经络理论在外科临床的运用,宋金元时期的医家有了初步的探索。如宋代陈自明《外科精要》中就有"脑疽及颈项有疽,不可用隔蒜灸,恐引毒上攻,宜灸足三里穴五壮,气海穴三七壮,仍服凉血化毒之药,或以骑竹马穴法灸之。……愚按:前症属膀胱经,或湿热上壅,或阴火上炎(《外科精要·卷上·脑疽灸法第十》)","进士申天益臂患痈,寒热头痛,形气虚弱,此手足阳明经风邪之症(《外科精要·卷中·察疽发有内外之别第二十四》)","若治乳痈,当审其因。盖乳房属阳明胃经,乳头属厥阴肝经。若怒动肝火,阳明血热,宜疏肝清热。焮痛寒热,宜发表散邪。……若瘰疬寒热焮痛肿赤,乃肝经气病,当清肝火以养肝血。若寒热既止而核不消,乃肝经之血亦病也,当养肝血以清肝火(《外科精要·卷下·论痈疽成漏脉例第五十四》)"等论述。对于外科疾病的经络病机,陈自明还有"……至其失也,蒸则生热,否则生寒,结而为瘤赘,陷而为痈疽,凝而为疮癣,愤则结瘿,怒则结疽;又五脏不和,则九窍不通,六气不和,则流结为痈,皆经络涩滞,气血不流畅,风毒乘之,而致然也(《外科精要·卷上·马益卿先生痈疽论第十二》)"的总结。

金元医家在临床实践中又有进一步的发挥。如元代齐德之《外科精义》中有"盖医家苟不明脉,则如冥行索途,动致颠复。……首载诊候入式之法,次论血气色脉参应之源,后明脉之名状、所主证候及疮肿逆从之方(《外科精义·卷上·论疮肿诊候入式法》)",阐述了外科诊疗的主要环节。其中,"明脉之名状"是诊疗中最主要环节之一,并进一步有"六部所主脏腑十二经之义"的阐述:"脉有三部,寸、关、尺也。……

寸主上焦、头、手、皮毛；关主中焦、腹及腰；尺主下焦、小腹及足。此三部所主大略也。……左手关前，心之部也，其经手少阴与手太阳为表里，小肠合为府；左手关上，肝之部也，其经足厥阴与足少阳为表里，胆合为府；左手关后，肾之部也，其经足少阴与足太阳为表里，膀胱合为府；右手关前，肺之部也，其经手太阴与手阳明为表里，大肠合为府；右手关上，脾之部也，其经足太阴与足阳明为表里，胃合为府；右手关后，命门之部也，其经手厥阴与手少阳为表里，三焦合为府。（《外科精义·卷上·论三部所主脏腑病症》）"十二经脉在外科临床的意义得以确立。同时，也详细阐述部分疾病的经络病机，如："痈疽之生，有内有外，内生胸腹脏腑之中，外生肤肉筋骨之表。……轻者起于六腑，浮达而为痈，气行经络而浮也；重者发于五脏，沉涩而为疽，气行经络而沉也。明乎二者，肿毒丹疹可以类推矣（《外科精义·卷上·论痈疽》）"，"夫阴疮者，大概有三等：一者湿阴疮；二者妒精疮；三者阴蚀疮，又曰下疳疮。盖湿疮，由肾经虚弱，风湿相搏，邪气乘之，搔痒成疮，浸淫汗出，状如疥疮者是也；妒精者，由壮年精气盈满，久旷房室，阴上生疮，赤肿作臼，妨闷痒痛者是也；阴蚀疮者，由肾脏虚邪，热结下焦，经络痞涩，气血不行，或房劳洗浴不洁，以致生疮。隐忍不医，歘肿尤甚，袖疮在里，措手无方，疼痛注闷；或小便如淋，阴丸肿痛是也。或经十数日，溃烂血脓，肌肉侵蚀，或血出不止，以成下疳（《外科精义·卷上·论阴疮》）"，"肿者，由寒热毒气客于经络，使血涩而不通，壅结成肿（《外科精义·卷下·刘守真疮论》）。"

明清医家在外科临床上不仅进一步拓展经络理论运用范围，而且有了理论上的进一步提升。

一、明初赵宜真与经络运用

赵宜真（？—1382年），元末明初道士，江西安福人，号原阳子。少通经史，在赴考途中因病折返，遂断仕途之年，出家为道。刊有《仙传外科集验方》（明·洪武戊午年，1378年），著有《原阳子法语》《灵宝归空决》等。

《外科集验方》(1378年)记载了发背、瘰疬、乳痈、肺痈、疳疮、附骨痈、疥癣等病症的经络病机及其诊治：

发背："夫发背者，乃五脏风热，六腑邪毒，灌于筋骨之间，发于经络之内，营卫虚损，气血衰残所致也（《外科集验方·卷上·五发痈疽论》）。"

瘰疬："夫瘰疬疮者，有风毒、热毒、气毒之异，瘰疬、结核寒热之殊。其证皆由忿怒气逆，忧思过甚，风热邪气内搏于肝经。盖怒伤肝，肝主筋，故令筋缩结蓄而肿也。其候多生于颈项胸腋之间，结聚成核，初如豆粒，后若梅李累累相连，大小无定……连翘散坚汤：治耳下至缺盆或至肩上生疮，坚硬如石，动之无根，名曰马刀，从手足少阳经中来也。或生两胁，或已流脓，作疮未破者并皆治之……散肿溃坚汤：治马刀疮结硬如石，或在耳下至缺盆中，或至肩上，或于胁下，皆手足少阳经中，及瘰遍于颔或至颊车，坚而不溃，在足阳明经中所出。或二疮已破乃流脓水，并皆治之。卧时服药，斟酌病患饮食多少，大便软硬，以意料之则可（《外科集验方·卷上·瘰论》）。"

乳痈："乳子之母，或忿怒伤肝，或浓味积热，以致气血不流行，窍不得通，汁不得出则结，为肿为痛。阳明之经血热则化为脓《外科集验方·卷下·乳痈论》）。"

肺痈："夫肺痈者，乃肺经感受风邪热毒所致也（《外科集验方·卷下·肺痈论》）。"

疳疮："风疳者，乃足阳明胃经或受风邪热毒，客于然谷之间，注在承山之侧。……牙疳者，皆由幼年好食甘甜煎爆辛热之物，以致阳明胃经蕴积邪热，上牙齿之间，或在牙根之内发成肿痛，或成腐肉败血来侵，溃烂牙槽，臭秽难近，以致牙齿脱落，日久不愈遂成大患（《外科集验方·卷下·诸疳疮论》）。"

附骨痈："昔贾德茂，男，年十岁，丁未四月十一日，于左腿近膝股内出附骨痈，不辨肉色，漫肿，皮泽，木硬，疮势甚大。其左脚乃肝之脾土也，更在足厥阴肝经之分，少侵足太阴脾经之分。其脉左三部细而弦，按之缓而微有力。……丁未季春二十二日，蒲度主老年七十，因寒湿地气，得附骨痈于左腿外侧，足少阳胆经之分，微侵足阳明分，阔六七寸，长一尺，坚硬漫肿，不辨肉色，皮泽深，但行步作痛，以指按至骨大痛（《外科集验方·卷下·附骨疽论》）。"

疥癣："夫疥癣者，皆由脾经湿热及肺气风毒，客于肌肤所故也。风毒之浮浅者为疥，风毒之深沉者为癣，尽癣则发于肺之风毒，而疥则兼乎脾之湿热而成也。久而不愈，延及遍身，浸淫溃烂，或痒或痛，其状不一，二者皆有细虫而能传染人也。……又有面上风癣，初起或渐成细疮，时作痛痒，发于春月名吹花癣，女人多生之。此皆肺经蕴积风热，阳气上升发于面部，或在眉目之间，久而不愈恐成风疾。治法当清心火，散肺经之风热，然后以消毒散热之药敷之，则自愈矣（《外科集验方·卷下·疥癣论》）。"

二、明代中期薛己与经络运用

薛己（1487 年—1559 年），字新甫，号立斋。吴郡（今江苏苏州市）人。父薛铠曾为太医院医士。薛己自幼继承家训，精研医术，兼通内、外、妇、儿各科，名著一时。正德元年（1506 年）补为太医院院士，九年提为御医，十四年授南京太医院院判，嘉靖九年以奉政大夫南京太医院院使致仕归里。临证以儿科及外科见长。著有《外科发挥》《外科枢要》《外科心法》《外科经验方》《疬疡机要》《内科摘要》《女科撮要》《保婴金镜录》《口齿类要》《正体类要》《本草约言》等，还对其父薛铠的著作《保婴摄要》、钱乙的《小儿药证直诀》、王纶的《明医杂著》、陈文中的《小儿痘疹方论》等加以注评。

1. 薛己《外科发挥》中的经络运用

首先，强调临证"须分经络气血"。"夫气血凝滞，多因营卫之气弱，不能运散，岂可复用流气饮，以益其虚？况各经血气，多寡不同，心包络、膀胱、小肠、肝经，多血少气，三焦、胆、肾、心、脾、肺，少血多气。……凡患者，须分经络气血，地部远近，年岁老幼，禀气虚实，及七情所感，时令所宜而治之《立斋外科发挥·卷一·溃疡》。"

其次，阐明各病症的经络病机。

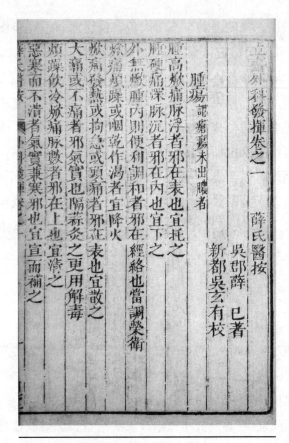

▲ 图30 《外科发挥》书影

溃疡发热(附恶寒)："按徐用诚云：手太阴少阴，足太阴厥阴少阴本病，为皮毛肌肉骨分热也。然面热者，足阳明；口中热如胶，足少阴；口热舌干，足少阴；耳前热，苦寒，手太阳。掌中热，手厥阴少阴太阴。足下热而痛，足少阴；足外热，足少阳；身热肤痛，手少阴。身前热，足阳明。洒淅寒热，手太阳。肩上热、肩似拔，手太阳；中热而喘，足少阴；肩背热，及足小指外臁胫踝后，皆属足太阳。一身尽热，狂而妄闻妄见妄言，足阳明；热而筋纵缓不收，阴痿，足阳明厥阴、手少阴。与前热在气血之分，皆诸经现证。脏腑阴阳，是动所生之本病也(《立斋外科发挥·卷二·溃疡发热（附恶寒)》)。"

发背："督脉经虚，从脑而出；膀胱经虚，从背而出(《立斋外科发挥·卷二·发背》)。"

脑疽："痈疽疮肿之作，皆五脏六腑蓄毒不流，非独荣卫壅塞而发，其行也有处，其主也有归。假令发于喉舌者，心之毒；皮毛者，肺之毒；肌肉者，脾之毒；骨髓者，肾之毒；发于下者，阴中之毒；发于上者，阳中之毒；外者六腑之毒，内者五脏之毒。故内曰坏，外曰溃，上曰从，下曰逆。发于上者，得之速；发于下者，得之缓。感于六腑者，易治；感于五脏者，则难治也。观此，则疽发于脑者，乃膀胱督脉，阴气不足，阳火炽甚而出也。岂可专泥于心火，而不滋益阴气耶（《立斋外科发挥·卷二·脑疽》）。"

臀痈（附腿痛并腿痛脚气）："一男子脚软肿痛，发热饮冷，大小便秘，右关脉数，乃足阳明经湿热流注也。以大黄左经汤，治之而愈。……一妇人两腿作痛，时或走痛，气短自汗，诸药不应。诊之尺脉弦缓，此寒湿流注于肾经也。……一妇人肢节肿痛，胫足尤甚，时或自汗，或头痛，此太阳经湿热所致。用麻黄左经汤，二剂而愈（《立斋外科发挥·卷三·臀痈（附腿痛并腿痛脚气）》）。"

瘰疬："一男子肝经风热，耳下肿痛发热，脉浮数，以薄荷丹治之而消。……一妇人肝经积热，患而作痛，脉沉数，以射干连翘汤，四剂稍愈。……许白云学士云：有一师尼，患恶风体倦，乍寒乍热，面赤心烦，或时自汗。是时疫气大行，医见寒热，作伤寒治之，大、小柴胡汤杂进，数日病剧。予诊视之曰：三部无寒邪脉，但厥阴肝脉弦长而上鱼际，宜用抑阴之药。遂用此方（注：生地黄丸），治之而愈（《立斋外科发挥·卷五·瘰疬》）。"

便痈："一男子不慎房劳，患此肿痛，以双解散，一服通之，其痛即止；更以补中汤数剂，而脓成，针之；以八珍汤加五味子、麦冬、柴胡，三十余剂而愈。大抵便痈者，血疝也，俗呼为便毒，言于不便处肿毒，故为便痈也。乃足厥阴肝之经络，及冲任督脉，亦属肝之旁络，是气血流通之道路（《立斋外科发挥·卷七·便痈》）。"

悬痈："焮痛或发热者，清肝解毒。肿痛者，解毒为主。肿痛小便赤涩者，肝经湿热也，宜分利清肝。不作脓或不溃者，气血虚也，宜补之（《立斋外科发挥·卷七·悬痈》）。"

下疳："肿痛或发热者，肝经湿热也，清肝除湿。肿痛发寒者，邪气传表也，发散之。肿痛，小便赤涩者，肝经热湿滞壅也，疏肝导湿（《立斋外科发挥·卷七·下疳》）。"

乳痈（附乳岩，并男子乳痈）："一妇人因怒，左乳内肿痛发热，表散太过，致热益甚，以益气养荣汤数剂，热止脓成，欲针之。彼不从，遂肿胀大热，发渴，始针之，脓大泄，乃以前汤，月余始愈。大抵乳房属阳明胃经，乳头属厥阴肝经，若忿怒伤肝，或厚味积热，以致气不行，窍不通，乳不出，则结而为肿为痛。阳明之血热甚，则肉腐为脓。若脓一成，即针之，以免遍溃诸囊之患。亦有所乳之子，膈有滞痰，口气燉热，含乳而睡熟，热气所吹，遂成肿痛，于起时须吮咂通，或忍痛揉散，失治必成痈患，宜青皮以疏厥阴之滞，石膏以清阳明之热，甘草节以行污浊之血，瓜蒌子以消肿导毒，或加没药、橘叶、皂角针、金银花、当归；更宜随症消息，加减而服，少酒佐之；更隔蒜灸之，其效尤捷。若有脓即针之，否则通溃，难于收敛。……一妇人久郁，右乳内结三核，年余不消，朝寒暮热，饮食不甘，此乳岩也。乃七情所伤肝经，血气枯槁之症，宜补气血、解郁结药治之。遂以益气养荣汤百余剂，血气渐复；更以木香饼灸之，喜其谨疾，年余而消（《立斋外科发挥·卷八·乳痈》）。"

第三，部分方剂以经络病候相区分。

如《外科发挥》第三卷"臀痈（附腿痛并腿痛脚气）"一症有方区分如下：

内托黄芪柴胡汤："治湿热，腿内近膝股患痛，或附骨痛，初起肿痛，此太阴厥阴之分位也。脉细而弦，按之洪缓有力。"

内托黄芪酒煎汤："治寒湿腿外侧少阳经分患痛，或附骨痛，坚硬漫肿作痛，或侵足阳明经，亦治之。"

半夏左经汤："治足少阳经为四气所乘，以致发热腰胁疼痛，头目眩晕，呕吐不食，热闷烦心，腿痹纵缓。"

大黄左经汤："治四气流注足阳明经，致腰脚尖肿痛不可行，大小便秘，或不能食，气喘满，自汗。"

附子六物汤："治四气流注于足太阴经，骨节烦痛，四肢拘急，自汗短气，小便不利，手足或时浮肿。"

麻黄左经汤："治风寒暑湿流注足太阳经，腰足挛痹，关节重痛，憎寒发热，无汗恶寒，或自汗恶风头痛。"

局方换腿丸："治足三阴经为四气所乘，挛痹缓纵，或上攻胸胁肩背，或下注脚膝作痛，足心发热，行步艰辛。"

导滞通经汤："治脾经湿热，壅遏不通，面目手足作痛。即五苓散内减猪苓、官桂，加木香、陈皮，每服三钱，滚汤下。"

再如，《外科发挥》第七卷"下疳"一症，有方区分如下：

加减龙胆泻肝汤："治肝经湿热，玉茎患疮，或便毒悬痈肿痛，小便赤涩，或溃烂不愈。又治阴囊肿痛，或溃烂作痛，小便涩滞，或睾丸悬挂。"

清心莲子饮："治心经蕴热，小便赤涩，或玉茎肿，或茎窍痛，及上盛下虚，心火炎上，口苦咽干，烦躁作渴，又治发热口干，小便白浊，夜则安静，昼则发热。"

2. 薛己《外科枢要》中的经络运用

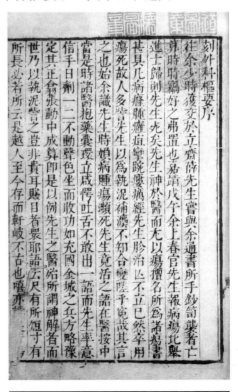

▲ 图31 《外科枢要》书影

首先,强调十二经脉理论在疮疡病诊治中的意义,即"十二经脉,皆系于生气。是气者,人之根本(《外科枢要·卷一·论疮疡二十六脉所主》)"。

　　其次,论述各病症的经络病机:

　　论疮疡小便淋漓频数不利:"疮疡,小便淋漓频数,或茎中涩者,肾经亏损之恶症也,宜用加减八味丸,以补阴(《外科枢要·卷一·论疮疡小便淋漓频数不利》)。"

　　论疮疡出血:"疮疡出血,因五脏之气亏损,虚火动而错经妄行也,当求其经,审其因而治之。若肝热而血妄行者,四物、炒栀、丹皮、芩、术。肝虚而不能藏血者,六味地黄丸。心虚而不能主血者,四物、炒连、丹皮、芩、术。脾虚热而不能统血者,四君、炒栀、丹皮。若脾经郁结,用归脾汤加五味子(《外科枢要·卷一·论疮疡出血》)。"

　　论耳疮:"耳疮属手少阳三焦经,或足厥阴肝经血虚风热,或肝经燥火风热,或肾经虚火等因。若发热焮痛,属少阳厥阴风热,用柴胡栀子散。若内热痒痛,属前二经血虚,用当归川芎散。若内热痒痛,属肝经风热,用小柴胡汤,加山栀、川芎。若内热口干,属肾经虚火,用加味地黄丸;如不应,用加减八味丸。余当随症治之。……举人毛石峰子年二十,耳内出水,或作痛年余矣,脉洪数,左尺益甚,此属肝肾二经虚热也,用加减八味丸料,一剂而愈。……一男子每入房,耳内或作痒,或出水,常以银簪探入,甚喜阴凉,此属肾经虚热也,用加减八味丸而愈。……一妇人因怒发热,每经行即两耳出脓,两太阳作痛,以手按之,痛稍止。怒则胸胁乳房胀肿,或寒热往来,或小便频数,或小腹胀闷,此皆属肝火血虚也。先用栀子清肝散二剂,又用加味逍遥散数剂,诸症悉退;又以补中益气加五味而全愈(《外科枢要·卷二·论耳疮》)。"

　　论鬓疽:"鬓疽:属肝胆二经怒火,或风热血虚所致(《外科枢要·卷二·论鬓疽》)。"

　　论瘰疬:"夫瘰疬之病,属三焦肝、胆二经怒火风热血燥,或肝肾二经精血亏损,虚火内动,或恚怒气逆,忧思过甚,风热邪气,内搏于

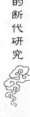

肝。盖怒伤肝，肝主筋，肝受病，则经累累然如贯珠也。其候多生于耳前后项腋间，结聚成核，初觉憎寒恶热，咽项强痛。若寒热焮痛者，此肝火风热而气病也，用小柴胡汤，以清肝火；并服加味四物汤，以养肝血。若寒热既止，而核不消散者，此肝经火燥而血病也，用加味逍遥散，以清肝火；六味地黄丸，以生肾水。……其不详脉证、经络受病之异者，下之则犯经禁、病禁、虚虚之祸，如指诸掌（《外科枢要·卷二·论瘰疬》）。"

论痄腮："痄腮属足阳明胃经，或外因风热所乘，或内因积热所致。……上舍卢懋树，两尺脉数，症属肾经不足，误服消毒之剂，致损元气而不能愈，余用补中益气、六味丸料，服之而痊。……上舍熊栋卿，颐后患之。脓清体瘦，遗精盗汗，晡热口渴，痰气上涌，久而不愈。脉洪大，按之微细，属肾经亏损所致。遂用加减八味丸料并十全大补汤而愈。……一妇人素内热，因怒，耳下至颈，肿痛寒热。此肝胆经火燥而血虚，用柴胡栀子散，而肿痛消；用加味逍遥散而寒热退；用八珍汤加丹皮而内热止（《外科枢要·卷二·论痄腮》）。"

论发背："发背属膀胱督脉经，或阴虚火盛，或醇酒浓味，或郁怒房劳所致（《外科枢要·卷二·论发背》）。"

论乳痈乳岩结核："乳房属足阳明胃经，乳头属足厥阴肝经。……一儒者，两乳患肿，服连翘饮，反坚硬，食少内热，胸胁作痛，日晡头痛，小便赤涩，此足三阴虚而兼郁怒，前药复损脾肺，先用六君子加芎、归、柴胡、山栀，四十余剂，元气复而自溃，乃作痛恶寒，此气血虚也，用十全大补汤，六味丸而愈（《外科枢要·卷二·论乳痈乳岩结核》）。"

论天泡疮："天泡疮属元气不足，邪气所乘，亦有传染而患。受症在肝肾二经，故多在下体发起。有先筋骨痛而后患者；有先患而后痛者。初起脉浮数，邪在脾肺经也，先用荆防败毒散解散之；脉弦数，邪在肝胆经也，先用龙胆泻肝汤清解之；脉沉数，邪在脏腑也，先用内疏黄连汤通导之；后用换肌消毒散为主，愈后再无筋骨疼痛之患。……臀背间或颈间作痒，膀胱阴虚也。阴囊间或股内痒，肝经血虚也。阴囊作痒重坠，肝经阴虚湿热也。小便频数，短少色赤，肝经阴虚也。小便频数，色白短少，脾肺气虚也。面目搔痒，或搔变赤，外邪相搏也。眉间

第五章 明清两季：运用深化与理论诠释

227

痒，或毛落，肝胆血燥也。饮食少思，口干饮汤，胃气虚也。饮食不化，大便不实，脾气虚也。侵晨或夜间泄泻，脾肾虚也（《外科枢要·卷二·论天泡疮》）。"

论疥疮："疥疮属脾经湿毒积热，或肝经血热、风热，或肾经阴虚发热。其体倦食少，为脾经湿热，用补中益气汤。饮冷作痛，为脾经积热，用清热消毒散。搔痒作痛，为风热，用当归饮子。便秘作痛，为热毒，用升麻和气饮。热渴便利，为脾肺虚热，用竹叶黄芪汤。内热晡热，或时寒热，属肝经血虚风热，用加味逍遥散、六味丸。体倦少食，或盗汗少寝，为脾气郁结，用加味归脾汤、逍遥散、地黄丸。若发热盗汗，或吐痰口干者，为肾经虚热，用六味丸料煎服（《外科枢要·卷二·论疥疮》）。"

论翻花疮："判官张承恩，内股患痈将愈，翻出一肉如菌。余曰：此属肝经风热血燥，当清肝热，养肝血。彼为不然，乃内用降火，外用追蚀，蚀而复翻，其肉益大，元气愈虚。始信余言，遂内用栀子清肝散，外用藜芦膏而痊。……一上舍，素膏粱善怒。耳下结一核，从溃，而疮口翻张如菌，㪍连头痛，或胸胁作胀，或内热寒热。或用清热消毒之药，年余未瘥。余用补中益气汤、六味地黄丸而寻愈。……一男子背疮，敛如豆许，翻出肉寸余。用消蚀割击法，屡去屡大，此肝经血虚风热。余用加味逍遥散三十余剂，涂藜芦膏而消；又用八珍散倍用参、芪、归、术而敛（《外科枢要·卷二·论翻花疮》）。"

论臀痈："臀，膀胱经部分也。居小腹之后，此阴中之阴。其道远，其位僻，虽太阳多血，气运难及，血亦罕到，中年后，尤虑此患。治者毋伤脾胃，毋损气血，但当固根本为主。若肿硬作痛者，形气虚而邪气实也，用托里消毒散主之。微肿微痛者，形气病气俱虚也，用托里散补之（《外科枢要·卷三·论臀痈》）。"

论囊痈："囊痈属肝肾二经，阴虚湿热下注。若小便涩滞者，先分利以泄其毒，继补阴以令其自消。若湿热退仍肿痛，宜补阴托里，以速其脓。脓㪍而便秘者，热毒壅闭也，先用托里消毒散，后用针以泄之，脓去即解。若脓去而肿痛不减者，热毒未解也，用清肝养荣汤。口干而小便数者，肾经虚热也，六味丸。内热晡热者，肝经血虚也，四物加参、术。体倦食少者，脾气虚热也，补中益气汤。脓水清稀者，气血俱虚也，十全大补汤。……给事陆贞山，肿赤胀痛，小便涩滞，寒热作渴，此肝肾阴虚湿热下注也。当清肝火除湿毒，遂用柴胡、炒龙胆、吴茱萸、炒黄连、当归、银花、皂角刺、赤芍药、防风、木通、甘草节，一剂肿痛渐退；少加防风、木通、川芎、茯苓作饮；下滋肾丸以补阴，其热肿俱退。但内有一条筋不消，此肝经血虚气损也。当滋肾水，用六味丸料，去茯苓加五味，二剂；再用补中益气加茯苓作饮，送滋肾丸，筋顿消而愈（《外科枢要·卷三·论囊痈》）。"

论悬痈："一儒者患此，服坎离丸，及四物、黄柏、知母之类，不应。脉浮洪，按之细微，余以为足三阴虚。用托里散，及补阴托里散渐愈；又用六味丸、补中益气汤，调补化源，半载而愈。大凡疮疡等症，若肾经阳气亢盛，致阴水不能化生，而患阴虚发热者，宜用坎离丸，取其苦寒，能泻水中之火，另阳气衰而水自生。若阳气衰弱，致阴水不能化生，而患阴虚发热者，宜用六味丸，取其酸温，能生火中之水，使阳气旺则阴自生。况此症属肾经精气亏损而患者，十有八九；属肾经阳气亢盛而患者，十无一二。然江南之人，患之多属脾经，阴血亏损，元气下陷。须用补中益气，升补阳气，使阳生而阴长。若嗜欲过多，亏损真水者，宜用六味丸，补肾经元气，以生精血；仍用补中益气汤，以培脾肺之生气，而滋肾水。经云：阴虚者脾虚也。但多误以为肾经火症，用黄柏、知母之类，复伤脾肺，绝其化源，反致不起。惜哉！（《外科枢要·卷三·论悬痈》）。"

论便痈："便痈属厥阴肝经，内热外寒；或劳倦过度，或房欲不节，或欲心不遂，或强固其精，或肝经湿热而致。治法：内热外寒者，双解散。劳倦过度者，补中益气汤。房欲不节者，六味丸料。欲心不遂者，先用五苓散加大黄，疏其精滞；后用地黄丸，以补其肝肾，强固其精。或湿热壅滞者，宜用龙胆泻肝汤，疏肝导滞。夫便痈血疝也，属厥阴肝经之络脉，冲任督脉之隧道。故妇人患此，多在两拗肿痛，或腹中结块，小便涩滞。苟治者得法，患者又能调摄，何难敛之有（《外科枢要·卷三·论便痈》）。"

论下疳疮："下疳属肝经湿热下注，或阴虚火燥。治法：肿痛发热者，血虚而有热也，四物汤加柴胡、山栀。肿痛寒热者，肝经湿热也，小柴胡汤加龙胆草、黄连。肿痛便涩者，湿热壅滞也，龙胆泻肝汤。肿痛腐溃者，气血虚而有火也，八物汤加山栀、柴胡。日晡热甚者，阴血虚而有热也，小柴胡汤加参、术、芎、归。日晡倦怠者，阳气虚而下陷也，补中益气汤。其经久不愈而发寒热者，肾水不能生肝木也，用六味丸。若筋缩纵，或为痒痛，或出白津，此筋疝也，用龙胆泻肝汤。气虚者，补中益气加炒山栀、炒龙胆。阴虚火燥者，用六味丸。茎中痒出白津，用补中益气汤与清心莲子饮间服。盖此症肝经阴虚为本，肿痛寒热等症为标，须用六味丸，以生肝血。凡脾土虚不能生金水，而见一切肝症者，当佐以补中益气汤加麦门冬，以滋化源（《外科枢要·卷三·论下疳疮》）。”

论痔疮：“痔属肝脾肾三经，故阴精亏损者难治，多成漏症。若肺与大肠二经风热、湿热者，热退自愈，不守禁忌者，亦成漏症；或因醉饱入房，筋脉横解，精气脱泄，热毒趁虚流注；或淫极强固其精，以致木乘火势而侮金；或炙煿厚味，或劳伤元气，阴虚火炽所致。初起焮痛便秘，或小便不利者，宜清热凉血润燥疏风。若气血虚而寒凉伤损者，调养脾胃，滋补阴精。若破而久不愈，多成痔漏，有穿臀、穿肠、穿阴者，其肠头肿块者，湿热也。作痛者，风热也（《外科枢要·卷三·论痔疮》）。”

论肾脏风疮：“肾脏风属肾虚，风邪乘于腠腔，以致皮肤如癣，或渐延上腿，久则延及遍身。外症则搔痒成疮，脓水淋漓，眼目昏花；内症则口燥舌干，腰腿倦怠，吐痰发热，盗汗体疲。治法用六味丸为主，佐以四生散。若脾胃虚弱者，用补中益气为主，佐以六味丸、四生散为善……钦天薛循斋，六十有一，两臁患之，脓水淋漓，发热吐痰四年矣。此肾脏风症也，与六味丸、四生散而瘥。年余复作，延及遍身，日晡益甚，痰渴盗汗，唇舌生疮，两目昏赤，皆肾经虚火，而水泛为痰，用加减八味丸而愈。三年后，小便淋漓，茎中涩痛，此思色精不出而内败也。用前丸，及补中益气汤加麦门、五味而愈（《外科枢要·卷三·论肾脏风疮》）。”

论臁疮：“鸿胪瞿少溪，两臁生疮，渐至遍身，发热吐痰，口燥咽

经络千古裂变——理论演变与临床应用的断代研究

干，盗汗心烦，溺赤足热，日晡益甚，形体日瘦，此肾经虚火也。用六味丸，一月诸症悉退，三月元气平复。……一男子先于两臁，后及遍身生疮，似疥非疥，时或脓水淋漓，两腿为甚，肢体倦怠，作痒烦热，年余不愈。余作肾经虚火，用加减八味丸而愈（《外科枢要·卷三·论臁疮》）。"

论足跟疮："足跟乃督脉发源之所，肾经所过之地。若饮食失节，起居失宜，亏损足三阳经，则成疮矣。若漫肿寒热，或体倦少食，属脾虚下陷也，用补中益气汤。若晡热作痛，头目不清，属脾虚阴火也，前汤并六味丸。若痰涎上升，口舌生疮，属肾水干涸也，前汤并加减八味丸。凡此皆当滋其化源，若治其外则误矣（《外科枢要·卷三·论足跟疮》）。"

论脚发："少宗伯顾东江，面黧作渴。余曰：此肾经亏损，当滋化源，以杜后患。彼虽然之，而终不服。次年九月内，左足面患疽，色黯不痛，脚腿沉重。用隔蒜灸三十余壮，足腿即轻，疮出血水，数日而消，疮色仍黯。时公将北行贺万寿。余诊之曰：脾脉衰惫，阳气虚极，不宜远行。公曰：余得梦屡验，向梦群仙待我，此寿征也。至河间驿聚仙堂，病笃。叹曰：立斋岂能留我。果卒于此，亦异数也（《外科枢要·卷三·论脚发》）。"

论瘤赘："大凡属肝胆二经结核，八珍加山栀、胆草，以养气血清肝火；六味丸以养肺金生肾水（《外科枢要·卷三·论瘤赘》）。"

论疣子："疣属肝胆少阳经风热血燥，或怒动肝火，或肝客淫气所致（《外科枢要·卷三·论疣子》）。"

论发痉："一妇人发疙瘩，日晡热甚，月经先期，或头目昏眩，或寒热发热，或四肢抽搐，此肝经风热血燥，用加味逍遥散，治之寻愈。后因怒，前症复作，口噤遗尿，此肝火血燥也，用加味小柴胡汤治之，渐愈。又夜间发热谵语，此血分有热也，用小柴胡汤加生地而愈。更用加味逍遥散，调理而安。……一妇人素阴虚，患遍身瘙痒，误服祛风之药，口噤抽搐，肝脉洪数。余曰：肝血为阴为水，肝气为阳为火，此乃肝经血热火盛耳。宜助阴血，抑肝火，遂用四物、麦门、五味、柴胡、山栀、生草，热搐顿止。又以八珍加黄芪、麦门、五味、钩藤钩、炙草调理而愈（《外科枢要·卷三·论发痉》）。"

三、 明代陈实功与经络运用

陈实功（1555 年—1636 年），中国明代外科学家。字毓仁，号若虚。东海（今江苏南通市）人。自幼精研外科医术，从事外科四十余载，积累了丰富的实践经验和理论知识，于 1617 年著成《外科正宗》一书，全书共 12 卷 157 篇，对痈疽、疔疮、流注、瘰疬、瘿瘤、肠痈、痔疮、白癜风、烫伤、疥疮等外、伤、皮肤、五官科疾病，"分门逐类，统以论，系以歌，淆以法，则微至疥癣，亦所不遗"，反映了明朝及以前我国外科学的重要成就。

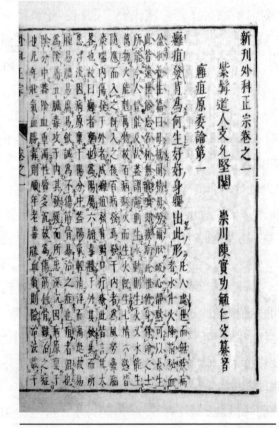

▲ 图 32 《外科正宗》书影

经络千古裂变——理论演变与临床应用的断代研究

陈实功认为："医之别，内外也，治外较难于治内。何者？内之症或不及其外，外之症则必根于其内也（《外科正宗·自序》）。"故体表疮疡之疾，必有内生，如：

"毒气发于心经者，生为火焰疔。其患多生唇口、手掌、指节间，其发初生一点红黄小泡，抓动痒痛非常，左右肢体麻木；重则寒热交作，头晕眼花，心烦发躁，言语昏愦，此等出于心经之病也。

毒气发于肝经者，生为紫燕疔。其患多生手足、腰胁、筋骨之间，初生便作紫泡，次日破流血水，三日后串筋烂骨，疼痛苦楚；重则眼红目昧，指甲纯青，舌强神昏，睡语惊惕，此等出于肝经之病也。

毒气发于脾经者，生为黄鼓疔。其发初生黄泡，光亮明润，四边红色缠绕，其患初生口角、腮颧、眼胞上下及太阳正面之处，发之便作麻痒，绷急硬强；重则恶心呕吐，肢体木痛，寒热交作，烦渴干哕，此等出于脾经之病也。

毒气发于肺经者，生为白刃疔。其发初生白泡，顶硬根突，破流脂水，痒痛骤然，易腐易陷；重则腮损咽焦，毛耸肌热，咳吐脓痰，鼻掀气急，此等出于肺经之病也。

毒气发于肾经者，生为黑靥疔。其患多生耳窍，胸腹、腰肾偏僻软肉之间，其发初生黑斑紫泡，毒串皮肤，渐攻肌肉，顽硬如疔，痛彻骨髓；重则手足青紫，惊悸沉困，软陷孔深，目睛透露，此等出于肾经之病也。"

——《外科正宗·卷二·疔疮论第十七》

而五脏与六腑，又有轻重之分，即："六腑者，足阳明胃经、手太阳小肠经、足太阳膀胱经、手厥阴心包络经、手少阳三焦经、足少阳胆经，此六经，其名属腑，其形在下，其气主表，其病为痈。故疾发于五脏者为重，生于六腑者为轻，此为表里脏腑轻重之别也（《外科正宗·卷一·痈疽原委论第一》）。"

陈实功在临床实践中，无论分析病情还是指导治疗，运用经络理论即是信手拈来。如：

"一监生右颧下生疔三日，形如鱼目。询问起居，但今麻痒不常，此即肺经受毒之症也。用针刺入四五分，其硬如骨有声，随用蟾酥条，插至三日，犹不腐化，此坚顽结聚之病也。此药力不及其事，换用三品一条枪，插至七日，外用糊纸封盖，至十一日脱出疔根一块，约有指许，以长肉玉红膏渐搽渐长。先服托里消毒散加金银花二钱、白芷五分，脱后用八珍汤加天花粉、麦门冬、黄芪、陈皮各一钱，调理月余，候疮生肉已平，用珍珠散掺上，结皮而愈（《外科正宗·卷二·疔疮论第十七》）。"

"一监生中年妻丧，继娶幼室，乃娇态人也。自服补肾助阳之药，以致肾水受伤，不能上制心火，左颧发生一泡，先紫后黑，麻木不知痛痒。凡黑者肾经之毒也，其毒岂浅？且喜疮之四边尚未走散，此犹可取。随用针刺疔上，量别药不济其事，用冰蛳散厚糊作条插入患孔，用糊纸密封，勿令泄气。朝服加减八味丸以滋肾水，午服益气养荣汤接补真气，以滋不足，晚用琥珀蜡矾丸护心解毒。候至十一日外，疔根与药结成一块，根据期脱落，次用生肌敛口、补助调理脾胃之剂，二十日而愈（《外科正宗·卷二·疔疮论第十七》）。"

"一男人，右足小指缝中初生一点黄粟泡，皮肉随变紫色，阴疼不肿，常如刀刺，视其形色，真脱疽也。诊其脉又得细数无力，此肾经伤败症也。但患者生平大饮，内有正副三人，此必精力已竭，纵治无功。予强辞之，后必延至脚面、足底皆穿，痛彻不已，又饮食日少，气血日衰，形体日削，两月后百苦而终（《外科正宗·卷二·脱疽论第十八》）。"

"一男子患此五日，顶高根若钱大，形色红活，此肝经湿热为患（《外科正宗·卷二·鬓疽论第二十》）。"

"一男子患此三四日，顶高根活，且无表里之症，此肝经湿热为患。用针挑破疮顶，以蟾酥饼盖贴，内服加味逍遥散加皂角针数服，头出微脓，根肿亦消（《外科正宗·卷二·鬓疽论第二十》）。"

四、清初祁坤与经络运用

祁坤（明清间医家），字广生、愧庵，号生阳子，山阴（今浙江绍兴）人。顺治间为御医，于外科尤多研究，又迁太医院院判。认为外证难于内证，而医家多重内而轻外，有失偏颇，遂著《外科大成》（1665年），此书内容丰富，后为其孙祁宏源在参加编修《医宗金鉴》时，以之为蓝本，加以修订而为《外科心法要诀》。

祁坤在《外科大成·自叙》中强调外科临床须"按部位分经络定穴，次辨名色"。为此，在第一卷首先记载"经络大略"：

"人生之有经络，犹地理之有界分。治病不知经络，犹捕盗不知界分，其能无诛伐无过之咎乎。岐黄问答，以经络为主。惟经络一明，然后知症见何经，用何经之药以治之，了然无谬。如古之善射御者，自有得心应手之妙焉。假如腹之中行，系任脉一经。开两傍系足少阴肾经。又开两傍系足阳明胃经。又开两傍系足太阴脾经。此皆在腹中者。其乳之在上在傍，系手太阴肺经、手少阴心经、手厥阴心包络经也。又开两傍则在两胁，系足厥阴肝经。又胁之后、背之傍，系足少阳胆经。其脊之两傍各两行，系足太阳膀胱经。若脊之中行，系督脉一经。手之外廉，系手三阳经。手之内廉，系手三阴经。足之外廉，系足三阳经。足之内廉，系足三阴经。头乃手足六阳经所会：如耳前后，系手足少阳经。颧之上下，系手足阳明经。两皆傍，系手足太阳经。其鼻之上行，仍系督脉一经。又凡各经支别交会与夫足三阴，皆循喉咙挟舌本。又足厥阴随督脉会于巅。虽未得备陈分寸起止，实乃十四经之大略也。《黄帝内经》所谓分肉者，正指此耳。至于奇经八脉，亦皆有起止病患也。假如胁痛，便知其为肝经。不分内外男妇大小，皆可识症用药。稍近后便知其为胆经，则又当随症加减矣。由些言之，则凡十四经所在，皆可类推也（《外科大成·卷一·经络大略》）。"

其次，按照十二经脉列举了各经脉之药品——"十二经补泻药品"；并且在十二经脉之外，还有"散品"和"走品"两类：

【手少阴心经】

（补）当归、生地黄、茯神、远志、酸枣仁、麦门冬、柏子仁、山药、莲肉、圆眼肉、人参、红蓝花

（泻）黄连、枳实、木香、贝母、天竺黄、郁金、赤茯苓、玄胡索

（温）石菖蒲、藿香、沉香、木香、桂枝、麻黄

（凉）连翘、丹参、石莲子、栀子、犀角、牛黄、朱砂、石膏

（引经）独活、细辛、灯心、圆眼

【手厥阴心包络经】

（补）人参、黄芪、肉桂、沉香、菟丝子、破故纸

（泻）大黄、芒硝、栀子、乌药

（温）大附子、肉桂、干姜、沉香、川芎、白豆蔻、柏子仁、乌药

（凉）黄连、栀子、丹皮、柴胡、薄荷、滑石

（引经）柴胡（桂佐之）、川芎、青皮

【手太阳小肠经】

（补）石斛、牡蛎、甘草梢

（泻）木通、赤茯苓、车前子、紫苏、羌活、藁本、槟榔、大黄、瞿麦

（温）巴戟天、茴香、乌药、砂仁、益智仁

（凉）滑石、木通、栀子、茅根、车前子、猪苓、泽泻、芒硝

（引经）羌活、藁本、黄柏

【足厥阴肝经】

（补）当归、熟地黄、酸枣仁、阿胶、木瓜、沙参、薏苡仁、枸杞子、菟丝子、山茱萸、白术、莲肉、甘草、蒺藜

（泻）白芍药、赤芍药、柴胡、青皮、枳实、青黛、羌活、木贼、甘菊、蒲黄、桃仁、蔓荆子、常山、五灵脂、益母、前胡

（温）木香、肉桂、香附子

（凉）黄连、黄柏、胡黄连、龙胆草、草决明、牛黄、羚羊角、车前子、甘菊花、地榆

（引经）川芎（行上）、青皮（行下）、柴胡、乌梅

【足少阳胆经】

（补）当归、酸枣仁、山茱萸、五味子

（泻）柴胡、青皮、黄连、白芍药、川芎、贝母、栝蒌、钩藤、天竺黄

（温）干姜、肉桂、陈皮、半夏

（凉）黄连、黄芩、柴胡、竹茹、甘草

（引经）川芎（行上）、青皮（行下）、柴胡

【足太阴脾经】

（补）人参、白术、茯苓、甘草、白芍药、山药、莲肉、白扁豆、木瓜、蒺藜、当归、黄芪、薏苡仁、芡实、陈皮、大枣、圆眼肉

（泻）枳实、大腹皮、山楂、麦芽、神曲、半夏、南星、槟榔、三棱、莱菔子、升麻、防风、石膏、猪苓、玄胡索、桑寄生

（温）砂仁、白豆蔻、藿香、破故纸、黑干姜、官桂、大附子、苏叶、肉果、木瓜、苍术、吴茱萸、丁香

（凉）黄连、玄明粉、竹沥、连翘、大黄

（引经）白芍、麻黄、大枣、莲肉

【足阳明胃经】

（补）人参、白术、黄芪、石斛、山药、莲子、芡实、薏苡仁、糯米、白糖

（泻）枳实、浓朴、大腹皮、前胡、三棱、莪术、槟榔、大黄、石膏、礞石

（温）肉桂、肉果、大附子、砂仁、藿香、半夏、苍术、白豆蔻、川芎、香附、干姜

（凉）葛根、知母、石莲子、栀子、滑石、竹茹、胡黄连

（引经）葛根、升麻、白芷

【手太阴肺经】

（补）人参、沙参、黄芪、麦冬、阿胶、五味子、紫菀、百部、知母、款冬花、木瓜、山药、茯苓、蒺藜

（泻）防风、苏梗、羌活、前胡、生姜、桑白皮、苏子、橘红、石膏、杏仁、贝母、栝蒌、南星、枳壳、薄荷、白芥子、白芍、玄胡索、葶苈、鼠粘子、莱菔子、香薷、荆芥

（温）干姜、生姜、半夏、白豆蔻、缩砂、木香、藿香、桂枝、香附、麻黄

（凉）枯芩、竹叶、竹沥、童便、羚羊角、马兜铃、山栀、天门冬、玄参、桔梗、藕节、枇杷叶、玄明粉、地骨皮

（引经）白芷、升麻、葱白、生姜

【手阳明大肠经】

（补）莲肉、糯米、白砂糖、薏苡仁、粟壳、木香、肉豆蔻、龙骨、牡蛎

（泻）大黄、芒硝、枳实、桃仁、槟榔、葱白、麻仁

（温）人参、干姜、半夏、肉桂、吴茱萸

（凉）黄芩、槐花、大黄、地榆、胡黄连、连翘、石膏、秦艽

（引经）葛根、升麻、白芷

【足少阴肾经】

（补）杜仲、菟丝子、蒺藜、破故纸、山茱萸、山药、石斛、巴戟天、人参、白术、当归、熟地、枸杞、五味、牛膝、龟板、淫羊藿、何首乌、鳖甲、鹿茸、鹿角、龙骨、牡蛎、续断、肉苁蓉、韭子、覆盆子

（泻）泽泻、猪苓、知母、玄胡索、甘草、茯苓、木通

（温）大附子、桂心、破故纸、黑干姜、缩砂、仙茅、沉香

（凉）黄柏、知母、丹皮、天门冬、地骨皮、山栀、玄参、竹沥

（引经）独活、肉桂、牛膝、盐、酒

【足太阳膀胱经】

（补）龙骨、续断、益智仁、橘核

（泻）猪苓、泽泻、滑石、车前子、木通、瞿麦、茯苓

（温）茴香、乌药、沉香、山茱萸、桂枝、麻黄、缩砂

（凉）胆草、石莲子、防风、羌活、蔓荆子、茵陈、葶苈、大黄、黄柏、石膏

（引经）藁本、羌活、黄柏

【手少阳三焦经】

（补）人参、黄芪、白术、藿香

（泻）柴胡、枳壳、枳实、青皮、山慈菇

（温）大附子、浓朴、干姜、沉香

（凉）连翘、滑石、胆草、地骨皮

（引经）柴胡、川芎、青皮

【散品】凡药之性轻虚者，诸脏腑皆能发散，是以不属经络也。

羌活、独活、升麻、防风、荆芥、细辛、藁本、麻黄、秦艽、防己、牛蒡子、香薷、夏枯草、山豆根、五灵脂、射干、青蒿、葱白头、漏芦、蝉蜕

【走品】凡药之体重浊者，诸脏腑皆能走泻，是以不属经络也。

川乌、草乌、三棱、莪术、威灵仙、穿山甲、葶苈、海藻、昆布、

五加皮、抚芎、常山、青黛、巴豆、益母草、桑寄生

——《外科大成·卷一·十二经补泻药品》

第三,除了将全身各部分列,"今之分部位者,为别经络、认穴次、定名色耳(《外科大成·卷二·分治部上(痈疽)》)",按照各部经络联系进行辨证论治,祁坤还总结五脏六腑内痈所发及其证候:

【肺痈之发】"必先中府穴隐痛不已。穴在乳上三肋间。初则寒热咳嗽,项强不能转侧,脉滑而数。久则肢肿,咳腥臭脓痰。甚则胸膈胀满,呼吸不利,食少脉洪。自汗,视其身凉脉细、脓血交粘、痰色鲜明、饮食知味者顺。手掌皮粗、脉洪气急、颧红鼻煽、呕哕不食、污脓白血如米粒者逆。"

【小肠痈之发】"必先关元穴隐痛不已(穴在脐下三寸)。初起发热恶风,脉扎而数,腹急肿痛,大便坠,小便涩。久则腹胀下淋,转侧有水声者,内痈成也。由饱食负重,或醉饱入房,或产难努力,或暴急奔走,致令气血壅遏,周旋失度,凝滞而成。如失治则流注关节,变为败症矣。"

【大肠痈之发】"必先天枢穴隐痛不已(穴在脐旁两寸),右边痛甚。脉则右寸洪数。"

【胃痈之发】"必先中脘穴隐痛不已(穴在脐上四寸)。令人咳吐脓血,寒热如疟。由寒气隔阳,热聚胃口所致。以寒气逆于胃,故胃脉沉细。以阳气不得上升,故人迎紧盛。"

【脾痈之发】"必先章门穴隐痛不已。(穴在乳下右胁端与内痈肠痈同法)"

【肝痈之发】"必先期门穴隐痛不已(穴在直乳两肋间不容旁一寸五分)。令人两胠满,卧则惊,不得小便,由愤郁气逆所致。"

【心痈之发】"必先巨阙穴隐痛不已(穴在心窝下敝骨下一寸实胃经之募也)。发则寒热身痛面赤,口干饮水,由醋饮嗜热物所致。"

【肾痈之发】"必先京门穴隐痛不已(穴在胁下季胁间实胆之募也)。发则胁下至小腹满,由房劳过度、外挟寒邪所致。"

【三焦痈之发】"必先丹田穴隐痛不已。(穴在脐下二寸实膀胱之募也)"

——《外科大成·卷四·内痈总论》

对经络理论的研究与反思

明初,对于经络理论在各科临床的应用,已经形成了共识。许多医家对于经络概念及其内涵,从理论上进行了反思和新的阐述。贯穿整个明清两代,对于经络理论的研究,形成了两个方向,一方面沿着自身的学术轨迹继续发展,另一方面受西学东渐的影响,产生了新的轨迹。单就前者,也比历史上先前任何时候都要丰盛。

据刘炜宏[1]考证,仅明代 22 部针灸医籍,就有 9 部专门讨论经络理论,包括《灵枢经脉翼》(夏英,1497 年)、《经络全书》(前编沈子禄1566 年;后编徐师鲁 1576 年)、《奇经八脉考》(李时珍,1577 年)、《经络考》(张三锡,1609 年)、《经络汇编》(翟良,1628 年)、《绘图经络图说》(张明,1630 年)、《经络笺注》(韦编,1636 年)、《析骨分经》(宁一玉,明代)、《足经图》(佚名,明代)等,加上《经穴指掌图》(施沛,1639年)、《十四经合参》(张权,1640 年)等,以及其他非针灸专著的记载,内容就更加丰富。

清代医家也重视对经络理论的研究,出现了《明堂经络图册》(黄谷,1684 年)、《改正内景五脏六腑经络图说》(汪昂,1689 年)、《经络穴道歌》(汪昂,1694 年)、《身经通考》(李濛,1723 年)、《经络视诊图》(徐大椿,1764 年)、《周身经络总决》(唐大烈,1792 年)、《周氏经络大全》(周孔四,1796 年)、《十二经奇经循行图》(佚名,18 世纪)、《脏腑正伏侧人明堂图》(钱松,1819 年)、《脏腑经络指掌》(佚名,1834 年)、《脏腑经络图注》(缪云亭,1849 年)、《十二经脉歌》(栗山痴叟,1862 年—1874 年)、

〔1〕 刘炜宏,王德深.明代针灸著作总体特点述略[J].上海针灸杂志,1987,(4):31-33.

《经脉图考》(陈惠畴,1878 年)、《经络图说》(高思敬,1889 年)、《脉度运行考》(李盛卿,1898 年)、《中西汇参铜人图说》(刘仲衡,1899 年)、《厥阴经发明》(周镜,19 世纪)、《奇经琐言》(周镜,19 世纪)与经络理论相关的专著。

一、《经脉》的研究与反思

《灵枢·经脉》是阐述经络理论最为"完美"的一篇论文,后人学习和认识经络理论首先源于此。明代中期的经络研究者,不仅认识到这一点,也有许多人从该论文入手,研究和阐述经络理论。

明弘治十年(1497 年),钱塘医家夏英著有《灵枢经脉翼》一书,该书是夏英"手照阅"《灵枢·经脉》三十年的心得和体会。《灵枢经脉翼》以十二经脉流注次第为先后顺序,全论周身经脉。其中,辑录了经脉歌诀,参考了窦汉卿和滑伯仁等诸家之说,并提出自己的见解。这是历史上第一本研究《灵枢·经脉》的专著,现有抄本存世。

溃所行一脉非若常流入海之可见而起伏出
天之有章而交会向背自无毫釐之差地之渎
其功博欤盖天之七政所历九道非若经星丽
其所收止是以灵枢经脉明著其实以开后学
剖其肤莫之能有也惟圣人能探其所从来谙
知何以然脉络人皆不可得而见者虽析其肌
人身之有脉络流注以充其内外非圣人莫能
灵枢经脉翼序

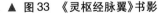

▲ 图33 《灵枢经脉翼》书影

徐伯岭在《灵枢经脉翼》的序文中写道：

"**人身之有脉络，流注以充其内外。非圣人莫能知，何以然？脉络，人皆不可得而见者，虽析其肌、剖其肤，莫之能有也。惟圣人能探其所从来、谙[1]其所攸止。是以《灵枢·经脉》明著其实，以开后学，其功博哉！……苟不能知脉络、经穴之所繇，不但施于针、砭、艾、焫而已，将何以察感受之因乎？若昧昧焉以执方，徒懵懵焉以耳目妄，是犹伤胸扪足，几何而不误人之疾、戕人之生耶（《灵枢经脉翼·序》）。**"[2]

既指出了《灵枢·经脉》在中医学术中的地位和对临床指导的理论价值所在，也清晰表述了经络概念"形而上"的特点。

由于受元代滑伯仁《十四经发挥》和明代中期《灵枢经脉翼》（夏英，1497年）的影响，明末医家对于经络理论的研究，无不重视《灵枢·经脉》一文的研读。此后《针灸素难要旨》和《针灸聚英》（高武，1529年成书，1537年刊印）、《经络考》（张三锡，1609年）、《经络汇编》（瞿良，1628年）等专著，皆首先各本于《灵枢·经脉》一文。

此外，明清时期医家注解《灵枢》时，也表述了对该文的重视和基于本文研究经络理论，例如《黄帝内经灵枢注证发微》（马莳，1588年）、《类经》（张介宾，1624年）、《黄帝内经灵枢集注》（张志聪，1672年）等。马莳在《黄帝内经灵枢注证发微》中甚至指出：《灵枢·经脉》"**实学者习医之第一要义，不可不究心熟玩也**"[3]，点明了本文在中医学教育中的典范作用和临床方面的指导意义。

～ 二、经络理论的拓展和发挥 ～

明清医家除了对《灵枢·经脉》进行注释和阐述外，对络脉、奇经八脉等经络理论的归纳和总结，并提出了"经络分野""经络分部""动穴验病""经脉变动""系络""缠络"等相关概念和术语。

---

〔1〕 谙（ān）：熟悉。素谙针灸之术。
〔2〕 夏英. 灵枢经脉翼 [M]. 中国古籍出版社，1984：1.
〔3〕 马莳. 黄帝内经灵枢注证发微[M]. 北京：学苑出版社，2007：89.

1. "经脉分野"与"经络分部"

经脉循行是经络理论的主要内容之一,对于经络在体表的分布和身体各部位之间的相关性,明清医家进行了归纳和总结。例如,《经络全书·经络分野》(沈子禄,1576 年)、《类经图翼》(张介宾,1624 年)、《经络笺注》(韦编,1636 年)、《析骨分经》(宁一玉,明代)等。

沈承之(子禄)在《经络全书·经脉分野》中提出了"经脉分野"的概念和术语。文章记述了全身体表 88 个部位的经络联系,逐一详引博考《黄帝内经》等书文字记载,并讨论其经络循行交会[1]。张介宾在《类经图翼·卷三·经络》中,专列"经络分部"一节,将全身分成头面部、喉口唇舌部、颈肩部、胸腹部、背部、胁肋部、四肢部、皮毛肌肉部、筋骨血脉部、脏腑部、前后阴部等 11 个部分,各部位进一步细分若干组织和部分,全面详细地整理了全身主要部位、脏腑、组织、和器官的经络联系[2]。《经络笺注》和《析骨分经》也表述了相似的内容。例如《经络笺注》则以形体为纲,从头至足分为 66 纲,每一纲中又分众目,分别论述其属何脏、经络。

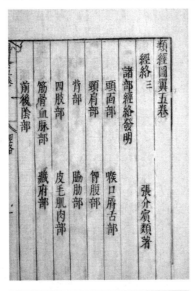

▲ 图 34 《类经图翼·经络》书影

〔1〕 沈子禄.经络分野[M].见:徐师曾等撰《经络全书》.北京:中医古籍出版社,1999:3-58.
〔2〕 张介宾.类经图翼[M].人民卫生出版社,1965:151.

从沈承之的"经脉分野"到张介宾的"经络分部",都体现了明末医家对经络循行分布的某种理解和把握,学术思路呈现一定的相似性。从部位和组织器官及五脏六腑来讨论经络联系,这种横向的归纳和汇辑,突出了人体每一部位或组织的经络联系,临床实用性较强。无论从研究思维角度还是对临床指导,都是对《灵枢·经脉》的延伸和发展;具有了"局部经络学"的雏形。

2. "动穴验病"与"经脉变动"

经脉病候的价值和在经络理论中的位置,明清以前的医家,有了初步的认识,如张洁古、朱丹溪等。到了明清时期,不仅对于经脉病候本身,还是病候的来源,都有一定深度的研究和阐述。主要有:

(1)**经脉病候与经脉循行**:马蒔对十二经脉病候进行了深度分析,首先结合经脉循行阐述经脉病候。如手太阴脉病候:"**肺发胀满,致膨膨然,而喘急咳嗽,缺盆中痛,甚则交两手而瞀瞀者,此之谓臂气厥逆也(肺脉由中府出腋,循臑下肘入手),是皆肺经所生之病耳。然又有诸病,或出本经,或由合经:为咳,为上气,为喘,为渴,为烦心,为胸满(肺脉贯膈而布胸中);为臑臂内前廉痛,为厥,掌中热(脉行手少阴、心主之前);邪气有余,则为肩臂痛于风寒(络脉交于手,上肩背);为汗出中风,小便频数而发之为欠(母病及肾);正气不足,则为肩臂疼痛、寒冷(络行手阳明);为少气不足以息(本经病);为尿色变(邪及子)。**"[1]这里,首先是从经络循行联系分析经脉病候;其次,区分本经病和他经病;第三,从母子关系讨论其他脏腑的病候。其中,最主要的是将经脉循行联系部位和病候所在部位联系在一起分析,一方面体现了经脉病候的部位特征,另一方面展现了经络循行分布的临床基础。

张介宾在《类经·卷十四·疾病类》第十节以"十二经病"为题,单列节论述经脉病候。他首先指出:因"义有相贯",当与《类经·经络类》中第二章经脉循行互考。而在解释十二经脉病候时,采取了近似马蒔的研究思路,并有了进一步的发扬。例如手太阴肺经"**是动则病肺胀满膨膨而喘咳(肺脉起于中焦,循胃口上膈属肺,故病如此);缺盆中痛(缺**

〔1〕 马蒔.黄帝内经灵枢注证发微[M].北京:学苑出版社,2007:92.

盆虽十二经之道路，而肺为尤近，故肺病则痛）；甚则交两手而瞀，此为臂厥，（手太阴脉由中府出腋下，行肘臂间，故为臂厥）。是主肺所生病者（手之太阴，肺所生病也）；咳，上气喘渴，烦心胸满，臑臂内前廉痛厥，掌中热（太阴之别直入掌中，故为痛厥、掌热）；气盛有余则肩背痛，风寒汗出中风，小便数而欠（手太阴筋结于肩，藏附于背，故邪气盛则肩背痛。肺主皮毛而风寒在表，故汗出中风。肺为肾母，邪伤其气，故小便数而欠）；气虚则肩背痛寒，少气不足以息，溺色变，为此诸病（肩背者，上焦之阳分也。气虚则阳病，故为痛为寒而怯然少气。金衰则水涸，故溺色变而黄赤）"。这里，张介宾不仅从十二经脉循行，也采用了十二经筋理论，来分析和阐述经脉病候。其视野较马莳为宽阔。

　　(2)病候表述格式："是动则病，①……，是主××所生病，②……"，是《灵枢·经脉》叙述经脉病候的句式。针对《难经·22难》"是动"为气病、"所生"为血病的解释，马莳[1]认为"乃《难经》臆说耳"，经过研究后认为"此篇'是动'之义，正言各经之穴动则知其病耳"，马莳遂将十二经脉"是动则病"节改为"及其动穴验病"并引出病候（①……），而将"是主××所生病"注解为对前述病候（①……）病机的概括；并以"又有诸病之生，或出本经或由合经"引出病候（②……）。张三锡虽然也同意马莳观点，但是我们注意到他在《经络考》[2]中，仅在足阳明脉、足太阴脉、足少阴脉、足少阳脉、足厥阴脉用了"及其动穴验病"，其他用词还有："是经变动则有"（手太阴脉）、"此经有病则见"（手阳明脉）、"故其发病有"（手少阴脉）、"故变动则有"（手太阳脉、足太阳脉、手厥阴脉）、"随其经之所在而虚实变动乃见"（手少阳脉），体现了张三锡在"动穴验病"和"经脉变动"方面的不同思考。而张介宾[3]将"是动则病"的"动"理解为"变"，并进一步解释"变则变常而为病也"；而针对十二经脉"是主××所生病"中"××"的含义分析，指出"《难经》之言，似非经旨"。瞿良[4]避开了

〔1〕 马莳.黄帝内经灵枢注证发微[M].北京:学苑出版社,2007:93.
〔2〕 张三锡.经络考[M].见:徐师曾等撰《经络全书》.北京:中医古籍出版社,1999:114-163.
〔3〕 张介宾.类经(上)[M].北京:人民卫生出版社,1965:413-414.
〔4〕 瞿良.经络汇编[M].见:徐师曾等撰《经络全书》.北京:中医古籍出版社,1999:184.

这种差异的讨论,直接以"其见证业"引出病候,其在手足六阴脉病候中,大量增加了对应脏的相关病候。

由此可见,明末医家在阐述十二经脉病候时,主要引用十二经脉循行理论进行分析和解释,同时参考必要的脏腑理论和其他经络理论。这种方法在明代以前是没有过的。1957年版《针灸学》中对于经络理论的认识和阐述,承接了这一学术思想。其次,对于经脉病候的来源,马莳以古脉诊"动穴验病"为立论基础;张介宾以"变常而为病"立论阐述"经脉变动",他们虽然观点有异,但都以临床为视角进行研究和阐发。

3. "不知八脉"与"罔探病机"

奇经八脉理论在《黄帝内经》中或详或略地被记载,《难经·二十七难》首次提出"奇经八脉"的概念,并进行了第一次系统阐述。此后,对奇经八脉理论的认识一直比较简约。直到明末医家李时珍,才全面系统地总结了奇经八脉理论,并撰写了关于奇经八脉的第一部专著——《奇经八脉考》(1577年)。

奇經八脈攷

瀕湖李時珍撰輯

合肥張士珩校

奇經八脈總說

凡人一身有經脈絡脈直行曰經旁支曰絡經凡十二手之三陰三陽足之三陰三陽是也絡凡十五乃十二經各有一別絡而脾又有一大絡並任督二絡為十五也難經作陰絡陽絡共二十七氣相隨上下如泉之流如日月之行不得休息故陰脈營於五藏陽脈營於六府陰陽相貫如環無端莫知其紀終而復始其

奇經八脈考

六五

李时珍首先针对奇经八脉"散在群书者,略而不悉",所以萃集诸说,"以备学仙、医者,筌蹄之用云",且认为"医不知此(八脉),罔探病机"。故而对奇经八脉的循行、主病和所属穴位,一方面考证古代有关文献,例如循行参考《难经》,所属腧穴引用《甲乙经》,病候讨论参考《脉经》及后世医家经验,包括张仲景、巢元方、张洁古、李东垣、张子和、王海藏、滑伯仁、刘宗厚等;另一方面结合气功锻炼方面资料进行探讨,例如张紫阳《八脉经》、魏伯阳《参同契》、崔希范《天元入药镜》、俞琰注《参同契》,以及《黄庭经》等。认为奇经八脉和十二经脉、十五络脉一样,都具有运行气血、营养脏腑的作用,所以**"医而知乎八脉,则十二经、十五络之大旨得矣"**[1]。

其次,还对每条奇经均从生理、病理、治则等方面,进行详细论述,提出自己的观点和见解,初步规范了奇经八脉的证治,更切合临床实际。例如李时珍针对张洁古**"独以桂枝一证属之阳维"**认为**"似未扩充"**;针对**"阴维为病主心痛,洁古独以三阴温里之药治之"**,认为**"寒中二阴者宜矣,而三阴热厥作痛,似未备矣"**;就"心痛"一症,认为**"多属少阴、厥阴、任脉之气上冲而然。暴痛无热,久痛无寒,按之少止者为虚,不可接近者为实。凡寒痛,兼少阴及任脉者,四逆汤;兼厥阴者,当归四逆汤;兼太阴者,理中汤主之。凡热痛,兼少阴及任脉者,金铃散、延胡索散;兼厥阴者,失笑散。兼太阴者,承气汤主之。若营血内伤,兼夫任、冲、手厥阴者,则宜四物汤、养营汤、妙香散之类"**[2]。由此可见,在张洁古药物归经的基础上,进一步结合奇经八脉理论,探讨病机、立法处方,**"因病药之,如此则阴阳虚实,庶乎其不瘥矣"**。后世叶天士"奇经辨证"的大量临床应用,当与之不无关系。

4. "经盛入络"与"络盛返经"

关于络脉理论的论述,虽然《黄帝内经》中有丰富的记载。但是,除了十五络脉外,由于其他络脉部位不固定、变异较大,一般后世论述较少。

直到明末清初,这一理论又得到一定的关注和阐述。例如瞿良在

〔1〕 李时珍.奇经八脉考[M].上海:第二军医大学出版社,2005:1.

〔2〕 李时珍.奇经八脉考[M].上海:第二军医大学出版社,2005:16-17.

第五章 明清两季:运用深化与理论诠释

《经络汇编》"原始"一节，阐述胎儿发育过程时说："三焦生八脉，八脉生十二经，十二经生十五络。十五络生一百八十系络，系络生一百八十缠络，缠络生三万四千孙络，孙络生三百二十五骨节，骨节生三百二十五大穴，大穴生八万四千毛窍，则耳、目、口、鼻、四肢、百骸之身，皆备矣[1]。"除了"十五络""孙络"外，还提出了"系络""缠络"等的概念和术语。清初《医门法律》(喻嘉言,1658年)第一卷中有"明络脉之法"一节有"络脉论"一文[2]，可能是历史上关于"络脉"的第一篇专论。文章一开始提到"十二经脉，**前贤论之详矣，而络脉则未之及，亦缺典也**"，所以专文讨论络脉理论。其中一些论述，与瞿良《经络汇编·原始》中的相似，如："**十二经生十二络，十二络生一百八十系络，系络生一百八十缠络，缠络生三万四千孙络。自内而生出者，愈多则愈小，稍大者在俞穴肌肉间，营气所主外廓，由是出诸皮毛，方为小络，方为卫气所主。**"体现继承的同时，喻嘉言有一些新的阐述和理论发展。首先提出"经盛入络"，指出了内邪外现于体表血络的过程和机制。如"**故外邪从卫而入，不遽入于营，亦以络脉缠绊之也。至络中邪盛，则入于营矣。……若营气自内所生诸病，为血为气，为痰饮，为积聚，种种有形，势不能出于络外。故经盛入络，络盛返经，留连不已。是以有取于砭射，以决出其络中之邪**"。"经盛入络"，是喻嘉言在《黄帝内经》"外邪入里"疾病传变模式基础上的补充和发展,对于内伤杂病等非外感疾病的诊治具有实践指导意义。其次,强调在临床中要重视针对络脉的诊察和治疗(砭射、引经透络药等)。如"今医不用砭射,已不足与言至巧,而用药之际,不加引经透络,功效羁迟,安得称为良工耶?"此外,喻嘉言还对十五络提出了自己的分析和理解:"盖十二经各有一络,共十二络矣。此外有胃之一大络,由胃下直贯膈肓,统络诸脉于上。复有脾之一大络,由脾外横贯胁腹,统络诸络脉于中。复有奇经之一大络,由奇经环贯诸经之络于周身上下。盖十二络以络其经,三大络以络其络也。"

〔1〕 瞿良.经络汇编[M].见:徐师曾等撰《经络全书》.北京:中医古籍出版社,1999:184.
〔2〕 喻嘉言.医门法律[M].太原:山西科学技术出版社,2006:15-17.

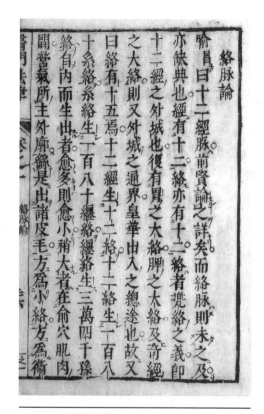

▲ 图 36 《医门法律·络脉论》书影

尽管明末清初医家对于络脉的论述不多,但是喻嘉言1300字的"络脉论"却是有较多发挥。正是基于对络脉理论的深入研究和领悟,喻嘉言才有如此新观点和新发展。后世叶天士"久病入络"观点的提出,与之不无关系。

❧ 三、徐灵胎经络辨证的思考 ❧

徐大椿(1693年—1771年),原名大业,字灵胎,晚号洄溪老人。江苏吴江松陵镇人。自幼习儒,旁及百家,聪明过人。年近三十,因家人多病而致力医学,攻研历代名医之书,速成深邃。悬壶济世,洞明药性,虽至重之疾,每能手到病除。

对于医者,徐大椿在《医学源流论》"自叙"言之**"系天下之重"**,**"人之所系,莫大乎生死。……而天下所系之人,其命又悬于医者"**。

故而精研医道，方悟"古圣人之治病也，通于天地之故，究乎性命之源，经络、脏腑、气血、骨脉，洞然如见，然后察其受病之由，用药以驱除而调剂之。其中自有玄机妙悟，不可得而言喻者，盖与造化相维，其义不亦精乎！（《医学源流论·自叙》)"。

徐大椿医德高尚，医术高明。不管是达官贵人，还是平民百姓都一视同仁。两次奉召入宫，乾隆十分赏识徐大椿的医术，留他在太医院任职。再次奉旨，自知不豫，到京三日死。死前自拟墓前对联两幅，"满山芳草仙人药，一径清风处士坟"，"魂返九原，满腹经纶埋地下；书传四海，万年利济在人间"，笑论阴阳生死出入之理而去。清代小说家袁枚撰有《徐灵胎先生传》，甚赞其医。

徐大椿精勤于学，毕生著述颇丰，尤其在阐发经典医著方面卓有成就。主要著作有《医学源流论》两卷（1757 年），集中反映了他的学术见解，其中多有精辟的论述。此外，如《医贯砭》（1767 年）、《兰台轨范》（1764 年）、《慎疾刍言》（1767 年）等，均能一扫成见，另树一帜，实中医史上千百年独见之医学评论大家，并曾对《外科正宗》《临证指南》等书加以评定。又著有《难经经释》（1727 年）、《神农本草经百种录》（1736 年）、《伤寒类方》（1759 年）及《内经诠释》《六经病解》等，虽曰遵经诠释之作，其中真知灼见亦颇不少。后人将其所著辑为《徐氏医学全书十六种》等刊刻发行，流传甚广影响极大。

徐大椿首次奉旨入宫任太医返回后，创办了兰台药局（乾隆二十五年到三十五年，1760 年—1770 年间）。嘉兴兰台药局至今已有 240 多年的历史。徐大椿博学多才，精于医术，又通天文、水利，并工诗文。此外，还有歌曲《洄溪道情》三十余首。

徐大椿对经络理论的理解和运用，主要有：

1. 经络贯乎脏腑之内，运乎躯壳之中，为之道路，以传变周流者也。 徐大椿在《医学源流论》第二节，就有"躯壳经络脏腑论"的阐述。他认为，就人体而言，外有"躯壳"，即皮肉筋骨之形，内有"脏腑"之实，"其连续贯通者，则有经有络，贯乎脏腑之内，运乎躯壳之中，为之道路，以传变周流者也（《医学源流论·躯壳经络脏腑论》)"。这是就正常人体的生理功能而言的。

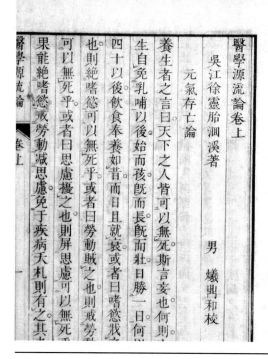

▲ 图37 《医学源流论》书影

在受邪致病时,则有"邪之伤人,或在皮肉,或在筋骨,或在脏腑,或在经络。有相传者,有不相传者,有久而相传者,有久而终不传者。其大端则中于经络者易传;其初不在经络,或病甚而流于经络者,亦易传。经络之病,深入脏腑,则以生克相传。惟皮肉筋骨之病,不归经络者,则不传,所谓躯壳之病也。故识病之人,当直指其病在何脏何腑,何筋何骨,何经何络,或传或不传,其传以何经始、以何经终。其言历历可验,则医之明者矣(《医学源流论·躯壳经络脏腑论》)"。经络不仅有受邪致病,还可以传变病邪,深入脏腑。

因此,经络理论在分析病症、探索病机时,就有着其他理论不可替代的价值和作用。所以,徐大椿就有"至于躯壳脏腑之属于某经络,以审其针灸用药之法,则《内经》明言之,深求自得也(《医学源流论·躯壳经络脏腑论》)"的结论。临床上,探求"受病处之部位",无论用针灸还是用方药,都是必须的。而《内经》经络理论的阐述,就成为必须研读的经典。

2. 治病必分经络脏腑？ 治病不必分经络脏腑？ 对于临床诊治思维的重要环节和过程，即是分辨脏腑经络。徐大椿分别用"治病必分经络脏腑"，"治病不必分经络脏腑"两节，在"躯壳经络脏腑论"的基础上，进一步阐述自己的观点和见解。

从临床的角度，病症的种类繁多，病症的变化就更多。如"**病之从内出者，必由于脏腑；病之从外入者，必由于经络**"，"**同一寒热而六经各殊，同一疼痛而筋骨皮肉各别**"，"**有脏腑有病而反现于肢节，肢节有病而反现于脏腑**"，因此，若要"究其病根所在"，则临证一定要"**先分经络脏腑之所在，而又知其七情六淫所受何因，然后择何经何脏对病之药**"，否则就可能陷入"漫然治之"。从临床审证求根的角度，尤其是在处理复杂疑难疾病时，徐大椿强调"治病必分经络脏腑"。

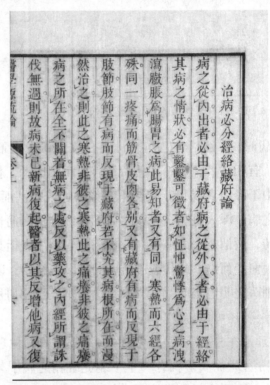

▲ 图 38 《医学源流论·治病必分经络脏腑》

同样以临床疾病诊治为视角，徐大椿又指出"治病不必分经络脏腑"。针对金元医家提出的药物归经，徐大椿认为"**药性之寒热温凉、**

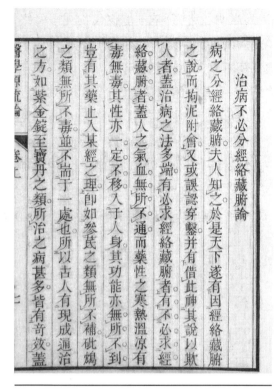

病之分經絡藏腑夫人知之於是天下遂有因經絡藏腑
之說而拘泥附會又或誤認穿鑿並有借此神其說以欺
人者蓋治病之法多端有必求經絡藏腑者有不必求
絡藏腑者蓋人之氣血無所不通而藥性之寒熱溫涼有
毒無毒其性亦一定不移入于人身其功能亦無所不到
豈有其藥止入某經之理卽如參芪之類無所不補砒鴆
之類無所不毒並不端于一處也所以古人有現成通治
之方如紫金錠至寶丹之類所治之病甚多皆有奇效蓋

▲ 图39 《医学源流论·治病不必分经络脏腑》

有毒无毒，其性亦一定不移，入于人身，其功能亦无所不到。岂有其药止入某经之理"，而且临床"**治病之法多端**"，因此，从这个视角认为"治病不必分经络脏腑"。徐大椿进一步强调，药物进入体内，不会专于某一处，而是全身无所不在，故认为"**张洁古辈，则每药注定云独入某经，皆属附会之谈，不足征也**"。但同时，徐大椿又否定了"治病不必分经络脏腑"，认为药物虽不专门入于某处，却存在"**专长之事**"，如"**柴胡治寒热往来，能愈少阳之病；桂枝治畏寒发热，能愈太阳之病；葛根治肢体大热，能愈阳明之病。盖其止寒热，已畏寒，除大热，此乃柴胡、桂枝、葛根专长之事。因其能治何经之病，后人即指为何经之药**"，因此，不能完全否认分经用药的价值和意义，"**盖人之病，各有所现之处；而药之治病必有专长之功**"，只是不能"拘泥附会"。

"**故不知经络而用药，其失也泛，必无捷效。执经络而用药，其失也泥，反能致害。总之，变化不一，神而明之，存乎其人也。**"应该说,徐大椿强调治病当明经络,只是不能仅仅拘泥于经络用药,故"**故以某药为能治某经之病则可,以某药为独治某经则不可。谓某经之病,当用某药则可;谓某药不复入他经则不可**"。

朱炳林初读"治病必分经络脏腑论""治病不必分经络脏腑论",似有出尔反尔之疑,认真读罢,才觉妙论,认为"前者强调治病要找出病根之所在,明其经络与脏腑,方不乱投,药无滥发;后者是指用药不必受脏腑经络的局限,总以充分发挥药物的疗效为上,明经络用,药则妙,拘于经络用药则泥,个中分寸,全在医者神而明之。说'必'有'必'的根据,而说'不必'又有'不必'的理由。均能自圆其说,合乎医道,细读令人叹服"。[1]

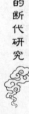

经络千古裂变——理论演变与临床应用的断代研究

〔1〕 朱炳林.为文有道,别出心裁——读《医学源流论》一得[J].中医药文化,1982,(3):30.

第四节

经络图象辨析：经脉图与经穴图

明清医家除了从理论上阐述和研究经络理论外，还从图像上进行表述。图像经络成为这一时期的主要特征之一。

从现存资料来看，最早的经脉图，可能出自晋代医家葛洪——"**又多令人以针治病，其灸法又不明处所分寸，自非旧医备览《明堂流注偃侧图》者，岂能晓之哉（《抱朴子内篇·卷十五·杂应》）**"。晋代之后，《隋书·经籍志》和新旧《唐书》都有提及经脉图，如欧阳修在《新唐书·艺文志》中记载有"秦承祖明堂图"。唐初医学家甄权在贞观年间出版《明堂人形图》，此书主要内容被孙思邈《备急千金要方》转载。甄权绘制了三幅图，分别是三个体位——仰、伏、侧；并用彩色绘制十二经脉；用绿色绘制奇经八脉，以示区别。这也是第一次用彩色绘制经脉图，为经络图史上的创举[1]。唐代王焘《外台秘要》也记载有十二经脉图，并按照十二经脉循行顺序排列的，特别是把经络腧穴统一起来，将腧穴列于经脉之上。宋代初期，王怀隐为主官编的《太平圣惠方》时，沿用了《外台秘要》"十二人图"，绘制了十二人图——"具列十二人形，共计一百九十穴"，并且列穴位于图上。这将经脉和腧穴合在一起表述的图，已经与单纯表述十二经脉循行的图有了较大的区分，确切地说，前者为经穴图，后者在才是真正的经脉图。经穴图是腧穴归经后的产物，而经脉图应该是比较纯粹的示意。

对后世影响较大的是《铜人腧穴针灸图经》和《十四经发挥》。宋代《铜人腧穴针灸图经》（王惟一著，1026年）1～2卷附有经脉仰、伏、侧人

第五章 明清两季：运用深化与理论诠释

---

〔1〕 刘莲兰,桑晓宁.浅淡历代经络图的变迁[J].上海针灸杂志,1999,18(6):73-74.

图各 1 幅,并且列了十二人经穴图。首次创造性地把任、督两脉单独列出来,奠定了十四经的基础。王惟一不仅把图经刻于石上,还创造性地铸"铜人模型"两具流传后代。这些作法为形象直观地表述经络理论起到了积极的作用。元代滑伯仁所著《十四经发挥》附有 16 幅图,即十四经脉图加正背面骨度分寸图各一幅。十四经脉图是一经一图,穴从经注,按经脉循行顺序排列,以后所讨论经络多以此为主要参考。明代的《灵枢·经脉翼》(夏英著)、《针灸聚英》(高武著)、《针灸大成》(杨继洲著),都是按照滑寿流注穴序排列绘制的。

到了清代,尤其是《医宗金鉴·刺灸心法要诀》的作者,显然对于经脉图和经穴图的差异有比较清醒地认识,这在整个明清针灸学术发展史上都是非常罕见的。《刺灸心法要诀》中同时出现了经脉循行图和经穴图。前者主要表述和示意了经脉循行路线和联属脏腑器官;后者主要呈现了经脉循行的有穴通路部分及其上分布的腧穴。经申玮红[1]考证发现:《医宗金鉴》中之"经络图"图形系依照明万历四十四年本《南阳活人书》"经络图"绘制,而其图注文字则系在《医宗金鉴》中之经脉循行正文的基础上增加了足六经内行线的循行内容;书中之"十二经穴图"则来源于张介宾之《类经图翼》。此外,《医宗金鉴·外科心法要诀》所载之"经脉图"与《刺灸心法要诀》中相似,也系据明万历四十四年本《活人书》绘制。《医宗金鉴》第一次强调了"经脉图"与"经穴图"的不同性质,为后人正确把握二者之间的关系提供了重要启示,而在此之前,"经脉图"与"经穴图"多为单行,或混作一图(图 40-1 ~图 40-24)。

《医宗金鉴》将这两个性质和内容不一样的图示,在同一章节中并列呈现。显然,作者不仅注意到了两者的差异,也认识到两者之间的关系,故而作这样的安排,以便对照和比较。这样的呈现,也显示了作者对经脉和腧穴概念内涵的异同及其两者之间相互关系的独特认识和理解。如:

经络千古裂变——理论演变与临床应用的断代研究

〔1〕 申玮红.朱肱"经络图"源流考[D].中国中医科学院博士研究生学位论文,2006:56.

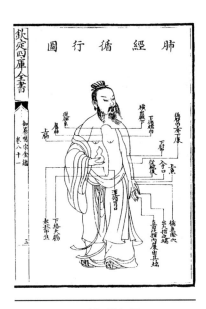

▲ 图40-1 肺经循行图

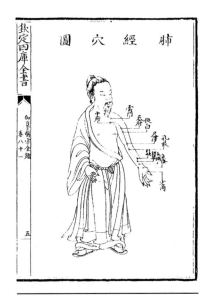

▲ 图40-2 肺经穴图

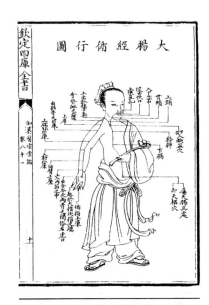

▲ 图40-3 大肠经循行图

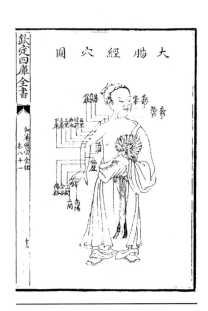

▲ 图40-4 大肠经穴图

第五章 明清两季：运用深化与理论诠释

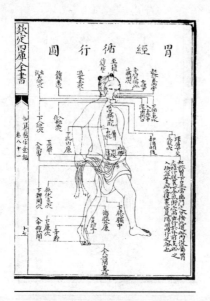

▲ 图40-5 胃经循行图

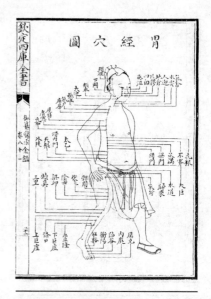

▲ 图40-6 胃经穴图

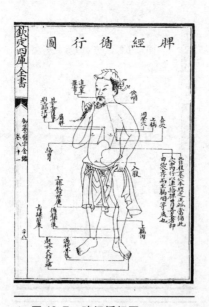

▲ 图40-7 脾经循行图

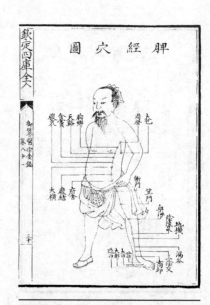

▲ 图40-8 脾经穴图

经络千古裂变——理论演变与临床应用的断代研究

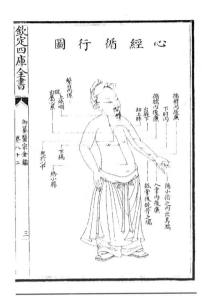

▲ 图40-9 心经循行图

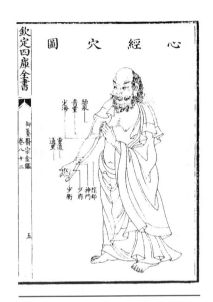

▲ 图40-10 心经穴图

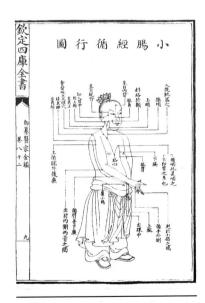

▲ 图40-11 小肠经循行图

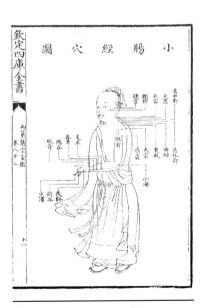

▲ 图40-12 小肠经穴图

第五章 明清两季：运用深化与理论诠释

259

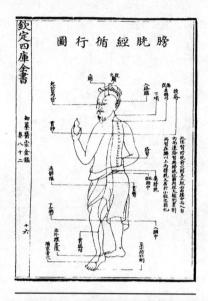

▲ 图40-13 膀胱经循行图

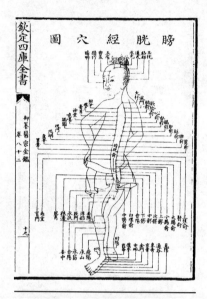

▲ 图40-14 膀胱经穴图

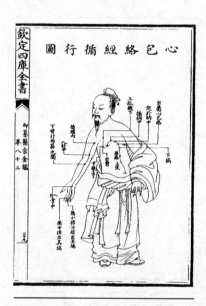

▲ 图40-15 心包络经循行图

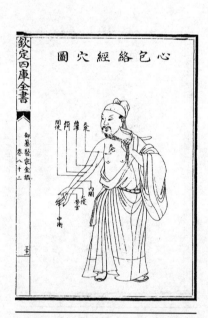

▲ 图40-16 心包络经穴图

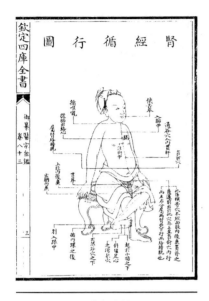

▲ 图 40-17　肾经循行图

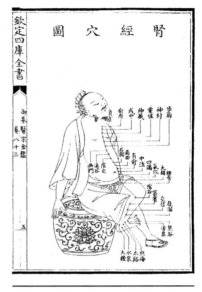

▲ 图 40-18　肾经穴图

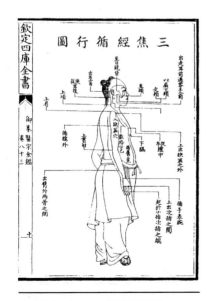

▲ 图 40-19　三焦经循行图

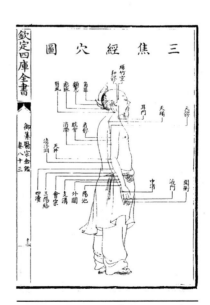

▲ 图 40-20　三焦经穴图

第五章　明清两季：运用深化与理论诠释

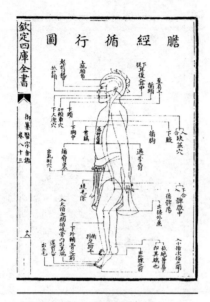

▲ 图40-21 胆经循行图

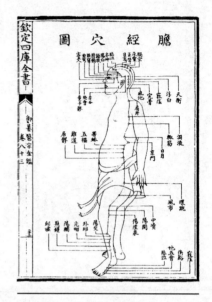

▲ 图40-22 胆经穴图

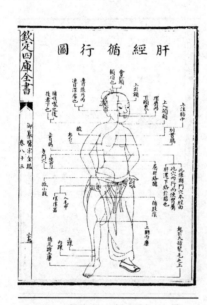

▲ 图40-23 肝经循行图

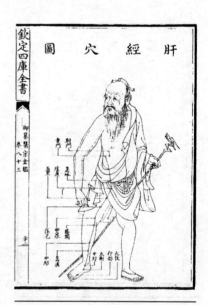

▲ 图40-24 肝经穴图

肺经循行图与肺经穴图,两图以相似体态的人体呈现,都是以左侧上半身、左上肢为主显示肺经循行和肺经穴。

肺经循行图,以实线条显示了手太阴肺经在体内和体表的循行路线和分支循行,以空心圆显示了联系部位和腧穴。图中显示与《灵枢·经脉》文字记载手太阴脉循行不同的是,将"循鱼际"改为"循鱼际穴",即由一个部位(鱼际)演变为一个腧穴(鱼际穴),尽管从位置上说两者接近,但是内涵上有较大区别,不可不辨。

肺经穴图,主要是展现了手太阴肺经在体表的有穴通路部分以及其11穴:中府、云门、天府、侠白、尺泽、孔最、列缺、经渠、太渊、鱼际、少商。

其他经脉循行图和经穴图,都用相似的图式,表述了不同的内涵——经脉或者经穴。

西医是身体观，中医是生命观。身体观就是把人体看成是一个静态的、可分的物质实体。生命观就是把人体看成一个动态的、不可分的『整个一体』。由此导致了两者根本方法的不同，西医是静的、科学的、数学化的、可分的方法；中医是动的、玄学的、正在运行中不可分的方法。——梁漱溟

清末民国：
援释、汇通与质疑、回归

　　自《内经》而降，经络理论一直沿着中医学固有的理论框架和学术轨迹发展。 直到西学东渐以后，经络学术的发展方向出现了分化和变轨，对于经络本质的思考和研究出现了多种猜测和观点。 就学术探索的历程来说，自《医学原始》（1692 年出版）第一次"援西释中"解读经络理论，到 1957 年《针灸学》经络理论回归其学术本质，大致经历了援证和诠释、质疑和否定、汇通与完善、反思和涅槃等四个阶段。 主要有如：

- 1692 年王宏翰最早尝试"援西释中"解读经络理论。

- 1844 年陈定泰将解剖学中的神经系统和循环系统作为经络的内容。

- 1892 年唐容川提出"经脉气化"概念。

- 1937 年阎德润提出"经脉解剖学""经脉生理学""经脉病理学"等概念。

- 1952 年余云岫：今后研究针灸的方向应该撇去经脉。

- 1957 年承淡安：从有机体的一部与远隔部的病灶和病理具有相关性的关系上来说，这种关系可以看作是经络的走向。

- 1957 年《针灸学》：经络学说贯穿在解剖、摄生、病机、诊法、治则等方面，从理论到实践，无不占着极其重要的位置。

- 1958 年《中医学概论》：各科临床，无一不与经络理论知识有关。因为它与五脏六腑、头身肢节等都有关联，没有这一知识，即不能从整体出发去认清疾病。

当代经络研究的种种观点和假说，无不与此有关。研究视角和方向成为关键。

第一节

援证和诠释

经络理论一直沿着自己的学术轨迹发展。直到西学东渐开始,西方传教士入华传教带来的解剖生理学知识,打破了中医学原本封闭发展的空间,在不同医学思维的碰撞和对接过程中,中医学者对经络理论的解读和诠释,首先有了全新的视角。

一、援 证

第一位接受西方医学思想的中医医家王宏翰(1648 年—1700 年),著有《医学原始》(1692 年出版),最早尝试"援西释中"解读经络理论的[1]。他借用胚胎血络、脉络的发育解释经脉的发生与形成;借用动脉血管解释手少阳三焦经的形质,如有 "**所谓有形者,指其经依附各属经络而流贯者言也。盖手少阳乃十二经脉中之一经,其动脉原有起止,亦有脉络、经筋、俞穴出入相应,以经络乎上中下一身也,非谓无其经脉而虚作一气看也(《医学原始·三焦图》)**" 等记载。

而注重实地解剖学考察的清代医家王清任(1768 年—1831 年),则将观察到的人体动静脉血管结构与经络理论进行比照,据此修正古人的认识,如有 "**古人言经络是血管,由每脏腑向外长两根,惟膀胱长四根。余亲见百余脏腑,并无向外长血管之形,故书于图后以记之(《医**

第六章 清末民国:援释、汇通与质疑、回归

---

[1] 李素云,赵京生.《医学原始》王宏翰经脉观之西学渗透现象[J].中国中医基础理论杂志,2009,15(4):250-252.

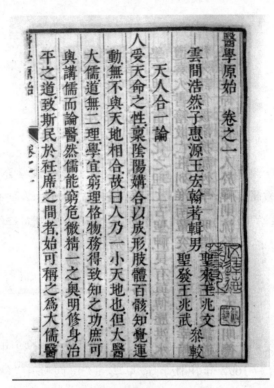

▲ 图41 《医学原始》书影

林改错·亲见改正脏腑图》)"等认识,并提出了"**经络为气管、卫总管**"[1]的观点,认为经络系统由卫总管、气管、阳络、丝络等组成。王清任完全从内在管状结构(动脉血管)来解释经络的客观形态。

二、诠　释

而第一个在著作里系统引用了西医解剖图谱的陈定泰(19 世纪前中叶),在王清任《医林改错》出版的前一年(1829 年),就已经在广州

---

〔1〕 气管、卫总管:王清任所说的"气管"是动脉血管,这是由于他所观察的死尸血液均淤积于静脉中、动脉中无血形成的错误认识。

见到了《医林改错》的手稿。受王清任影响,陈定泰相信实证,但同时又觉得王清任虽"于脏腑考得其真,而于经络尚未得其确……欲考经络之真,非西洋之医不能",于是陈定泰通过梁嶙山直接去见西洋医生,乃得以细读西医解剖著作及图谱[1,2]。1844 年,陈定泰写成《医谈传真》一书,其中卷首首先是 16 幅解剖图。值得注意的是,陈定泰《医谈传真》的成书,要比第一本中文西医书《全体新论》(合信,1850 年出版)还早 6 年。陈定泰带着求证经络的疑问去接触洋医的,结果发现:"向以太阴、太阳、少阴、少阳、厥阴、阳明,分手足十二经;又以冲、任、带、督、阳维、阴维、阳跷、阴跷为奇经八脉矣。愚向信之亦甚笃,且详考其支络及针灸之穴度。孰意考诸真经络,则见其大不然也。第予以为非,而不见真经络者,莫不以予为非矣。不知有易明之法在:试以手按腋下及肘中,验是一脉跳动,是三脉跳动? 如三脉跳动,是予说之非;倘一脉跳动,则非古说之是。所以《神农本经》无一字说及太阳、太阴等名目;《周礼》'疾医''疡医'两篇,亦并无一字言及。岂二圣俱不知十二经八脉之为要乎! (《医谈传真·十二经八脉说》)"[3]

当陈定泰从解剖图中没有发现十二经络,准备从解剖角度对经络提出质疑时,还是显得有点迟疑,认为人身有"二经二络"。"自古言营卫二字,只知营为血,卫为气,不识为何物。及考真脏腑而后知营卫为藏气血之管,即经络也。大者为经,小者为络,支分派别,贯通一身之上下内外。营管始胃,而以心为主,掌受后天之精汁,炼血以养生身。卫管始气门,而以肾为主,掌吸天地之大气。推营以养生身。卫管从脊髓生出,通系九脏;营管从胃间生起,抵卫管而入脊,复分通九脏四肢。营管外,复有血络以还;卫管内,复有精络以藏精(《医谈传真·营卫》)。"[4]陈定泰将解剖学中的神经系统和循环系统

〔1〕 郑洪.岭南中西医汇通世家——陈氏三代[J].中华医史杂志,1998,28(1):7-12.
〔2〕 余永燕.早期中西医汇通世家——陈定泰祖孙[J].江西中医学院学报,2005,17(6):16-17.
〔3〕 陈定泰.医谈传真[M].绿云洞天光绪元年(1878 年)刻本:十二经八脉说.
〔4〕 陈定泰.医谈传真[M].绿云洞天光绪元年(1878 年)刻本:营卫.

作为"经络"的内容,认为人只有"二经二络",其中"营为一经,卫为一经"。于是,就有了在神经系统图下标题——"**西洋营卫总管傍脊图**";在循环系统图下标题——"**西洋营经血脉全图**",又回到了血管的立场上。

而中西医汇通早期代表人物唐容川(1862年—1918年),1884年著有《医经精义》一书。他在"气血所生"篇中说:"**西医谓心有出血管,导血出;又有回血管,导血入。西医名管,中医名脉,二而一也。**"干脆利落地把血管和血脉直接等同了。

血管和血脉无论是认识方法,还是认识角度,都是存在差异的。唐容川的认识,也误导了一些后人。显然,血管和经络也是两个无法对等的概念,内涵上也不一致,尽管经脉和络脉,在概念起源的时候,带有血管("脉")的成分和痕迹。

以血管、血液循环比附经络理论,其结果必然是两者无法吻合。于是,部分医家开始尝试在西医中寻找新的援引物,以佐证经络概念内涵。到了清末民初年,一些医家开始援引神经理论对经络概念进行解读,代表性医家有张锡纯(1860年—1933年)、杨如候(19世纪末20世纪初)等[1]。

其中,张锡纯是民国时期较早将神经与经络互参的医家,其所著《医学衷中参西录》有关于"细筋""脑气筋""神经"[2]与经络相关的论述。与张锡纯同时代的杨如候,直接引用日本《最新实习西法针灸》(1915年,无锡顾鸣盛编译),采用神经解剖学来阐释十二经脉的实质(见《灵素生理新论》,1923年)。而承淡安先生早期,也是采用神经学知识来比附和诠释经络理论的。在民国期间,以神经为视角的解读,明显多于以血管为视角。

〔1〕 李素云.西医东传与针灸理论认识之演变[M].北京:学苑出版社,2012:76.
〔2〕 神经:据李素云考证,nerve在明末清初已传入我国,当时多被译为"细筋",至晚清又被译作"脑气筋""脑筋"等。1774年日本学者翻译荷兰医学解剖著作时已创用"神经"一词,但直至清末民初才由日本传入我国。与此同时,因受当时日本针灸医学科学化、西医化等研究思路的影响,清末至民国,我国医家也开始关注经络与神经之间的联系,并对此不断研究,由此导致民初以来,经络研究思路与概念内涵发生了很大转变。

经络千古裂变——理论演变与临床应用的断代研究

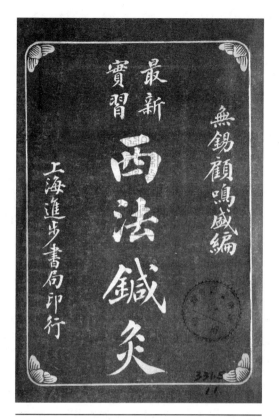

▲ 图42 《最新实习西法针灸》书影

　　可以说,自从解剖生理学知识传入中国,"经络是什么"就成为中医针灸学者研究的课题。从解剖学、生理学角度解读经络理论,首先是对形态结构的关注;其次是解剖实证等方法在经络研究的得到重视;第三是援引解剖生理学知识解读经络理论,有了诸多新的诠释。从1692年(康熙31年)《医学原始》出版开始,种种"援西释中"的援证探索和努力,其结果是令人失望的。于是,一部分医家开始怀疑经络理论的存在,而另一部分医家在做着汇通的努力。

第二节

汇通与完善

清代中后期,西学东渐越来越影响人们解读和诠释经络理论,当一部分医家发现经络理论无法在解剖生理学中找到答案时,不是简单质疑和否定,而是寻求理论的汇通和完善。

一、汇　通

如清咸丰光绪年间,广州佛山人朱沛文,出身世医之家,自幼随父学医。广雅师院肄业后,广泛阅读古今中医书籍及当时翻译之西医书籍,并亲自观察尸体解剖。撰有《华洋脏象约纂》4卷(1893年)传世,后来章炳麟收入《医学大成》,改名为《中西脏腑图像合纂》。该书汇集了中西医对脏腑形态、结构、功能的论述,并从中医角度阐明其病证,夹论个人观点与临床经验,其中引用了当时最新的西医理论,绘图也较精细,资料价值很高[1]。朱沛文在世时,合信氏《全体新论》(1850年)等西洋医书已出,"真脏腑"为人所知。更加精细确信的解剖学知识,为朱沛文从中西医学的差异思考经络理论提供了可能。

在吸收血液循环理论中动静脉的差异后,朱沛文指出了王清任的误解,"**勋臣[2]剖验死孩,见脉管无血,故误指血脉管为气管、气门、卫总管;见回血管有血,故误指回血管为血管、营总管耳(《华洋脏象约纂·卷下·辩正王勋臣气管说录》)。**"而从营卫二气运行的角度,指出了西医的不足:"**营卫二气,洋所未言。盖洋必以剖验有据。始著于**

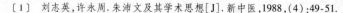

〔1〕　刘志英,许永周.朱沛文及其学术思想[J].新中医,1988,(4):49-51.
〔2〕　勋臣:即清代医家王清任(1768—1831年)的字。

书，故营卫之行，不加察核。虽洋言脉管运行，长肌肉而养生命，无异华之营气；而温分肉，充皮肤，肥腠理，司开合者，专资卫气之功。洋竟不言，义诚缺也（《华洋脏象约纂·诸气运行说》）。"同时也指出，中西医各有所短："大约中华儒者，精于穷理，而拙于格物；西洋智士，长于格物，而短于穷理。华医未悉脏腑之形状，而但测脏腑之营运，故信理太过，而或涉于虚。如以五色五声配五脏，虽医门之至理，乃或泥而不化，则徒障于理，而立论转增流弊矣；洋医但据剖验脏腑之形状，未尽达生人脏腑之运用，故逐物太过，而或流于固。如五脏开窍于五官，五志分属于五脏，本人身之至理，乃或遗而不究，则不衷于理，而陈义未免偏枯矣。夫理非物则无所丽，穷理贵求其实；物非理则无为宰，格物贵彻其源。择而守之，神而明之，存乎其人耳（《华洋脏象约纂·卷上·自叙》）。"

面对中西医学的差异，该如何取舍？"兹杂汇华洋脏腑官骸体用异同之说，采其浅而易明、简而有要者，笔而成帙（《华洋脏象约纂·自叙》）"，朱沛文只是踏踏实实地把中西藏象之说摆在一起，比较、评价，看看何者优？何者劣？择善而从。体例上，朱沛文各节均先引华医传统观点，继引西说，最后略加按语阐明己见；在内容上，将中西医学之说，先汇列，后比较，继而再"通其可通，并存互异"，有一些认识相当深刻。当遇到了无法援西医释经络时，朱沛文也就没有对经络概念作过度诠释，只是从方法论的角度出发，以中医"气"的学说与西医血液功能说进行比较，概见其异："营卫二气，洋所未言。盖洋必以剖验有据。始著于书，故营卫之行，不加察核。虽洋言脉管运行，长肌肉而养生命，无异华之营气；而温分肉，充皮肤，肥腠理，司开合者，专资卫气之功，洋竟不言，义诚缺也。至若先天元阳之气，《经》虽有'真气所受于天'，一言以发其端，然非遍考丹经不能洞悉其源头，非守静致虚不能切究其形状（《华洋脏象约纂·诸气运行说》）。"

朱沛文之后，如唐容川（1862年—1918年）、章太炎（1869年—1936年）、张山雷（1873年—1934年）等，皆有从血管角度解读和诠释经络。其中，有些医家就提出一些新的名词概念，以表达经络理论与血管理论的差异。

273

二、完　善

  如唐容川为了区别于血液循环和血管等解剖生理学概念比附和援证经络理论的可能性，提出了"经脉气化"的概念。所著《中西汇通医经精义》(1892年)，一方面试图从血管角度来解读经络，发现经络理论与血管不能完全吻合时，就明确提出了"经脉气化"的概念：

  "经脉者，脏腑气化之路径也。故既明气化，又须知经脉行止之地。其穴道详《灵枢》、针灸铜人图及各医书……指明经脉所过，亦以阐气化之迹而已矣。西医剖割人而视之，图出形象，自谓精矣，然不能分出经络穴道，是以虽精反粗。……数穴皆经脉之枝叶也，言针灸者但论外之经穴，而言气化者，则其内之路道为犹重也（《中西汇通医经精义·上卷·十二经脉》）。"

  "《黄帝内经》名脉，西医名管，其实一也。西医详绘管窍，然不能分出经名，不知十二经与奇经八脉，达于周身以行血气，使内阴外阳，筋骨关节，无所不周，病则按经施治，自然得效。经脉以行气血，则不得单指血管言也（《中西汇通医经精义·下卷·全体总论》）。"

  唐容川用**"经脉者，脏腑气化之路径也"**，**"经脉所过，亦以阐气化之迹而已矣"**，**"言气化者，则其内之路道为犹重也"**，**"经脉以行气血，则不得单指血管言也"**等论述，表明既将中医"经脉"比附"血管"，但又认为"经脉"不同于"血管"。"经脉"，从本质上来说，不是单纯的血管，而是脏腑气化的路径。"经脉气化"是唐容川基于中医立场而提出的新观点[1,2]，更多强调的是功能，是形而上的。与唐容川持相似观点的还有刘钟衡（约生于19世纪末）[3]等。

  与"经脉气化"不同的是，另有一些医家，努力进行着中西医的汇通

经络千古裂变——理论演变与临床应用的断代研究

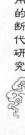

---

〔1〕 李素云，赵京生.唐宗海之经脉气化观浅析[J].中国针灸,2009,29(5):409-411.

〔2〕 李素云，龚德，赵京生."经脉"与"脉"概念内涵辨析——从唐宗海用气化观点阐释"经脉"说起[J].辽宁中医杂志,2009,36(7):1100-1102.

〔3〕 刘钟衡:清代医生,字时育,湖南湘乡县人。生平欠详,所著有《中西汇参铜人图说》,现有刊本行世。

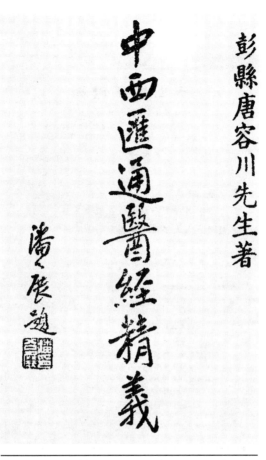

▲ 图43 《中西汇通医经精义》书影

和融通。如时任哈尔滨医学专门学校校长的阎德润[1]（1898年—1984年）医学博士，1937年在《中西医药》杂志第三卷第五期上发表了《十二经脉汇辨》一文，分"导言""西洋医学上之玄想及其变迁""十二经脉之解剖学""十二经脉之生理学""十二经脉之病理学""结论"等6节。1938年东方医学杂志社出版了该文单行本。作为一名西医学者，阎德润受家庭影响，又熟谙中医。他在《十二经脉汇辨》一文中，提出了"经脉解剖学""经脉生理学""经脉病理学"等新概念，从思想上体现了的两种医学

---

　〔1〕　阎德润：1917年考入南满医学堂，1923年毕业之后即进入满洲医科大学生理学教室工作。1927年赴日本留学专攻生理学，在血液循环生理学领域有创见，于1929年获日本东京帝国大学医学博士学位。他还熟谙中国医学理论，从1924年开始，陆续发表《汉医剪辟》《仲景伤寒论评释》等20余篇论著，赢得了中外医学界的赞誉。解放后曾任中国医科大学生理学教授。

汇通和融通的努力。

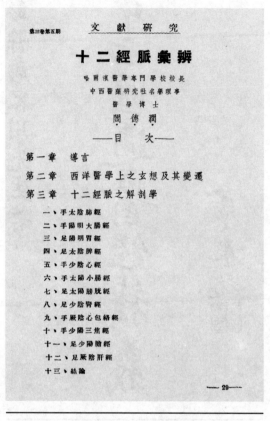

▲ 图44　阎德润著《十二经脉汇辨》

首先，阎德润认可十二经脉理论的存在，并引用《内经》"夫十二经脉者，人之所以生，病之所以成；人之所以治，病之所以起；学之所以始，工之所止也"的记载，指出"十二经脉之宜讲，而又难讲"。尽管这样，阎德润还是强调"将中医之基础学中，所谓十二经脉者，节删条贯，无庸繁徵博引，即可言惑矣。夫学术宜向生理而荐进，学界亦宜向公明而取响者，此余之所期也（《十二经脉汇辨·导言》）"。

其次，依据《灵枢·经脉》记载的十二经脉循行路线，尤其是经脉所过部位，"徵诸今日之解剖学"，即各部位腧穴的解剖学内容，包括血管、神经、肌肉等内容。然后进行比较，发现两者差异很大。如手太阴肺经，比较后有"……如此观之，以手太阴脉当向上肢而行之血管（腋窝动脉、上膊动脉、桡骨动脉），则与实际不符。"

第三，依据观察结果，图示之。

第四，通过自己的观察和分析，否定了杨百城（又名杨如候）用附会动静脉之径路以阐释古代经络理论的观点。

不过，"经脉气化"的概念，总归过于抽象。很快，又湮没在民国初年的神经理论解读和诠释中。而"经脉解剖学""经脉生理学""经脉病理学"等概念，依然在形而下思维模式下的探究，终究无法得到经络理论的合理解释。

　　随着两种医学接触和交融越来越深入,冲突和矛盾也越来越显现。当解剖生理学无法佐证、解释经络理论时,必然有一部分学者开始提出对经络理论的质疑,甚至否定。"**自欧风东渐,科学昌明,以生理解剖学之眼光观察,实无如《黄帝内经》所谓之十二经络与孔穴也,有谓经即神经,络即血络,穴为神经之支节处,其说颇近似,淡安初亦作如是观(《中国针灸学讲义》)**",承淡安先生在 1940 年中的这一段文字,详实地刻画了民国早期人们对于经络理论的普遍看法——或者比附神经血管等结构性组织、或者质疑和否定经络理论的实证性存在。其中,对经络理论提出质疑和否定的主要有余云岫和朱琏(1909 年—1978 年)等。

　　余云岫年少时曾学习中医,1916 年(民国 5 年)从日本大阪医科大学毕业后回国,任公立上海医院医务长。余云岫对于人体形态结构、生理病理了然于胸,相对而言,《灵枢》《素问》则"**以粗率之解剖,渺茫之空论,虚无恍惚,其谬误可得而胜发乎?**"于是,余云岫在《灵素商兑》(1917 年)之第五("经脉络脉")、第六("十二经脉")、第七("手脉详考")三章,对于经络理论与血管、血液循环进行了详细比对和解读:从"**盖欲明脉之真理,不可不先明其解剖。解剖明,而后脉之出入、萦环、行次部位,得其真相,于是生理病理之作用变化,可得而言矣**","**医必自明筋骨、肌肉、神经、血管、脏腑之位置功能始(《灵素商兑》)**"等阐述可以知道,余云岫完全从解剖学立场,来认识和分析经络理论。其重视结构的形而下和实证思维,获得"**《灵素》之言经脉行次也,以今日实地解剖之所见校之,无一合者**","**……以上所述,乃十二经脉行次之谬误也。详细核之,几无一字不差**"等结论,也是可以预知的。余云岫获得的这些结论,既是他质疑和否定经络理论的理由,也是他批判中医的证据之一。余云岫的观点和认识,代表了当时一部分西医所持的观点。直至 1952 年,余云岫先生还是坚持**"今后研究针灸的方向应该撇去经脉,着眼神经的解剖上、机能上和全身器官上,力求其机械的、机能的和其他生理、病理、永久、暂时的联系,以期揭晓其秘密"**。[1]

与余云岫不同的是,朱琏从另一个角度否定了经络理论的存在。朱琏于 1930 年毕业自苏州志华产科学院,1944 年在延安响应毛主席"学习现代医学的医生要学习中医"的号召,拜当地名医任作田老中医为师学习针灸,从此便与针灸结缘。1948 年创办华北卫生学校,专设针灸班,自编讲义教授针灸。1951 年 3 月出版《新针灸学》(人民出版社),其中很少提及经络:主要以神经调节阐述针灸治病;即使叙述腧穴,也主要是按部位分区划线的方法;引用的十四经穴图,也是按照手三阳—足三阴—手三阴—足三阳—任脉—督脉的顺序排列,应该是暗示了朱琏对经络的看法。在 1954 年 10 月出版的《新针灸学》(人民卫生出版社)中,朱琏先生进一步阐述:

"我国古传的十四经经穴,按刺激神经来说,其分布范围大都是合乎科学的人体解剖,针刺刺激的方法基本上也合乎机体完整性的观念,但古代没有条件懂得高级神经的作用,仅能凭经验,将穴位与内脏联系思考,而不能有更高的综合的理解,因此平列为'十四经',与事实不能完全相符。"[2]

虽然朱琏认为经络、腧穴均与神经密切相关,但她并没有将特定经脉与特定神经进行比对,而是进一步指出古人的局限性:古人没有条件懂得高级神经的作用,经穴与脏腑的联系只是一种经验总结,与事实不能完全相符。尽管运用巴甫洛夫学说解释针灸,可能通向针灸与神经科学交融的道路,但是朱琏对于传统经络理论的摈弃,也受到香港针灸学者谢永光等学者的质疑和批评。

由此可知,余云岫和朱琏都具有西学的背景,依此为视角和立场,前

〔1〕 余云岫.针灸孔穴的我见[M].医务生活,1952(12):10-13.
〔2〕 朱琏. 新针灸学 [M]. 北京:人民卫生出版社,1954:32.

者从解剖学的角度质疑了经络理论的正确性,后者则从针灸临床实际出发,发现神经理论已经可以解释针灸学原理了,而直接忽视了经络理论的存在,事实上否定了经络理论,甚至在腧穴的分类上,也抛弃了自元代以来的腧穴归于十四经脉的经穴模式。两位学者,尤其是朱琏本身就是一位针灸医学大家,曾经引领中国"针灸科学化"的学术发展,否定经络理论的观点,在 20 世纪 50 年代前期受到很多人的追随,也或多或少影响了后来学者的看法和研究方向。

经络千古裂变——理论演变与临床应用的断代研究

第四节

反思与回归

民国初年接受神经理论解读经络的学者,也在实践中遇到各种各样的问题和障碍。于是,他们一方面反思以神经理论为视角的解读,另一方面又重新审视传统经络理论的价值。尤其是当质疑和否定经络理论的声音响起,更促使一些医家思考经络理论的学术本质。

～ 一、反 思 ～

如 1917 年余云岫著《灵素商兑》问世,立即搅起了中医存废之争的轩然大波,并由此开始了在中医理论层面引人注目的争辩。余云岫通过当时西医对人体解剖、生理、病因、病理的认识,证明包括经脉在内中医理论的错误和荒谬,中医界为之震惊,但无人有力进行辩驳。五年后的1922 年,余云岫在商务印书馆的同事恽铁樵(1878 年—1935 年),出版了《群经见智录》,提出了研究性阅读《内经》,论述了《内经》的发源、成书、读法等。以同样的学术立场和视角,恽铁樵运用自己所学加上临床经验对十二经脉进行解读,撰写了《十二经脉病候撮要》一书,将理论上的经络转化为对临床更有直观意义的病候。恽铁樵在该书的"自序"中写道:

"自今日之眼光观之经穴,云:考包括《生理学》《医化学》《内分泌》《神经系》诸端,其基础建筑于形能两字之上,其成功不知历几何年月、积不知几千万病人之经验。故鄙人于此,极端认为有研究价值之一种学问。……鄙意以为,中国医学若无价值,不待摧残将自消灭;苟有价值,自然江河不废。惟余亦非具有伟大之精神,能为根本探讨者,不过为后此学者之先河,则固窃比于当仁。况吾侪既治中医,安有

经穴可以置之不讲者，故不辞简陋，辑为此篇（《十二经脉病候撮要·自序》）。"

这里，恽铁樵清楚地阐明了自己的学术立场和视角，以及研究"经穴"的原委和价值。因此，在《十二经脉病候撮要》一书中，从《内经》中经络循行、病候的解读，再到穴位定位，归纳经络所属病候，最后附以方药，或夹杂恽铁樵自己的临床经验。恽铁樵的解读和反思，较好地触及了经络理论的临床本质。

与恽铁樵不一样的是，作为一名专业针灸医生，承淡安先生对于经络理论的认识、反思、总结和回归的思路，几乎是一气呵成的。从民国初年"神经"传入我国，当时认为传统针灸中的"经络"功能是由现代解剖中的神经系统来实现的，所谓的经络，就是神经系统。1934年，承淡安先生主编《增订中国针灸治疗学》出版，并给出了如下的描述：

"二十世纪科学昌明，学术锐进，西医擅解剖，绝不得所谓十二经之痕迹。然则，前人之十二经络之说，已根本动摇。而针之能流通十二经脉气血之说，则亦不能成立矣。因是旁考生理解剖新识，谓吾人之意识、举止、运动，无不系乎神经之作用，其总枢悉统于脑。考脑分大小二枚，大脑主意识作用，小脑司运动总键。脑有神经十二对。举凡声色香味触法，无不系乎十二对脑神经之作用……延髓之下为脊髓，有脊椎神经三十一对。人身筋肉之触觉，四肢之活动系焉。于是知我中医认为人身之生活运用系于十二经之气血运用者，即西医所谓神经也。而针刺效用之理，或可得而知矣。神经密布周身，有似电网，四通八达，无不相连。苟一经偶受阻滞，病能立即发生；针刺者，即所以刺激神经、兴奋神经，促进或减缓血液之运行，亢进或制止内脏之分泌与蠕动，及排除神经之障碍，而恢复其常态也（《增订中国针灸治疗学》）。"

《增订中国针灸治疗学》是承淡安先生早期著作，晚年则放弃了"经络即是神经"的观点。承淡安先生有这样的论述，表明了这些学者的探索心路：

"受了新医解剖生理知识，和日本新派针灸理论的影响，一度转变为采用新的一套理论方法。采用之初，未尝不感到轻便时新，可是较诸以往用老法施治的效果，总觉不如。碰到一些比较曲折为难的疾病，往

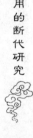

经络千古裂变——理论演变与临床应用的断代研究

往无技可施，仍要借重古法以谋求解决。于是方悟古法之可贵，而复走回经络学说的老路。"[1]

行医初期，承淡安先生是以传统理论为指导(亦即他所说的《针灸大成》古法)，临床中不自觉地运用经络理论。1935年东渡日本，先生的认识发生了很大变化。当时日本针灸界普遍抛弃经络理论，而利用神经学理论解释针灸治病原理："日人自佟针灸术已改良进步，脱离歧黄遗法，自成东方一新术，完全为科学化矣……关于十二经络之玄论，已废弃不谈"[2]。于是，他对传统经络理论也一度产生怀疑，同时，也试图用西医知识来解释针灸原理[3]：

"针刺之有特殊功效者，其即流通十二经脉气血之流行钦。然窃有疑焉……二十世纪科学昌明，学术锐进，西医擅解剖，绝不得所谓十二经之痕迹。然则前人十二经络之说，已根本动摇，而针之能流通十二经脉气血之说，则亦不能成立矣"。"于是知我中医认为人身之生活运用，系於十二经气血运用者，即西医所谓神经也。而针刺效用之理，或可得而知矣。"

由此可见，承淡安先生此时的经络观，西学倾向大矣。但是，先生终究还是从临床实际应用体会到经络理论的价值，重返古法针灸的理论指导。1954年，他在出版的《中国针灸学讲义(新编本)》"自序"中提到："本书新编，仍以实用为主旨。学理方面，以编者科学根底未深，所知不广，故除略有引述外，不敢妄自佟言。现在针灸之学理，正在整理改进途中，尚未建立成为完整之理论系统。"[4]其时，先生正在进行经络理论的系统研究。1957年，承淡安先生连续发表了《关于针灸界应该首先学习研究经络学说的意见》《"经络"问题不能从解剖的角度去理解》等关于经络理论的文章。承淡安先生[5]指出："因为经络学说，数千年来，一直是针灸疗法的指导原则。就是今天，尽管无人讲求经络学说，但是我们在临床应用和医疗法则上，还是以古人的经验纪录为依据，基

〔1〕　承淡安.关于针灸界应该首先学习研究经络学说的意见[J].中医杂志,1957,(1):24-25.
〔2〕　承淡安.东渡归来[J].针灸杂志,1935,(6):137-143.
〔3〕　承淡安.增订中国针灸治疗学[M].无锡:中国针灸学研究社,1937:51.
〔4〕　承淡安.中国针灸学讲义(新编本)[M].苏州:中国针灸学研究社,1954:1.
〔5〕　承淡安.关于针灸界应该首先学习研究经络学说的意见[J].中医杂志,1957,(1):24-25.

本上也就没有脱离以经络学说为指导的范畴。所以说经络学说是针灸医学的理论基础中之重点基础，谁曰不宜？因此，我们针灸界就不能不把学习、研究经络学说作为业务理论学习的首要之务。"

应该说，承淡安先生的这些文章，是有针对性的。主要针对当时（注：20世纪50年代）针灸界对于经络学说的态度，以及存在的不同看法和见解：有的人认为经络学说是先圣垂示的医疗大法，若不据此，无以登峰造极；也有的人认为经络学说立论玄虚，毫无解剖学根据，应该改从神经学说立说论治，方能合乎科学。这两种观点，固然各有其理由，但也过于极端，非正确的治学态度，也不利于传统理论的整理和发扬。

除了上述文章外，承淡安先生还校注出版了《十四经发挥》，翻译了日本学者长滨善夫、丸山昌朗编著的《经络之研究》等研究成果。1954年—1957年主政江苏中医进修学校（南京中医药大学前身）期间关于经络方面的学术报告等，也由江苏人民出版社以《针灸学术讲稿》（1958年）为名出版。至此，承淡安先生对经络的认识，又回归传统学术轨道。

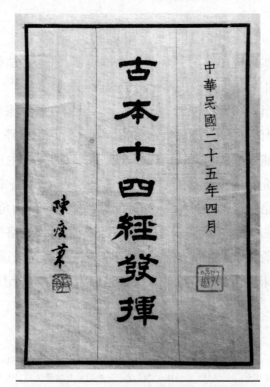

▲ 图45 《十四经发挥》（承淡安校注）书影

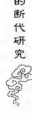

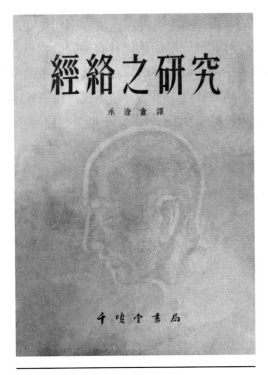

▲ 图46 《经络之研究》(承淡安翻译)书影

二、回 归

支持承淡安先生学术回归的还是临床实践和体会。他以临床为视角,总结了经络客观存在的3个理由[1]:①从感传径路来证明。感传,用神经是无法解释的,但符合古人关于经络的描述。②从治疗效应来说。远部治疗,难以用神经的联系去理解的,可是直接用古人的经络的通路和经络的病态去理解。③从经络或经穴的特定部位与病变的关系来说。并且,以此重新定义经络:

"从有机体的一部与远隔部的病灶和病理具有相关性的关系上来说,这种关系可以看作是经络的走向。"

显然,承淡安先生认识上的回归,也是明清至民国以来,受西学影响

〔1〕 承淡安著,承为奋整理.针灸学术讲稿[M].南京:江苏人民卫生出版社,1958:16-19.

下经络解读的回归。李素云[1]研究发现："**民国与明清医家，在受西医影响的背景下，对针灸理论的认识具有共同的特点，都希望从解剖角度揭示经络的形质结构，以最终解释针灸临床疗效的生物学基础。但两个时期又有各自不同的特点，明清时期重视用血管比附经络，民国医家则多用西医神经阐释经络组成。**"承淡安先生在困境中突破了明清和民国医家的认识和西学的限制，又回归于传统理论的学术轨迹。如何回归？承淡安先生有了线索，但并没有给出肯定的答案。留下了未竟的事业，是由他的学生们去探索和完成了。

承淡安先生去世后三个月，由江苏中医学校针灸学科教研组编著的《针灸学》(1957年10月，江苏人民卫生出版社)出版，首次将经络理论，与腧穴、刺灸、治疗一起，界定为现代针灸学科的四大核心内涵。《针灸

▲ 图47 《针灸学》书影

〔1〕 李素云.明清西医东渐背景下经络理论的解读[D].中国中医科学院博士研究生学位论文,2009:63.

经络千古裂变——理论演变与临床应用的断代研究

学》也被上海中医药大学李鼎教授评价为"新中国针灸学科的奠基之作"[1]，中国中医科学院针灸研究所首席研究员黄龙祥先生认为是"成为全国高等院校中医专业统编教材《针灸学》的蓝本"[2]。而该书的作者，是1955年毕业于江苏中医进修学校首届针灸师资班而留校任教和学术研究的两位年轻学者——梅健寒（1924年—2004年）老师和李鸿奎（1924年—1979年）老师。

1958年曾经在南京中医药大学针灸学科进修学习的李鼎教授是这样评述的：梅健寒和李鸿奎"从肯定中医传统理论入手，直接就中国的针灸经典文献有关经络腧穴的内容进行系统的考察和全面的分析，理清了经络循行与腧穴部位和主治病症的关系，从而总结出'经络所通，主治所在'的规律。经络联系，是腧穴主治规律的联系。这一结论，使经络学说重新恢复了生机。……根据文献研究所得，绘制成大量图表——十四经的《循行与病候关系示意图》《经络、腧穴、主治病候对照表》以及《各部腧穴分布、主治对照表》等，探讨经络的分布、交叉和交会的关系都离不开主治作用[3]。"

他们认为"经络学说是构成祖国医学的主要基础，它与阴阳、五行、脏腑、营卫、气血……等等，组成了完整的中医理论体系，贯穿在解剖、摄生、病机、诊法、治则等方面，从理论到实践，无不占着极其重要的位置[4]。"这段文字，在1958年南京中医学院编著的《中医学概论》中有了进一步的阐述："经络是祖国医学中重要的理论部分，一般认为它和针灸学的关系比较密切，实际上各科临床，无一不与这一基础理论知识有关。因为它与五脏六腑、头身肢节等都有关联，没有这一知识，即不能从整体出发去认清疾病[5]。"

〔1〕 李鼎.针道金陵五十年——记1957年南京《针灸学》出书前后[J].中医药文化,2007,(6):30.
〔2〕 黄龙祥.针灸腧穴通考证(上册)[M].北京:人民卫生出版社,2011:13.
〔3〕 李鼎.针道金陵五十年——记1957年南京《针灸学》出书前后[J].中医药文化,2007,年(6):30.
〔4〕 江苏中医学校针灸学科教研组.针灸学[M].南京:江苏人民卫生出版社,1957:绪论.
〔5〕 南京中医学院.中医学概论[M].北京:人民卫生出版社,1958:绪论.

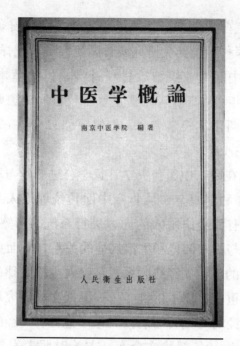

▲ 图 48 《中医学概论》书影

　　梅健寒老师等是通过对腧穴主治作用以及其特点、规律的系统分析，通过对经络理论中经脉、经别、经筋和奇经八脉等的循行和病候关系的深入研究，在总结腧穴主治规律同时，得出各经腧穴主治纲要，再将各经腧穴主治纲要，与各经循行部位和各经病候（是动、所生病）分布进行对比，得出了一个重要的结论——经络体系的发现，是从腧穴主治中逐步认识清楚的，包括奇经中的病候也是从腧穴主治中总结而成的。

　　李鼎教授[1]在中国针灸学会文献专业委员会 2007 年学术年会上，就 1957 年版《针灸学》的编著指出："**梅健寒强于探索，对古典文献作冥思苦想的深入思考，并以图表的形式进行分析、解读，现在《针灸学》中的十四经循行示意图、分经分部的经穴主治规律图等，多数出于他的构想**"；"1957 年版《针灸学》与同时代稍早的《中国针灸学》（承淡安编著）、《中华针灸学》（赵尔康编著）、《新针灸学》（朱莲编著）都有较大不同，突出了经典经络、腧穴等理论的整理和传承，构

────────────

〔1〕 张建斌.梅健寒老师对现代针灸学术的贡献[J].中国针灸,2008,28(9):796-800.

建了针灸学术的现代教育体系。"

梅健寒老师等一辈人的努力,不仅将经络理论回归了针灸学术的理论框架,而且以临床为视角指出了临床病候是经络理论的价值和本质所在。

在经络学术进程中,1957年是不平凡的。承淡安先生连续发表了《关于针灸界应该首先学习研究经络学说的意见》《"经络"问题不能从解剖的角度去理解》等文章,指出了经络理论对于针灸学科的价值和意义,同时也为解读经络理论指明了方向。承淡安先生的学生,澄江针灸学派的传人梅健寒先生和李鸿逵先生,发表了"经络起源的探讨(中医杂志,1957年在第4、5、6、7期连载)"一文,出版了《针灸学》一书,阐明了经典经络理论的内涵,指明了其对于针灸临床的价值和意义。经络理论的学术回归,还体现在南京中医学院编著的《中医学概论》(1958年)一书中,并将经络理论放在了与脏腑理论并列的位置。此后,在中医药高等教育的体系中,经络理论作为针灸学科体系和理论框架的重要组成部分,也成为继晋代皇甫谧《甲乙经》之后,又一次作为人们学习针灸的门径。

后 记

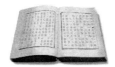

　　经络理论是中医学中最令人关注、也是最令人困惑的难题之一。

　　经络理论是谁提出来的？ 在什么时候提出来的？ 经络理论的内涵和本质是什么？ 经络理论的临床价值又在那里？ 在中医学术发展轨迹和框架的坐标和位置又在哪里？ 一个个绕不过去的问题，需要去破解、需要去回答。

　　笔者是幸运的，在针灸学术道路上一路走来，得到许多前辈和同道的指正和点拨，对于经络的理论理解，越来越深刻；对于经络的发展脉络，越来越清晰；对于经络的临床运用，也越来越娴熟。

　　梅健寒和杨玉华夫妇是我针灸学术的最早领路人，梅老师是以《灵枢·经脉》为门泾开始针灸学术的，对于经络，始终强调循行与病候的关系，并以"经络定理"总结经脉循行、经脉病候、腧穴主治三者的关系。 王玲玲教授是我研究生导师，硕士论文研究刺络放血，博士论文研究从督脉诊治抑郁症，在导师指导下，分别对络脉理论和督脉理论进行了系统的梳理和研究。 南京中医药大学五十校庆期间，曾以"针灸之根"请教石学敏院士时，先生以《灵枢·经脉》作答，启迪后学。 基于实践探索的"面口合谷收现象的临床分析"一文，得到中国中医科学院朱兵教授和黄龙祥教授的关注，并鼓励更多的临床现象观察。 当有幸成为杨长森教授和李玉堂教授的学术继承人，秉承"读经典、做临床"的师训，将经络的理论研究和临床研究紧密结合起来。 更加幸运的是，能够在赵京生教授领导的团队里，先后参与了科技部科技基础性工作专项"针灸理论通考"和国家重点基础发展研究计划项目"中医针灸理论框架结构研究"等项目研究，学术视野更加宽广，研究方法也更加规范。

　　2006 年回到大学，主讲《经络腧穴学》《针灸理论研究》《针灸理论与应用》等课程，对于经络问题，自然需要做一番系统的解析。 于

后

记

是，在江苏省青蓝工程项目支持下，开展了"经络理论断代研究"，以传世文本和出土文本为基础，以历史发展轨迹为线索，以理论诠释和临床运用为主要考察对象，系统性考察经络理论及其临床运用的发展脉络，努力挖掘经络理论演变和运用变化的精准时间节点，努力挖掘经络理论所蕴含的临床事实和临床运用的规律，为上述问题寻找答案，也为经络理论走入临床运用和现代研究提供基础性工作。研究还参照学术史和科学史的方法，在博大精深、源远流长的经络学术轨迹上，尽可能给每一个医家、每一个观点、每一个事件予以精准的时间定位。每一个医家的思考和探索，每一次理论和应用的突破，都在时间的长河中有了明确的坐标，形成了经络学术发展的谱系，故有书端之"经络学术年表"，呈现了两千多年经络之变迁。

在两千年多年演变谱系中，发现了几个关键性的裂变节点：

经脉理论可能由西汉医家淳于意系统构建；
《内经》中存在多种经络模式，并共存于汉唐之间；
当代经络系统框架，源自 1117 年的《圣济总录》；
治病当识经络，是金元及以后医家的共识；
经络理论研究和临床运用发挥，在明清时期出现了一个高峰；
近现代经络认识的分歧，始于 1692 年《医学原始》；
以临床为视角，是解读经络理论的不二选择。

宅心十年，终得一剑。出版之时，感谢针灸前辈李鼎教授和石学敏院士作序，两位前辈都对经络病候深读精研，也鼓励后学细细领悟；感谢吴中朝教授对本书以"千古裂变"相总结，并借以为书名。铸剑之中，作为《十二经脉临证指要》的学术延续，始终得到人民卫生出版社李丽老师和齐立洁老师的关注和帮助；研究生邹洋洋、武九龙、孙证、黄凯裕、寇任重、王明、芦芸、吴家昊、金传阳等阅读了部分书稿并帮助校对，在此一并感谢。也要感谢默默支持的家人和朋友们。

本书，将为中医针灸理论研究，提供一个新的视角和方法；也为中医针灸临床经络辨证提供成功范例。

张建斌

2016 年 8 月 12 日于南京

经络千古裂变——理论演变与临床应用的断代研究

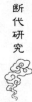

57 柱

1692年	王宏翰完成《医学原始》，第一次出现"按西释中"解读经络理论。借用胚胎血络、脉血管解释经脉的发生与形成；借用动脉血管解释手少阳三焦经的形质等
1742年	《医宗金鉴·刺灸心法要诀》书成，第一次强调了"经穴图"与"经脉图"的不同性质差异
1757年	徐大椿完成《医学源流论》，在"砭石经络脏腑论"的基础上，辩证地讨论了"经络不必分经络脏腑"和"治病不必分经络脏腑"的观点，认为经络系统由卫总管、气管、阳络、丝络等组成
1830年	王清任《医林改错》出版，将观察到的人体动静脉血管结构与经络理论进行比照，提出了"经络为气管、卫总管"的观点，认为经络系统由卫总管、气管、阳络、丝络等组成
1844年	陈定泰完成《医谈传真》。带着求证经络的疑问去接触洋医解剖，将解剖学中的神经系统和循环系统作为"经络"的内容，分别命名为"西洋营卫总管瘴图"和"西洋营血脉全图"
1892年	唐容川完成《中西汇通医经精义》，一方面试图从血管角度来解读经络，发现经络理论与血管理论不能完全吻合时，提出了"经络气化"的概念
1893年	朱沛文完成《华洋脏象约纂》。把中西藏象之说摆在一起，比较，评价，"通其可通，并存互异"，择善而从，当无法接受西医解释时，没有对经络概念作过度诠释，只是从方法论的角度出发，以中医"气"的学说与西医血液功能说进行比较，概见其异
1918至1934年后	张锡纯完成《医学衷中参西录》，论述了"脑筋""神经""筋"与经络的关系
1915年末后	杨如侯(19世纪末20世纪初)，直接引用日本《最新实习西法针灸》，采用神经解剖学来阐释十二经脉的实质
1917年	余云岫《灵素商兑》出版。完全从解剖学立场来认识和分析，从而质疑和否定经络理论
1922年	恽铁樵出版《群经见智录》，结合自己临床经验对十二经脉进行解读。撰《十二经脉循行、病候解读》，从经络循行、病候解释，或夹杂探讨自己的临床经验，较好地解读及了经络理论的临床本质
1937年	阎德润发表《十二经脉汇辨》一文，提出了"经脉生理学""经络病理学"等新概念
1951年3月	朱琏完成《新针灸学》。认为十四经脉"接刺激神经来说，其分布范围大都灵合乎科学的人体解剖"，归经于经脉上的腧穴与神经解剖也大致相符
1955年3月29日	校长承淡安为首届针灸班举办"经络"的讲演；该年还整理出版《校注十四经发挥》，翻译《经络之研究》等。1957年发表《关于针灸术应该用先学习研究经络学说的意见》《"经络"问题不能从解剖的角度去理解》等关于十二经理论的文章
1957年10月	《针灸学》(江苏省中医针灸学教研组,江苏人民出版社)出版，明确了针灸学科的主要内涵，刺灸和治疗部分。理清了经络循行与腧穴、主治病症的关系，总结了"经络所通，主治所在"的规律；绘制了"十四经循行与病候关系示意图"，腧穴、主治病候对照表"各部腧穴分布、主治对照表"等
1958年9月	《中医学概论》(南京中医学院编著,人民卫生出版社)出版，将经络理论并列为中医基础核心理论

年代	人物/著作	贡献
约1110年—1200年	刘完素引领经络理论的临床运用。总结了中风、伤寒、痃疾、泄泻、心痛、疮疡、癥瘕等10余种病的经络辨治;用经络理论表述药分药性	
约1156年—1228年	张子和提出"治病当先识经络","究病患经脉"的思想,突出临床经络辨治	
1131年—1234年	张元素发挥经脉病候,构建以经络脏腑为核心的临床辨证模式;基于经络理论,创新药物理论和组方理论,提出了药物归经和引经报使学说	
金代	张元素发挥经络逆顺等理论。首次提出的针芒迎随补泻法,"大接经法"和"经络取法"	
1180年—1251年	李东垣提出"分经随病制方"和"经禁"等	
约1200年—1264年	王海藏与经脉说原法治疗脏腑病症,且"虚实通用"	
1153年前后	何若愚在发挥经脉流注气血理论的基础上,进一步提出子午流注针法	
1186年—1280年	窦汉卿提出"流注八穴",脉气与奇经入脉相通	
1281年—1358年	朱丹溪补充经脉病候,整理"十二经见证";提出"手足阴阳经合生证"	
元代	胡元庆发挥经脉病痛并系血瘀阻之,气血不通所致,辑十二经通滞之,指出灸分经分痈疽痈之治等外科病的模式	
约1304年—1386年	滑寿提出"十四经"模式	
1380年	楼英完成《医学纲目》提出察辨明脏腑经络,知病之浅深,治之难易;提出了"经脉分野"概念,对人体12个部位的经络联系,进行了系统和归纳;提出"三奇络";总结通入经脉之药物;提出小儿变蒸与十二经脉有关;以十二经脉阐述病机	
1378年	赵宜真《仙传外科集验方》记载了发背、痈疽、乳痈、肺痈、肠痈、附骨痈、疔癣等疮疡的经络病机及其诊治	
1497年	夏英发挥《灵枢经脉翼》,第一部研究《灵枢·经脉》的专著	
1528年	薛己《外科发挥》强调临证"须分经气血",阐明溃疡发热、发背、脑疽、臀痈、瘰疬、便痈、下疳、引痈等疾病的经络联系	
1576年	沈子禄完成《经络全书》,发展了楼英经脉分野的学术思想,概括了全身88个部位的经络联系	
1577年	李时珍完成《奇经八脉考》,第一部研究奇经八脉专著	
1588年	马莳撰著《黄帝内经灵枢注证发微》指出《灵枢》"实学者习医之第一要义,不可不心熟玩也";并从经循行表的主病	
1617年	陈实功著《外科正宗》,基于"体表疮疡之疾,必有内生"总结了各经在体表的主病	
1624年	张介宾完成《类经图翼》,专列"经络分部",总结全身11个分部的经络联系	
1658年	喻嘉言《医门法律·明络脉之法》专列"络脉论"一文,是历史上关于"络脉"的第一篇专论	
1665年	祁坤著录《外科大成》强调外科临床诸病部都分经络辨证,注解十二经脉引发了各经脉之病	

时间	主要事件
公元前 540 年	《周易》爻辞成,艮卦爻辞记录了人体特定部位之间的顺序性联系
公元前 695 年—公元前 309 年	扁鹊构建了"膝理""肠胃""骨髓""血脉"等由表及里的医学初知识框架
先秦到汉初	长沙马王堆汉墓(公元前 168 年之前):《足臂十一脉灸经》《阴阳十一脉灸经》《脉法》与《阴阳脉死候》 湖北张家山汉墓(公元前 186 年—公元前 170 年之前):《脉书》(《阴阳十一脉灸经》《六痛》《病候》《阴阳脉死候》和《脉法》) 绵阳双包山汉墓(公元前 140 年之前):经脉漆雕木 1 件 成都老官山汉墓(西汉初年):木制髹漆人像 1 件
公元前 170 年—公元前 140 年	淳于意提出"经脉"理论
秦汉时期	《内经》汇集多种经脉理论模式,六经模式(足六经、六阳经)、十一脉模式、十二脉模式(营气流注、经水、离合、标本、别络)等
公元前 79 年—106 年	《难经》诠释十二经脉理论;提出奇经入脉理论
公元 205 年左右	张仲景完成《伤寒杂病论》,提出"经络受邪,入藏府,为内因"的病因病机学说;按照"足六经模式"构建脉病证辨治体系
公元 263 年(一说公元 260 年)	王叔和完成《脉经》,以肝足厥阴经、胆足少阳经(木)→心手少阴经、小肠手太阳经(火)→脾足太阴经、胃足阳明经(土)→肺手太阴经、大肠手阳明经(金)→肾足少阴经、膀胱足太阳经(水)为顺序,整理十二脉病候;提出寸口脉诊诊经脉病候的具体方法
公元 259 年左右	皇甫谧著《针灸甲乙经》。在针灸学科框架体系下界定经络理论;其中络脉、支别附属十二经脉,并与奇经八脉并列,标本、根结同属经脉理论体系;经筋理论列于经脉理论之后;四肢肘膝关节以远的腧穴归属脏腑"受病"与"脉动"病候
公元 610 年	巢元方完成《诸病源候论》。共有 39 个病种和 308 个证候应用了经络理论诠释病因病机
公元 681 年前	杨上善完成《黄帝内经太素》。第一次以文本诠释的方式阐述经络理论,突出以"经脉"为主体,创新性提出"经络迷环""冲脉""经络别序""经脉皮部""经络根结""经脉根本""自生经""自出经"等概念,诠释了经络"受血各营""行处其其病""冲脉管十二经脉"等作用,提出了经筋与经别的区别
652 年—682 年	孙思邈完成《备急千金要方》和《千金翼方》,以脏腑立场,阐述经脉理论。提出"脏腑之脉"的表述。还收载了"徐之才逐月养胎方",提出分经辨痛,治五脏癫痫等具体方法
752 年	王焘完成《外台秘要》,以脏腑为立场,图文并举,诠释经脉理论;将 665 个腧穴归属于"十二人身明堂图"
992 年	《太平圣惠方》书成,以"十二人形"图记载 164 穴(双穴以 2 寸,故 296 穴),腧穴归经上尚未固化和定型
1026 年	王惟一完成《铜人腧穴针灸图经》,以手六经穴、足六经穴、足六经穴及督脉各腧穴,记述各经循行,主病及各腧穴,确立了腧穴归经模式
1117 年	《圣济总录》书成,提出"经脉统论",按照营气流注顺序,将十二经脉按序罗列,并且将经筋、络脉,经筋及其病症及病归属于十